# Psychotherapie: Praxis

Die Reihe Psychotherapie: Praxis unterstützt Sie in Ihrer täglichen Arbeit – praxis-orientiert, gut lesbar, mit klarem Konzept und auf dem neuesten wissenschaftlichen Stand.

Volker Münch

# Gruppenerleben als Ressource

Einladung zum Perspektivenwechsel
in Gruppenpsychotherapie und
-selbsterfahrung

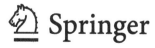 Springer

Volker Münch
Psychologische Praxis
München, Deutschland

ISSN 2570-3285          ISSN 2570-3293   (electronic)
Psychotherapie: Praxis
ISBN 978-3-662-68244-9      ISBN 978-3-662-68245-6   (eBook)
https://doi.org/10.1007/978-3-662-68245-6

Die Deutsche Nationalbibliothek verzeichnet diese Publikation in der Deutschen Nationalbibliografie;
detaillierte bibliografische Daten sind im Internet über https://portal.dnb.de abrufbar.

Planung/Lektorat: Monika Radecki
Springer ist ein Imprint der eingetragenen Gesellschaft Springer-Verlag GmbH, DE und ist ein Teil von
Springer Nature.
Die Anschrift der Gesellschaft ist: Heidelberger Platz 3, 14197 Berlin, Germany

Das Papier dieses Produkts ist recycelbar.

# Vorwort und Dank

Die Gruppenerfahrung im eigenen Leben ist eine wichtige Größe für einen Menschen, der psychotherapeutisch arbeitet. Sie kann hilfreich nicht nur im Kontext seiner Gruppenarbeit, sondern auch dann sein, wenn es darum geht, Menschen in einer Einzeltherapie wieder mehr auf Kontakte mit anderen Menschen zu beziehen. Negative Erfahrungen mit Gruppen, vor allem in der ersten wichtigen Gruppe, der Primärfamilie, sind es, die oft entscheidend am Zustandekommen von Depressionen und Angsterkrankungen, an Zwängen und Persönlichkeitsakzentuierungen beteiligt sind. Gute Gruppenerfahrungen hingegen tragen das Individuum auch durch schwierige Zeiten und stellen eine Ressource dar, innerlich wie auch in der äußeren Realität.

Farhad Dalal arbeitet in seinem Buch *Taking the group seriously* bereits Ende der 1990er-Jahre heraus, dass es seiner Meinung nach einen Paradigmenwechsel in der Art geben müsse, wie Gruppen verstanden werden sollten und wie in Gruppen gearbeitet werden müsste. Unsere aus der Einzelbehandlung stammende Sicht auf den Menschen als ein von seiner Umwelt und den anderen getrenntes Wesen lässt seiner Meinung nach allzu schnell vergessen, dass die menschliche Psyche immer vernetzt gedacht werden sollte mit den Gruppen, in denen sie lebt. Bereits die sog. intersubjektive Wende in der Psychoanalyse hat uns gelehrt, dass jeglicher Versuch, seelisches Leiden als getrennt von seiner Umgebung entstanden zu denken, als nicht mehr adäquat angesehen werden muss. Jedwede Behandlungsansätze, auch jene in Gruppen, sollten sich daran orientieren. Sowohl die aktuellen gesellschaftlichen Verwerfungen und Spaltungsprozesse wie auch die immer offener zutage tretenden Folgen des Umgangs von uns Menschen mit der natürlichen Umwelt verweisen darauf, dass wir systemischer und komplexer denken lernen sollten. Dies betrifft auch die Modelle über unser eigenes Zusammenleben. Das Denken vom Menschen als vereinzeltem Wesen steht somit bislang auch wenig überraschend in einer Linie mit einseitigen gesellschaftlichen Vorstellungen und Ideologien der Selbstbestimmtheit und Autonomie, wie sie sich auch im neoliberalen Menschenbild wieder finden lassen. Hier sind Korrekturen vonnöten, die auch das Arbeiten von Psychotherapeut*innen betreffen.

## Was sind Gruppen?

Gruppen sind ein merkwürdiges Phänomen. Es gibt Theoretiker, die davon ausgehen, dass Gruppen immer nur ein mentales Ereignis sind. Gruppen an sich gibt
es vielleicht nicht, jedenfalls nicht so, wie wir sie uns angesichts der Individuen,
die sich zu einer Gruppe zusammenschließen, vorstellen. Gruppen sind immer
mehr als die Summe ihrer Teilnehmer*innen, sie atmen einen Geist, sie haben
einen je eigenen Charakter. Gruppen und Gruppenerfahrungen sind zunächst eine
Idee, eher etwas Abstraktes und doch gleichzeitig etwas Erfahrbares und Fühl-
bares. Woran das liegt? Vielleicht könnte man es so formulieren, dass Gruppen
einen partizipieren lassen an dem Größeren, in das wir eingebunden sind. Damit
ist Gruppen aber auch eine transzendente, eine transpersonale und sogar eine spirituelle Dimension zu eigen. In Gruppen kann man Ungewöhnliches und über einen
Hinausgehendes erleben, Gruppen sind dann sehr real im psychischen Empfinden
und sie haben nachhaltigen Einfluss auf unser Gefühl dafür, dass und wo wir einen
Platz in der Welt haben und ob wir uns in ihr zuhause fühlen können.

## Das Erleben der Verbundenheit

Im Zusammenhang mit dieser Verbundenheitserfahrung können wir auch angesichts von Schwierigkeiten auf damit in Verbindung stehende innere Ressourcen
zurückgreifen. Diese Ressourcen selbst sind nicht nur „Eigentum" des Einzelnen,
sondern der Menschen an sich und verweisen wiederum auf die Anderen in diver-
sen Gruppenkontexten. Mit anderen Worten: Das Bild der Anderen in mir ist ganz
entscheidend, ob und wie ich mich selbst finde. Um diesen Gedanken wird dieses
Buch immer wieder kreisen. Und es wird darum gehen, inwiefern Gruppenerleben
einen „Schatz" für die Psychotherapie darstellt, aber eben nicht nur in Bezug auf
diese selbst. Gruppentherapie kann auch eine gesellschaftliche Funktion zu eigen
sein.
   Bei allen Kinder- und Jugendlichenpsychotherapeut*innen muss ich mich ent-
schuldigen. Da ich selbst weder theoretisch noch praktisch über Erfahrungen mit
Gruppen mit Kindern oder Jugendlichen verfüge, muss ich mich dieses Themas
leider enthalten. Da ich im ersten Teil des Buches ausführlicher auf jene Lebensphasen eingehe, können sicherlich einige der Schlussfolgerungen, zu denen ich ge-
lange, auch auf diese Arbeit angewandt werden. Gruppen mit Kindern und Jugendlichen erfordern noch einmal ein Mehr von dem, was ich auch für Erwachsenen-
therapeut*innen als Notwendigkeit erachte, nämlich persönliche Kreativität,
Flexibilität und Engagement.
   Ich danke allen Menschen, die mir geholfen haben, herausfordernde und hilfreiche Gruppenerfahrungen zu sammeln: Inge Hallmann-Daum und Ulrich
Stuck, dass sie mich auf sehr unterschiedliche Weise, aber jeweils sehr nachhaltig mit mir und dem Gruppenwesen Mensch bekannt gemacht haben. Meinen
Patient*innen, die mich in meinen Gruppen herausfordern, mich beschenken und

immer wieder Neues lehren. Meinen Kolleg*innen in den Intervisionsgruppen, im Gruppendozententeam der MAP und im Gruppenforum der DGAP, die mich bereichern, anregen und kritisieren. Mein Dank gilt auch meinen Kolleg*innen Claudine Schauer, Joachim Weimer und Sebastian Kudritzki, die Teile des Manuskripts gründlich mitlektoriert haben. Schließlich meine Partnerin, die das mit den Gruppen so selbstverständlich in sich selbst und auch in unser gemeinsames Leben zu integrieren wusste, dass unser Freundeskreis heute zum großen Teil ein gemeinsamer und geteilter und so umgekehrt ein wichtiger Aspekt unserer Beziehung ist. Schließlich gebührt ein besonderer Dank Monika Radecki vom Springer-Verlag, die mich, wie in der Vergangenheit schon, immer behutsam und gleichzeitig motivierend auch mit diesem Gruppenbuch begleitete. Derselbe Dank geht an Rahul Ravindran und Omika Mohan, die den Produktionsprozess professionell und stets freundlich vorangebracht haben.

München                                                         Volker Münch
im März 2024

# Inhaltsverzeichnis

# Über den Autor

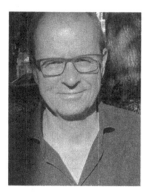 **Dipl. Psych. Volker Münch,** Psychologischer Psycho-
therapeut in eigener Praxis in München. Einzel- und
Gruppenanalytiker. Einzel- und Gruppenlehranalytiker,
-supervisor und Dozent an der MAP, München. Balint-
Gruppenleiter. Gutachter KBV. Veröffentlichungen zu
den Themen therapeutische Haltung, Digitalisierung,
Krise in der Lebensmitte, Kultur und Gesellschaft.

# Einleitung

**Zusammenfassung**

Es wird mit dem Thema Gruppen und Gruppenpsychotherapie bekannt gemacht. Wieso gibt es zu wenig Gruppentherapie? Welche Zusammenhänge zur Gesellschaft und zu unserer Sozialisation gibt es beim Verständnis unserer Zurückhaltung gegenüber Gruppenphänomenen? Warum sind diese Ängste vor allem mit Ich-Verlust und Regression verbunden? Es zeigt sich, dass der Einzelne gar nicht gut zu verstehen ist ohne sein Eingebundensein oder sein fehlendes Eingebundensein in Gruppen. Schließlich kommt Gruppen ein ethisches Moment zu: Sie ermöglichen Transparenz und wirken auch ethisch nicht vertretbarem Verhalten von Personen in Machtstellungen entgegen.

## 1.1 Unser Leben in Gruppen

In diesem Buch soll es um das Erleben in Gruppen gehen. Dieses Erleben in Gruppen ist letztlich ein Erleben unserer selbst als Teil von Gruppen. Dies ist ein wichtiger Punkt: Denn wenn Einzelne als getrennt von den Vorgängen in den sie umgebenden Gruppen gedacht werden, kann man der Verfasstheit unserer Psyche nicht ausreichend gerecht werden. Wir sind nach neuesten Konzepten heraus nicht getrennt zu denken von den Strukturen, in denen wir uns bewegen und in denen wir aufwachsen. Wir entwickeln uns in Gruppen und gleichzeitig trotz dieser Gruppen, indem wir einen je unterschiedlichen Entwicklungsweg nehmen. Die Ressourcen, den Rohstoff für diese psychische Entwicklung, aber entnehmen wir zu einem großen Teil unserer Kultur, unserer Umgebung, aus dem Kontakt mit den uns wichtigen Menschen.

Dies hat politische Implikationen. Ein Menschenbild, das gewohnt ist, den einen Menschen als komplett getrennt vom Anderen zu denken, den Menschen

V. Münch, *Gruppenerleben als Ressource,* Psychotherapie: Praxis, https://doi.org/10.1007/978-3-662-68245-6_1

als getrennt von der Natur, und, dem zugrunde liegend, den Geist von der Materie, beschreibt nach heutigem Stand der Forschung und gemessen an den Verheerungen durch diese Weltsicht, nicht annähernd die Welt, in der wir leben. Im Umgang mit anderen Menschen und mit der Welt als solcher zeigt sich so unser unvollständiges und einseitig den Autonomiepol betonendes Menschenbild. Die Hypertrophie der Anschauungen der westlichen Welt in den letzten Jahrhunderten verweist entschieden darauf, dass wir uns zu wenig als verbunden, als zu wenig in Gruppen und zu wenig als Partizipierende an Größerem gedacht und gefühlt und dementsprechend unangepasst gehandelt haben. Die Quittung dafür ist nun zu bezahlen: Kriege und Krisen wie die Klimakrise sind auch als Wiederkehr dieses Verdrängten zu deuten. Illustrieren können dies auch künstlerische Produktionen wie Filme. Der Megaerfolg „Avatar" (Cameron, 2009) und seine geplanten Fortsetzungen etwa thematisieren genau dieses zerrissene Band zwischen der technikverliebten Menschheit (dort die „Himmelsmenschen") und den Eingeborenen Navi, eine Abkürzung vielleicht für „native people". Während die menschliche Kultur nur Unterwerfung und Ausbeutung zu kennen scheint, ist die Welt der Navi vom Einklang des Lebens mit der umgebenden Natur geprägt.

**Gruppen und Emotionen**

Wir alle versuchen in Gruppen unsere Gefühle zu teilen, sie mitzuteilen und Resonanz zu finden. Im günstigen Fall erleben wir, dass es anderen Menschen ganz ähnlich wie uns zu gehen scheint, und wir beginnen, zu erleben und damit zu glauben, dass wir mit unseren inneren, persönlichen Erfahrungen nicht allein sind. Dies kann helfen, die eigene Innenwelt zu validieren und auch, sie nach und nach zu strukturieren und damit besser zu verstehen. Damit aber steigt unsere soziale Kompetenz. Wenn wir uns Gruppen anschließen, kann diese emotionale Note aber auch dazu führen, dass wir eher extreme Positionen einnehmen, wenn wir dadurch Anderen näher zu sein scheinen. Eine extreme Meinung oder ein extrem starkes Gefühl sind sehr viel einfacher zu akzeptieren als widersprüchliche, vielschichtige Gefühle. Hier geht es wohl gemerkt erst einmal um die Selbstakzeptanz, um die Annahme von Gefühlen bei uns selbst, durch uns selbst. Geteilte Emotionen sind das stärkste soziale Bindeglied und nicht zu unterschätzen, da sie mit großen Zufriedenheits- und auch Glücksgefühlen verbunden sein können. Therapeutische Gruppen versuchen beides zu vereinen: das Gruppenerlebnis geteilter Emotionen und das Erleben des Einzelnen in der Gruppe, trotz abweichender, anders lautender Meinung ein Teil einer Gruppe bleiben zu dürfen. Hier kann sich die ganze Spannbreite der widersprüchlich erscheinenden menschlichen Bedürfnisse nach Autonomie einerseits und nach Zugehörigkeit andererseits entfalten und zeigen.

Wenn nicht genug gute Gruppenerfahrungen gesammelt werden konnten, auch nicht in der Primärgruppe der Herkunftsfamilie, dann werden Gruppen oft gemieden und abgewertet. Oder Gruppen werden derart stark gebraucht für die Herstellung einer Identität, dass sie quasi missbraucht werden zu diesem Zweck. Dann haben die „Anderen" eigentlich auch keine richtige Chance, gesehen zu werden. So gibt es sicherlich viele „Gruppen" ohne echten, reziproken Kontakt und sicher noch öfter Gruppen ohne jegliche Reflexion der Bedingungen ihres Daseins.

Sie werden dann einfach für selbstverständlich genommen und die Gruppenidentität wird als eine Art „Plombe" benutzt, um tiefgreifende persönliche Unsicherheiten kompensieren zu können. Wir werden auf das Thema Emotionen und Gruppe an vielen Stellen, indirekt und auch in seinen speziellen Folgen, zu sprechen kommen.

**Der Junge muss an die frische Luft**

Ein anderer Film thematisiert die Verbundenheit der Menschen untereinander, gerade unter den Vorzeichen von Kriegsfolgen und Depression. Zum Schluss der Verfilmung seines autobiografischen Romans *Der Junge muss an die frische Luft* (Link, 2018) spricht der Autor, Hape Kerkeling, selbst über die Menschen, die seinen Lebensweg begleitet haben. Sie sind ein Teil von ihm selbst, er ist sie: Kerkeling weiter: „Es hat eine Weile gedauert, bis ich es verstehen konnte. Das alles ist es, was ich bin. Ich bin meine Mutter, mein Vater, mein Bruder und meine Großeltern. Ich bin ihr Lachen und ihr Schmerz. Ich bin Tante Gertrud, Tante Annemarie und Tante Veronika, Tante Lisbeth und Onkel Kurt. Ich bin Frau Rädecker und Frau Strecker. Ich bin die Richtung, in die mich meine Mutter im Kinderwagen geschoben hat. Ich bin die gescheckte Kuh auf der Weide, das gelbe Korn auf dem Feld und der rote Mohn am Wegesrand. Ich bin der wolkenlose Himmel. Ich bin wach."

Zum Schluss der Szene, die den kleinen Hans-Peter mit seiner Verwandtschaft auf dem Weg zu einem Picknick zeigt, blickt der erwachsene Kerkeling auf die Gruppe und sein früheres Ich zurück. Es ist zutiefst berührend, wie in der Szene und dem poetischen Text sowohl die Verbundenheit mit den im Leben wichtigen und prägenden Menschen zum Ausdruck kommt, mit all deren guten und schlechten Seiten, als auch, wie hilfreich es für uns sein kann, uns in unsere frühe Geschichte zurückzuversetzen. Genau dies geschieht in Psychotherapien. Kerkeling zeigt sich als jemand, der den Kontakt zu seinem kindlichen Ich nicht verloren hat, sondern in ihm eine Quelle der Kreativität und des Humors sehen kann, gerade, weil es sich auch hier um keine einfache Kindheit im Nachkriegsdeutschland handelt.

Wir werden später auf einzelne Aspekte des hier stark verdichtet Dargestellten eingehen, so auf die heute diskutierte „innere Gruppalität" des Menschen und auf C. G. Jungs Idee der „Dissoziabilität der Psyche" und vieles andere mehr. Diese im Bereich der Psychotherapie immer bedeutender werdenden Ideen weisen darauf hin, wie wichtig es ist, dass Menschen ihre Verbundenheit mit anderen Menschen wieder erkennen, sie erleben und von ihr zehren, um so besser im immer komplexer werdenden Alltag bestehen zu können. Gruppenpsychotherapie und -analyse sind der Königsweg zu dieser Erkenntnis: Die Erfahrung der Verbundenheit (s. auch Jaenicke 2006) ist einer der wichtigsten Wirkfaktoren in Psychotherapien. Das „Lebenspendende" (vgl. Symington 1999) der Begegnung mit dem und den Anderen im Rahmen von Therapie und natürlich auch im Alltag kann narzisstischen, depressiven Symptomen und anderen Einschränkungen entgegenwirken und psychische Flexibilität, Stabilität und Ausgeglichenheit fördern. Und natürlich braucht es dazu auch immer Humor.

## 1.2    Leben ist ein Gruppenereignis

Wir sind von Anfang an nicht allein. Nicht nur, dass wir alle aus dem Körper unserer Mutter kommen, wo wir, gezeugt von unserem Vater, um die neun Monate haben wachsen können. Kim de l'Horizon hat in seinem prämierten *Blutbuch* (2022) auf poetische Weise erkundet, welche Herkünfte wir gleichzeitig in uns tragen können und wie verwirrend, aber auch wie bereichernd dies sein kann. Immer geht es zunächst um Menschen, die den Wunsch haben, Kinder zu bekommen, Nachwuchs zu haben. Auch unsere Eltern hatten dasselbe Schicksal, sie stammen von ihren Eltern ab, diese von deren Eltern, am Ende fächern sich die Stammbäume des Einzelnen immer mehr auf. Wir sind mental und uns natürlich oft unbewusst bleibend aufs Tiefste geprägt von unseren Vorfahren, von deren Wünschen, Hoffnungen und Ängsten. Alle diese Menschen haben uns mit geprägt, ohne sie wären wir nicht die, die wir sind. Die Illusion der absoluten Getrenntheit, wie sie in unsere Vorstellung von Autonomie und Selbstständigkeit eingegangen ist, wird in solchen Momenten infrage gestellt und die Psyche durchlässig.

Es ist mir wichtig, zu betonen, dass es mir um eine stärkere Gewichtung des Gruppengedankens in der Psychotherapie und -analyse geht. Ich will nicht pauschal die Sinnhaftigkeit und die Erfolge der Einzelpsychotherapie infrage stellen. Da die in unserem Kontext uns beschäftigende Analytische Psychologie in der Nachfolge C. G. Jungs früh in den Verdacht der Sympathie mit Massenbewegungen und regressiven Strömungen geriet, geht es mir darum, zu zeigen, dass zuweilen gerade die Vernachlässigung des Kollektiven zugunsten von Partikularinteressen dazu führt, dass die sich in Gruppen destruktiv zum Ausdruck bringenden Kräfte immer wieder durchbrechen. Individuen brauchen sich nicht *gegen* Gruppen zu stellen, um sich zu behaupten. Sie gewinnen sogar noch an Stärke, wenn sie sich ihrer inneren Verbundenheit mit Anderen, auch bestimmten Zugehörigkeiten mit Gruppen, ausreichend bewusst bleiben.

**Abgrenzungsprobleme**
Die meisten neurotischen Störungen sind Grenzprobleme. Abgrenzungsschwierigkeiten, Übergriffe, Nicht-Nein-Sagen-Können und Dünnhäutigkeiten vielfältigster Art sind Kardinalsymptome in den Praxen von Psychotherapeut*innen. Dies zeigt, dass es nicht nur in der Natur des Menschen liegt, sich als unabhängig von anderen erleben und sehen zu wollen, sondern dass oft gleichzeitig ein immens starker Wunsch danach besteht, dazuzugehören, sich verbunden zu fühlen oder gar zu verschmelzen. Was angesichts der Conditio humana, unserer körperlichen Getrenntheit, auch immer wieder scheitern muss, uns aber nichtsdestotrotz antreibt, es auf immer neue Art und immer wieder aufs Neue zu versuchen. Grenzen sind wichtig, um ein Gefühl der Kohärenz und Identität aufzubauen. Jedoch kann das übermäßige Interesse an Grenzziehungen wiederum verhindern, dass man andere Menschen wirklich an sich heranlässt, mitfühlt, sich beeindrucken lässt, von ihnen lernt.

Gerade in therapeutischen Gruppen lernen Menschen beides: Grenzen zu ziehen und – wenn sie genug eigenes Terrain abgesteckt haben – sich einzulassen,

zu vertrauen, ja auch zu lieben. Ohne diese Sicherheiten haben wir zu viel zu
verlieren. Wer alles auf eine Karte setzt und vom Partner die Welt erwartet, wird
zwangsläufig enttäuscht werden. Gleichzeitig sind wir immer noch mehr als
unsere Verbindungen zu Anderen. Wir sind das, was wir mit auf die Welt bringen.
Temperamentsunterschiede beispielsweise gehören hierher, Talente, Begabungen,
Schwachpunkte, Vulnerabilitäten, das, was wir gelernt haben, bewertend als Stärken und Schwächen anzusehen. Unsere psychische Entwicklung wird in der Analytischen Psychologie C. G. Jungs so gedacht, dass es nicht nur die Biografie ist,
die ihre Spuren hinterlässt, sondern dass wir auf je unterschiedliche Weise biografische Erfahrungen verarbeiten, je nachdem, wer wir sind. Hier käme die archetypische Dimension der menschlichen Psyche ins Spiel. Davon später mehr.

**Das psychische Erbe der Vorfahren**
Das Verhalten unserer Vorfahren kann sich ganz profan dadurch in uns Ausdruck verschaffen, dass wir deren psychische Last, deren Hemmungen und
Ängste, aber auch deren Lust und Talente in uns tragen. Sei es, dass sie uns bio-
logisch vererbt wurden, sei es, dass sie uns psychisch auf dem Weg der trans-
generationalen Weitergabe psychischer Inhalte vermittelt wurden – ohne Worte,
sprachlos, implizit durch deren Verhalten, Nichtverhalten, Sprachlosigkeiten und
(un)auffällige Auslassungen in den Biografien, die oft auf Traumatisches verweisen. Die Tatsache, dass menschliches Erleben (mit)teilbar ist, heißt immer
auch, dass es nicht nur einzigartig, sondern auch nichts ganz Neues ist. In diesem Widerspruch leben wir. Wir haben gerade in Zeiten eines zunehmenden
Individualismus gelernt, uns als abgegrenzt, autonom und selbstständig zu verstehen und danach zu streben, möglichst wenig abhängig von anderen zu sein.
Die Verleugnung des anderen Pols dieses Erlebens, nämlich der Tatsache unserer Partizipation an dem, was alle Menschen teilen, sodann unserer tiefen Abhängigkeit von der Liebe anderer Menschen, und, wie uns sehr spät bewusst
zu werden scheint, auch von dem Funktionieren einer gesunden natürlichen
Lebensumwelt, ist am Zustandekommen einer Vielzahl aktueller Probleme beteiligt und dies gilt für die persönliche, wie die gesellschaftliche und letztlich
für die globale Ebene. Die Illusion von Unabhängigkeit bis hin zu ihrer narzisstischen Extremform, der Vorstellung der Unsterblichkeit, hat zu epidemischen
Problemen wie Süchten, psychischen Störungen, Rückzug, Technizismus im
Umgang miteinander, Verachtung für Gefühle und einem falschen Wichtig-
nehmen von Kränkbarkeiten geführt. Hierzu hat Daniele Giglioli in *Die Opferfalle* (2015) interessante Gedanken zusammengetragen. Wolfgang Schmidbauer
(2023) diskutiert einen anderen Umgang mit narzisstischen Patient*innen. Die
oft diskutierte, m. E. jedoch überschätzte gesellschaftliche Spaltungstendenz bedeutet auch, dass wir uns nicht mehr in gesunder Weise mit uns und mit anderen auseinandersetzen können. Die Annahme wechselnder Gruppenidentitäten
und der jeweilige Kampf gegen die „Anderen" wirken hilflos, da Gruppen nicht
mehr wirklich als hilfreiche, nährende und tragende Einheiten des gesellschaftlichen Zusammenhalts, sondern eher als Kampfgruppen wahrgenommen werden. Dass es überhaupt so etwas wie kulturelle Identität gibt, wird zudem von
sozialphilosophischer Seite angezweifelt (vgl. Jullien 2017). Wir versuchen also

beispielsweise im Netz in Gruppenidentitäten Halt zu finden, übersehen dabei aber, dass die Verbindungen innerhalb dieser Gruppen nur oberflächlich und nicht tragend sein können.

**Menschen leben immer in Gruppen**
Unser ganzes abendländisches Denken hat seit der Aufklärung nicht nur die Trennung von Geist und Körper vorangetrieben und uns glauben lassen, dass wir am Ende perfekt wie Maschinen funktionieren könnten. Es gesellt sich eine zweite falsche Vorstellung dazu: die des Menschen als eines Wesens, das ohne Gruppen leben kann. Gruppenphänomene wurden lange auch in der Psychologie und Psychotherapie als weniger wichtig, als primitiv, als „Massenpsychologie" abgetan. Dass Gruppen in unserer Geschichte unser Überleben gesichert haben, dass wir nichts könnten und niemand sind außer als Teil von Gruppen, wird in dieser Welt der Vorstellung fein säuberlich voneinander abgetrennter Einzelwesen nicht goutiert. Auch der US-amerikanische Psychiater Robert Waldinger (2023), der Langzeitstudien zum Thema „Glück" leitet, kommt zu dem Fazit: „Der Schlüssel zum guten Leben sind Beziehungen." Und er stellt fest: „Wir haben in unserer Studie ganz allgemein festgestellt, dass Leute glücklicher sind, die sich mit Dingen befassen, die über das Selbst hinausgehen." Es gibt also ganz definitive Hinweise auf die Bedeutung, die dem Kontakt mit anderen Menschen in unserem Leben zukommt.

## 1.3    Gruppentherapie und Ethik

Der eben erwähnte Missstand zeigt sich in der Randständigkeit der Gruppentherapie in Deutschland, auch im Feld der psychodynamischen Psychotherapien. Nach einem Boom in den 1960er- und 1970er-Jahren bestand der ganz überwiegende Teil der in Deutschland durchgeführten Psychotherapien aus Einzeltherapien. Welche Gefahren und Risiken dieses Setting neben den bedeutsamen Möglichkeiten ebenso birgt, geriet erst spät ins Bewusstsein (vgl. Löwer-Hirsch 2017; Schleu 2012). Es stellt sich die Frage, ob und wenn ja, wodurch Gruppenpsychotherapie auch Grenzverletzungen vorbeugen hilft. Schließlich gibt es immer „Zeugen" dessen, welche Interventionen Psychotherapeut*innen dort einsetzen. Oder gibt es auch in Gruppenpsychotherapien „Gefahren", sich als Psychotherapeut*in fehlerhaft oder gar schädigend zu verhalten?

> **Beispiel**
>
> Als ich mich einmal dazu hinreißen ließ, einer Patientin, die in der Gegenübertragung Ungeduld und Ärger hervorrief, zu deuten, dass sie sich, wenn sie andauernd unzufrieden mit ihrem Einkommen sei, einen neuen Job suchen müsse, war ich danach sehr von Gewissensbissen geplagt. Ich entschuldigte mich bei ihr, die diese Intervention in der Gruppe jedoch gar nicht als so kränkend empfunden hatte. Die anderen Gruppenteilnehmer*innen übernahmen an ihrer

Stelle die Kritik an mir, indem sie mir sagten, meine Reaktion sei „schon krass" gewesen. ◄

Mittlerweile haben sich durch die Arbeit von Vertrauensleuten und Ethik-kommissionen in therapeutischen Ausbildungsinstitutionen und Fachverbänden neben schockierenden Einblicken in entgleiste Behandlungen eine verbesserte Transparenz und auch viele Erkenntnisse über die Bedingungen entwickelt, die solches Fehlverhalten bis hin zu Straftaten begünstigt zu haben schienen. Hier zeigt sich allerdings auch die Wirksamkeit von Gruppen, die die Gruppenarbeit re-flektieren: Die triangulierende und kontrollierende Funktion von Gremien in der Ethikarbeit und das Bewusstsein des Eingebundenseins in kollegiale Netzwerke können helfen, zu heilen und weiterem vermeidbaren Fehlverhalten vorzubeugen.

Als ethische Herausforderung in einem weit größeren Kontext kommt hinzu, dass wir uns angesichts der globalen Themen, die uns allesamt als Krise begegnen, verabschieden müssen von lieb gewonnenen Sicherheiten, die nahelegen, dass wir unser Leben als Individuen schon ungestört werden weiterleben können. Das Ab-schotten in ein Leben des Wohlstands und Konsums wird immer weniger funk-tionieren. Immer neue Gruppen von Menschen werden sichtbarer und artikulieren ihren Unmut über die Verhältnisse, über ungerechten Handel und zunehmende ökologische und klimatische Unzumutbarkeiten. Migranten kommen in großer Zahl zu uns. Vielen in den westlichen Gesellschaften scheint der Sinn für die Ge-meinschaft, die Freude an gemeinsam Erlebtem, das Anteilnehmen in der Solidari-tät fremd geworden. Die Weltgeschichte scheint uns jedoch vom heimischen Kamin wegziehen zu wollen und uns zu fragen, wo unser Platz ist. Wir müssen uns fragen, welchen Gruppen wir uns zugehörig fühlen, wer uns in der Not helfen würde, wem wir wirklich vertrauen und wen wir lieben.

**Die Sehnsucht nach dem Paradies**
Viele Patient*innen sind es gewohnt, ihr Leben allein zu stemmen und alles ohne Hilfe erledigen zu wollen, dass sie zunächst meist dankend ablehnen, wenn ich ihnen eine Gruppentherapie vorschlage. Sie erscheint ihnen als Verlust der Intimi-tät einer exklusiven Zweierbeziehung. In den Gruppen dagegen, so meinen sie, ginge es um die vermeintlich „Anderen", die mit ihren Problemen die eigenen Probleme noch unerträglicher machten, die, die einen „voll labern", nein, man wolle ganz bestimmt eine Einzeltherapie. Verständlich für Menschen mit einer schwierigen Biografie: Man möchte gern zurück in die Kindheit und die „gute" Mutter einmal ganz für sich alleine. Man möchte am liebsten „zurück ins Para-dies" (vgl. Jacobi 1980).

## 1.4 Die Matrix

Doch wer ist dieser Einzelne, wenn nicht ein Knotenpunkt in einem Netzwerk aus Beziehungen? So jedenfalls sah S. Foulkes (1974), der als einer der Begründer der Gruppentherapie gilt, die Matrix, die Gruppen darstellen, die sie sind. Wie die Patient*innen sind auch die Therapeut*innen eingebunden in Netzwerke, in Gruppen, in geteilte Erfahrungen mit anderen Menschen, die oft tief verinnerlicht sind und neue Beziehungen stark prägen. Auch wenn nur zwei Personen im Behandlungsraum anwesend sind, sind psychisch immer mehrere Menschen, ja Gruppen von Menschen „virtuell" mit im Raum und auch nicht nur diejenigen, von denen aktiv erzählt wird. Dass jeder Mensch seine vorherigen Gruppenerfahrungen mit in Begegnungen mit Menschen mitbringt, mag eine banale Einsicht sein. Und doch gibt es bislang wenig Konzepte, wie man sich dieses „soziale Unbewusste", wie es etwa Foulkes formuliert hat, eigentlich vorstellen kann. Auch in Gruppentherapien zeigt sich zuweilen die Neigung, Probleme weiterhin zu individualisieren, sich auf einzelne Teilnehmer*innen zu fixieren und dieselben Konzepte wie in der Einzelbehandlung anzuwenden. Dalal (1998) beklagt sich auch über Foulkes' eigene Fokussierung auf biografische, psychodynamische Aspekte der Gruppenteilnehmer*innen: „The point this discussion is to show the remarkable absence of the use of the here-and-now, as well as the absence of the social, by Foulkes and Anthony." (ebd., S. 73). Dennoch schrieb Foulkes an anderer Stelle: „Gruppenanalytische Psychotherapie … ist weder Psychoanalyse der Individuen in der Gruppe noch ist sie die psychoanalytische Behandlung einer Gruppe durch einen Psychoanalytiker. Sie ist eine Art Psychotherapie der Gruppe durch die Gruppe, einschließlich ihres Leiters." (Foulkes 1978, zit. n. Stuck 2016, S. 78).

Dies entspricht einer häufigen Beobachtung, die man als Psychotherapeut*in machen kann: Oft zeigt sich erst in einer Gruppe, wie ein Mensch wirklich mit anderen Menschen zusammenlebt, wie er reagiert, was er oder sie sagt und auch, was nicht, gerade wenn man dieses Verhalten mit dem im Einzelsetting vergleicht.

**Beispiel**

Als ich nach einer langen Einzeltherapie einen mittlerweile in der Lebensmitte angekommenen Patienten in eine meiner Gruppen aufnahm, tat er sich gerade zu Beginn besonders schwer. Sein Unvermögen, sich mit anderen zu verbinden, wirklich etwas Positives zu fühlen, wurde überdeutlich. Auch seine tiefe Verzweiflung und Wut zeigten sich noch deutlicher als in der Einzelbehandlung. Andere reagierten jedoch auf ihn und allmählich entwickelten sich gegenseitiges Interesse und differenziertere Beziehungen im Gruppenkontext. Auch die Beziehung zu mir veränderte sich allmählich und wurde versöhnlicher. Die triangulierende und beruhigende Wirkung der Gruppe begann ihn zu erreichen. ◄

## 1.5    Die Gesellschaft *im* Einzelnen

Dass Menschen aus unterschiedlichen sozialen Hintergründen und sozialen Schichten stammen, dass sie ihre Erfahrungen mit gesellschaftlichen Strukturen verinnerlicht haben und diese auch oft sexistische, rassistische und kolonialistische Hintergründe haben, in denen die Einzelnen und ihre Vorfahren entweder

Opfer oder Täter, zuweilen auch beides, waren und sind, findet derzeit gesellschaftlich mehr Beachtung. Die Konzentration auf die Pathologie der Einzelnen, die auch immer als ein Leiden an den Umgangsweisen einer Gesellschaft mit diesen zunächst verschiedenen, widerständigen Einzelnen verstanden werden kann, übersieht oft diese Dynamik. Gesellschaftskritik ist selten geworden im Feld der Psychotherapie, ganz so, als wolle man es sich in der Identifikation mit einem System, das einem selbst als Psychotherapeut*in Wohlstand verschafft hat, nicht verderben. Wer sägt den schon den Ast ab, auf dem er sitzt? (vgl. Münch 2021).

Die Berichte aus Psychotherapien gleichen sich derweil immer mehr. In immer neuen Variationen werden die oft frühen Deprivationen von Patient*innen beschrieben, die es mit überforderten Müttern und den aus verschiedenen Gründen abwesenden Vätern zu tun haben. Auf der Suche nach Gesehenwerden, Spiegelung und Liebe entstehen immer aufs Neue Enttäuschung, Ressentiment und Verzweiflung, neurotische Beziehungsversuche und Somatisierungen. Die Häufung bestimmter Symptomatiken in bestimmten historischen Zeitepochen oder in bestimmten sozialen Milieus verweist ganz eindeutig auf den Einfluss übergreifender und größere gesellschaftliche Milieus betreffende Kräfte, die ein Verständnis von Gruppendynamiken, die dies zulassen und möglich machen, erfordern würden. In Gruppentherapien bemerken Patient*innen dann meist umgekehrt, entgegen ihrer primären oben erwähnten Erwartung, dass sie dort einen Mehrwert erhalten, den man in der Währung des dyadischen Austausches nur schwer benennen oder gar beziffern kann. Gruppen sind und bieten mehr als die Summe ihrer Teilnehmer*innen, das kann man schwer beschreiben, sondern dies ist nur persönlich erfahrbar. Sie bieten die Erfahrung der „Gruppe". Wir wollen uns in diesem Buch fragen, was da am Werke sein könnte.

**Ego Work In Action**

Von einer ganz anderen Warte aus betrachtet, nämlich der der Analyse der Einzelpersönlichkeit, lässt sich das Eingebundensein in Gruppen nicht nur äußerlich beschreiben. Nicht nur hat jeder Mensch eine Vielzahl von Gruppenerfahrungen gemacht und diese sind, meist unbewusst, in das persönliche Werden eingeflossen. Auch die innere Verfasstheit des Einzelnen lässt sich als eine Art innere Gruppe verstehen. Wir sind immer schon viele, ganz im Sinne des Buchtitels von Richard David Precht (2009). Bereits C. G. Jung sprach von der „Dissoziabilität der Psyche" (vgl. Meier 2017), von ihrer Vielschichtigkeit und Vielgesichtigkeit. Zuletzt hat der Psychoanalytiker R. Kaes, von der „inneren Gruppalität" (2009) eines jeden Menschen gesprochen. Diese sei auch die Voraussetzung für die Wirkung von Gruppen auf uns. In diesen fänden wir quasi im Äußeren je verschiedene Ausprägungen und Ausdrucksformen für unsere verschiedenen inneren Anteile. Foulkes sprach vom Gruppenerleben und der Gruppenarbeit als „ego work in action" und ich finde, dieses Bild erfasst gut, dass die Spiegelung und Begrenzung durch Andere, die Möglichkeit der Identifikation und der Einfühlung in Andere ganz wesentlich das Selbstgefühl bestimmen und damit auch verändern kann. Die Vorstellung eines Individuums, das unabhängig von Anderen existiert, ist ein mentales Konstrukt und nicht zu geringem Teil dem immer noch vorherrschenden Bild des aufgeklärten Menschen als eines unabhängigen, allein von seinem Verstand geführten Wesens geschuldet. Für Foulkes und heutige Gruppenanalytiker*innen steht vielmehr *die Gruppe* am Anfang jeder psychologischen Entwicklung und auch der Analyse der Einzelnen. Aus deren Prägungen und Strukturen entwickeln sich je unterschiedliche Einzelwesen und Charaktere. Mit Donald Winnicott (1970), dem bekannten britischen Kinderpsychiater, der einmal sagte: „There is no such thing as an infant", und der damit die gegenseitige Abhängigkeit des Systems Mutter-Kind herausstellen wollte, könnte man, angewendet auf das Gruppenthema, sagen, dass es kein Individuum ohne eine Gruppe gibt, und natürlich, das leuchtet uns eher ein, keine Gruppe ohne Individuen.

**Kombinationstherapie**
Beide Erfahrungen, die der Einzel- wie auch der Gruppentherapie, stellen sich für viele Patient*innen als bedeutsam und unverzichtbar heraus: das Zulassen von Nähe in einer Zweierbeziehung, aber auch das sich Öffnen und Grenzenziehen in einer Gruppe. Das eine kann ohne das andere schlecht gewagt werden, denn beides bedarf des Mutes, sich einem oder mehreren Anderen zu stellen. Dazu aber ist ein gewisses Maß an innerer Sicherheit und Zuversicht nötig. Daher ist es für schwerer beeinträchtigte Menschen oft schwerer, von Gruppen zu profitieren. Wenn in der Primärgruppe, also der Familie, traumatische Erfahrungen gemacht wurden, dann fällt es außerordentlich schwer, Vertrauen zu fassen und das, was Gruppen, zu geben in der Lage sind, zu fühlen, anzunehmen und zum eigenen Wachstum zu nutzen. Hier bedarf es oft vorheriger oder paralleler Einzeltherapie. Wir kommen auf diese sog. Kombinationstherapie im zweiten Teil des Buches zurück.

## 1.6    Der Aufbau des Buches

Das vorliegende Buch wird weniger eine Sammlung von Behandlungsvignetten und auch keine Darstellung der Probleme von spezialisierten Gruppen, etwa in klinischem Kontext oder vor dem Hintergrund bestimmter Krankheitsbilder, sein. Sicherlich werden diese Themenkreise irgendwann berührt, doch meist, um zu verdeutlichen, welche Wirkmomente in der Gruppenarbeit beobachtbar sind. Mir geht es darum, den Gruppengedanken selbst zu erforschen und auf die menschliche Biografie und das Werden als Mensch in der Gesellschaft zu beziehen, um stärker als bislang meist dargestellt zu verdeutlichen, wie sehr wir im Innersten Gruppenwesen sind. Jenseits dieser oft als Banalität verkauften, da nicht wirklich verstandenen und durchdrungenen Einsicht soll anhand vieler Alltags- und Behandlungsvignetten deutlich werden, was damit gemeint ist. Wären diese Sachverhalte bekannter, würden wir eine größere Verbreitung von Gruppentherapie erleben als noch in jüngster Zeit. Es gibt Anzeichen dafür, dass sich gerade etwas ändert. C. Schöps (2023) hat in der *ZEIT* einmal mehr darauf hingewiesen, dass damit auch der Misere der Versorgung psychischer Kranker ein wichtiger Baustein zugefügt werden könnte, würden mehr Niedergelassene Gruppentherapien anbieten.

Jede Leserin und jeder Leser soll auf diese Weise mitgenommen werden auf eine Reise in die eigene Gruppenbiografie. Damit verbunden ist die Einladung, darüber nachzudenken, wie man selbst und natürlich auch die heutigen Einzel- und Gruppenpatient*innen von diesen verinnerlichten Gruppenerfahrungen geprägt sind. Wir werden begreifen, dass auch gesellschaftliche und kulturelle und damit auch Zeitgeistphänomene unsere Gruppenidentität mitprägen. Insofern ist dieses Buch sowohl von seiner Motivation und seinem Hintergrund her wie auch von der Konzeption ein Fachbuch, das nachhaltig an die persönlichen Verankerungen unserer beruflichen therapeutischen Identität erinnern will und uns dem Gruppengedanken gegenüber weiter aufschließen helfen möge. Gerade wenn das Selbstverständliche nicht selbstverständlich vorhanden und gegeben ist, entwickelt sich eine Sensibilität für die Bedeutung des Themas. Gerade, wenn man sagen kann, was passiert, wenn die Erfahrung des Gruppenbezuges und der Verbindung zu den Mitmenschen infrage steht oder fehlt, wird im Kontrast dazu umso tiefer erfahrbar, was es bedeuten kann und wie heilsam es sein kann, sich Gruppen, Anderen, verbunden zu fühlen. Letztlich heißt es nämlich, sich erst dann wirklich auch mit sich selbst verbunden fühlen zu können.

**Der erste Teil des Buches**
Im ersten Teil des Buches werden wir anhand der charakteristischen Merkmale und Phasen im menschlichen Lebenslauf vorgehen und die jeweiligen förderlichen oder hemmenden und problematischen Gruppenerfahrungen der verschiedenen Lebensalter beschreiben. Wie wir sehen werden, bauen Gruppenerfahrungen typischerweise aufeinander auf und können sich so auch gegenseitig befruchten. Fehlende Erfahrungen hingegen führen zu Isolation, Rückzug und Narzissmus. Gerade die letztgenannte Entwicklung werden wir als paradigmatischen Gegensatz zu einer gesunden Entwicklung innerhalb von Gruppen zu besprechen haben.

**Der zweite Teil des Buches**
Im zweiten Teil des Buches dann werden wir die verschiedenen Anwendungsformen der tiefenpsychologisch fundierten und analytischen Gruppenpsychotherapie, wie sie der Autor v. a. im Rahmen der Analytischen Psychologie praktiziert und vertritt, kennenlernen. Es geht besonders auch um die Möglichkeiten, heute im Kassenverfahren Einzel- und Gruppentherapie gemeinsam anzuwenden. Die Vorstellungen der Analytischen Psychologie Jungs und seiner Nachfolger, aber auch der Briten Nitsun (2014) und Dalal werden uns beschäftigen. Es wird deutlich, dass eine umfassende Theorie der Gruppenpraxis derzeit noch nicht vorhanden ist. Dies steht in starkem Kontrast zum riesigen Korpus des Wissens in der Individualbehandlung. Dies ist besonders bedauerlich, da das Verständnis auch kollektiver gesellschaftlicher Prozesse ganz entscheidend davon abhängen würde, dass wir hier mehr Wissen haben und das vorhandene Wissen zur Anwendung bringen.

**Stadtgruppen**

Ein positives Beispiel für diese Anwendung gruppenanalytischen Know-hows in neuen Kontexten sind die offenen Gesprächskreise, wie etwa die von Beate Bever-Goldbrich, Mandy Koplin, Magdalena Lechner, Rudolf Tauscher und Adrienn Weiß begründete „Stadtgruppe" in München, ein Format, das mittlerweile auch anderenorts von engagierten und besorgten Psychotherapeut*innen an ihren Wohnorten etabliert wird.

In diesen sollen Bürger*innen unterschiedlichster Herkunft ins Gespräch miteinander kommen können, ohne sich gegenseitig zu bewerten oder gar anzugreifen. Als Themen werden konflikthaft diskutierte Inhalte wie Gendern, finanzielle Nöte, Migration und so fort ausgewählt. Hintergrund ist die seit längerem zu beobachtende Tendenz bestimmter Bevölkerungskreise, sich sozial benachteiligt und nicht gehört zu fühlen von einer als „Elite" titulierten Akademikerschicht und die sich daraufhin häufig aufbauende Spaltungs- und Projektionsdynamik. Auch in diesen Kontexten kann gruppenanalytisches, gruppentherapeutisches Wissen der Allgemeinheit nutzbringend zur Verfügung gestellt werden.

Ich werde entsprechend meines breiten Spektrums die Begriffe Gruppenpsychotherapie und Gruppenanalyse sowie analytische Gruppenpsychotherapie als Anwendung im deutschen Kassensystem und letztlich auch meine Orientierung in der Gruppenarbeit an der Analytischen Psychologie in der Nachfolge Jungs meist synonym verwenden. Ich möchte damit zum Ausdruck bringen, dass es um die Menschen geht, die behandeln, und die, die behandelt werden, und da spielen Theorien in der Praxis oft eine untergeordnetere Rolle. Vielmehr geht es um Flexibilität, Kreativität, Humor, Authentizität und das nie nachlassende Bemühen, zu verstehen, was sich uns an Psychodynamik präsentiert.

## Literatur

Cameron, J (2009) Avatar – Aufbruch nach Pandora. Film
Dalal, F (1998) Taking the group seriously. Jessica Kingsley Publishers, London
De l'Horizon, K (2022) Blutbuch. Dumont, Köln
Foulkes, S (1974) Gruppenanalytische Psychotherapie. Klotz, Neulingen
Giglioni, D (2015) Die Opferfalle. Matthes und Seitz, Berlin
Jacobi, M (1980) Sehnsucht nach dem Paradies. Bonz, Stuttgart
Jaenicke, C (2006) Das Risiko der Verbundenheit. Klett-Cotta, Stuttgart
Jullien, F (2017) Es gibt keine kulturelle Identität. Suhrkamp, Berlin
Kaes, R (2009) Innere Gruppen und psychische Gruppalität: Entstehung und Hintergründe eines Konzepts. Psyche, 2009, 63(3), 281–305. Klett-Cotta, Stuttgart
Link, C (2018) Der Junge muss an die frische Luft. Verfilmung von H. Kerkelings Buch
Löwer-Hirsch, M (2017) Sexueller Missbrauch in der Psychotherapie. Psychosozial-Verlag, Gießen
Meier, I (2017) Komplexe und Dissoziationen. Brandes und Apsel Verlag, Frankfurt/M
Münch, V (2021) Die therapeutische Haltung. Kohlhammer, Stuttgart
Nitsun, M (2014) The Anti-Group. Routledge, London
Precht, R D (2009) Wer bin ich und wenn ja, wie viele? Pinguin Random House Verlagsgruppe GmbH, München
Schleu, A (2012) Umgang mit Grenzverletzungen. Springer, Berlin

Schmidbauer, W (2023) Facetten und Entwicklungen des Narzissmus-Konzepts. Quelle: https://wolfgang-schmidbauer.de/wp-content/uploads/2013/05/Facetten_Narzissmuss.pdf (Stand: 27.08.2023)

Schöps, C (2023) Mut zur Gruppe. ZEIT 6, 7.3.2023: https://www.zeit.de/2023/06/therapieplatz-psychotherapie-wartezeiten-depressionen-gruppentherapie. (Stand: 3.2.2023)

Stadtgruppe München im Kulturzentrum Luise: https://www.luise-kultur.de/termine/stadt-gruppe/05-05-23. (Stand: 1.9.2023)

Stuck, U (2016). Plädoyer für den Gruppengedanken in der Analytischen Psychologie. In: Schimkus M, Stuck U (Hrsg) Selbst, Ich und Wir. Brandes und Apsel Verlag, Frankfurt/M

Symington, N (1999) Narzissmus. Psychosozial-Verlag, Gießen

Winnicott, D W (1970) The Maturational Processes and the Facilitating Environment. Karnac, London

Waldinger, R (2023) Wie wird man glücklich? Interview mit M. Stäuble, 19.1.2023 in der SZ-online. Quelle: https://www.sueddeutsche.de/projekte/artikel/gesellschaft/glueck-beziehungen-robert-waldinger-e276198/?reduced=true. (Stand: 22.4.2023)

# Teil I
# Psychische Entwicklung
# als Gruppenereignis

# Die soziale Natur des Menschen und die neuen Medien

**2**

### Zusammenfassung

In diesem Kapitel soll der Einfluss des Umgangs mit den sozialen Medien auf die Gruppenbildung und die Rolle von Gruppenerleben und Gruppenselbsterfahrung untersucht werden. Viele von uns befinden sich heute stundenlang in den virtuellen Gruppenkontexten der sozialen Medien. Das komplexe Zusammenspiel von virtuellen und realen Gruppenerfahrungen ist noch sehr wenig untersucht. Meist dominieren kritische Sichtweisen, die jedoch unvollständig und einseitig bleiben müssen, solange sie theoriegeleitete Annahmen zur Voraussetzung ihrer Überlegungen machen.

Die ausschließliche Sicht von Psychotherapeut*innen auf Individuen ist zu kurzsichtig. Elias (1994) und Dalal (1998) machen zudem deutlich: Wenn der Einzelne als von Gruppen, also nur als von außen beeinflusst, gesehen wird, greift das zu kurz. Es geht für sie nicht um den Einfluss des Individuums auf die Gruppe, auch nicht um die umgekehrte Wirkungsrichtung, ebenso wenig schließlich um eine Wechselwirkung von außen und innen, sondern außen und innen sind unpassende Konzepte, um psychische Wirklichkeit zu verstehen. Die genannten Dichotomien erweisen sich als problematisch, da sie ein Denken in Gegensätzen generieren, was den wirklichen Dynamiken zu wenig gerecht wird. Unsere Identität ist so sehr die einer Gruppenteilnehmer*in, eines/einer Partizipierenden, als dass wir davon ausgehen könnten, die Einzelnen jemals als unabhängig vom Sozialen denken zu können. Die künstliche Vorannahme, es gäbe *eine* psychische Wirklichkeit im Individuum, bevor eine Gruppe und Andere auf ihn einwirken, ist statisch gedacht und ist ein Denken in Monaden. Man könnte dagegen eher davon sprechen, dass wir sozusagen in die Psyche einer Gruppe hineingeboren werden. Es fällt schwer, sich diese Denkweise und vor allem ihre Folgen bewusst zu machen. Wir sind alle

V. Münch, *Gruppenerleben als Ressource,* Psychotherapie: Praxis,
https://doi.org/10.1007/978-3-662-68245-6_2

sehr vom Ursache-Wirkungs-Denken beeinflusst, das immer in Vektoren denkt, in Begrifflichkeiten wie Hier und Dort, Jetzt und Damals. Um die Dimension der Veränderung in unserem Miteinander zu verstehen, wie es die sozialen Medien mit sich gebracht haben, ist es vielleicht sinnvoll, von den veralteten, vereinfachenden Sichtweisen abzurücken und mit Dalal (1998) zu versuchen, ein Verständnis für Gruppenprozesse zu entwickeln, das sich aus dem je eigenen Funktionieren von Gruppen und deren Gruppendynamik selbst ableiten lässt.

**Sind Gruppen heute weniger attraktiv?**
Mein Kollege Ulrich Stuck hat vor kurzem in einer persönlichen Mitteilung daran erinnert, dass der in den 1960er- und 1970er-Jahren spürbare „Sog" in die Gruppen, vornehmlich damals auch Selbsterfahrungsgruppen, mittlerweile deutlich nachgelassen hat. Wenn Menschen eine Psychotherapie aufsuchen, denken sie nicht mehr in erster Linie an eine Gruppenteilnahme, sondern werden in der Regel von uns Therapeut*innen dazu motiviert. Zuweilen geschieht es, dass Patient*innen gute Erfahrungen mit Gruppen in psychosomatischen Kliniken gemacht haben und dann kann man von einer besseren Motivationslage für die Teilnahme an ambulanten Gruppen ausgehen. Generell ist aber eher Überzeugungsarbeit zu leisten. Wenige Gruppenteilnehmer*innen bereuen allerdings im Nachhinein ihre Entscheidung für die Gruppe, viele zeigen hohe Wertschätzung für die gemachten Erfahrungen und die erlebten Veränderungen in ihrem Erleben und Verhalten. Wir werden später noch auf die Einflüsse der in immer mehr Bereichen narzisstisch überformten Gesellschaft auf die psychische Entwicklung Einzelner zu sprechen kommen. Hier geht es dem oben erwähnten Kollegen jedoch vor allem darum, dass er den Eindruck hat, dass wir angesichts der Vielzahl von virtuellen Kontakten, von sozialen Gruppen im Netz, vom immer umfangreicher und schneller und vor allem immer selbstverständlicher werdenden Austausch auf diesen Ebenen, Gruppenerleben eigentlich umfassender und neu zu denken versuchen sollten. Ich möchte mich diesem Eindruck anschließen.

Das Erleben in virtuellen Kontakten und Gruppen hat ganz entschieden Einfluss auf das Wohlbefinden und die innere Beheimatung von vielen Menschen gewonnen. Es wäre zu fragen, wie diese nicht körperlich anwesenden Gruppen eine solche Bedeutung erlangen konnten. Auch inwiefern die Einschränkungen des Austausches im Netz die Wahrnehmung für die Live-Gruppe vor Ort beeinflussen und ggf. beeinträchtigen. Das Stichwort Vernetzung ist in aller Munde, die Kollegen Altmeyer und Kächele (2006) versuchten bereits vor fast 20 Jahren zu beschreiben, was der Paradigmenwechsel hin zur intersubjektivistischen Betrachtung für die Psychoanalyse bedeutet. Inzwischen hat sich zwar diese Perspektive im therapeutischen Arbeiten weitgehend durchgesetzt. Gleichzeitig aber sind seither die Alltagswelt und die in ihr vollzogenen technischen Veränderungen um vieles komplexer und vielschichtiger geworden. Umso mehr gilt es angesichts der Verbreitung von sozialen Medien gerade bei Jüngeren, die Frage zu stellen, welche Einflüsse auf die psychische Strukturbildung festgestellt werden können. Dabei muss man nicht so pessimistisch wie Türcke (2012) oder auch Turkle (2012) eingestellt sein. Spannend im Kontext von Gruppen ist natürlich vor allem die Frage, was die Zuordnung oder erlebte Zugehörigkeit zu einer virtuellen Gruppe psychisch bedeuten kann.

Greifen wir einmal einen Aspekt des Geschehens heraus und schauen wir uns das Verhältnis von virtuellen Gruppen zu Präsenzgruppen genauer an. Welche Einflüsse hat die zunehmende Virtualität von Gruppenerleben auf die „Gruppenidentität" des Einzelnen?

## 2.1 Narzisstische Bestätigung

Zunächst einmal ist unbestritten, dass die Möglichkeit zu virtuellen Kontakten (E-Mail, WhatsApp-Gruppen, Chatgruppen u. a. m.) eine Vielzahl neuer Optionen bietet, neue Kontakte aufzubauen, Interessen zu verfolgen und dabei Gleichgesinnte zu treffen, sich zu zeigen und zu artikulieren, oft zunächst auch gesteuert und ausschnittweise, sodass die Ängste vor Beschämung und Kränkung, wie sie in Präsenzgruppen stärker sind, weniger stark wirken können. Das Phänomen des „Ghostens" sei hier exemplarisch genannt, dabei geht es um den unkommentierten Abbruch eines virtuellen Kontaktes, ein Akt, der oft erhebliche Irritationen und Ärger beiden „Verlassenen" auslösen kann. Hier wird also eine befürchtete Beschämung an andere weitergegeben, ohne dass eine Klärung möglich wäre, wie dies im realen Kontakt der Fall ist.

Die mit der Vielzahl der Kontaktoptionen verbundenen, faktisch oder auch oft nur in der Phantasie erweiterten Handlungsoptionen können ein Gefühl der Selbsteffizienz und auch Macht auslösen. Jemand fühlt sich gespiegelt, angenommen, begehrt und bewundert. Diese narzisstische Gratifikation ist ein elementarer Bestandteil der virtuellen Kontakte im Internet, was bis hin zur Sucht führen kann. Soziologischer Hintergrund der Entwicklung ist die starke Individualisierung und die damit verbundene Lockerung des Eingebundenseins in traditionelle soziale Kontexte der Nachkriegsgesellschaften wie Vereine, Kirchengemeinden etc. Dieser Vorgang ist von Reckwitz (2017) als Entwicklung hin zu einer „Gesellschaft der Singularitäten" beschrieben worden. Turkle (2019) beklagt die Auswirkungen der digitalen Ermächtigungsinstrumente auf die Psyche. Wie andere (vgl. Lanier 2018; Mozorov 2013) konstatiert sie die Gefahr einer Zunahme von Isolation, narzisstischer Persönlichkeitsentwicklung und eines Managerkomplexes. Es grassiere die Vorstellung, in allem die steuernde Instanz des Lebens sein zu müssen, destilliert kommt dies etwa in dem Unwort der „Ich-AG" für prekär beschäftigte Scheinselbstständige zum Ausdruck.

**Fehlende digitale Kompetenz**
Vieles deutet darauf hin, dass es im Umgang mit sozialen Medien und dem Netz sehr auf das ankommt, was Psycholog*innen neuerdings „Resilienz" nennen, andere hingegen „digitale Kompetenz". Man muss vermuten, dass digitale Medien vor allem für emotional labile Menschen eine große Versuchung und Gefahr darstellen. Es drohen Isolation und Abhängigkeit. Menschen, denen es sowieso schwer fällt, soziale Kontakte aufzubauen und zu halten, werden die Versprechen

der sozialen Medien sehr verlockend erscheinen. Wieder einmal treffen die Nachteile der Neuerungen in technischer Hinsicht vor allem die Benachteiligten in der Gesellschaft. Menschen mit schlechterer Bildung, mit schlechterer Gesundheit sind gefährdet, ihre Bedürftigkeit eher im Netz befriedigen zu wollen, da dort die Gefahr der persönlichen Zurückweisung und Kränkung handhabbarer erscheint. Wenn einem jemand querkommt, dann klickt man ihn oder sie einfach weg. Weniger pessimistisch in Bezug auf die Befürchtung eines Ersetzens des bisherigen sozialen Kontaktes unter Menschen durch deren Abwanderung in soziale Netzwerke äußert sich Vogelsang (2020). Er sieht die Zwischenleiblichkeit als Voraussetzung der Verbundenheit von Menschen und kann sich höchstens eine hybride Vermischung von persönlichen und virtuellen Kontaktformen in der Zukunft vorstellen. „Sie (die Netzwerke) nutzen digitale Technologien und stehen doch je und je unterschiedlich in einer Kontinuität zu den bisherigen Formen der Verbundenheit. Narrativität, Verortung, körperliche Präsenz und Konflikte werden auch zukünftige Formen der Verbundenheit prägen. ..." (Vogelsang 2020, S. 212). Damit äußert sich der Theologe und Ingenieurwissenschaftler wesentlich optimistischer als manche sozialwissenschaftlichen Kolleg*innen.

## 2.2    Beruhigung statt Objektkonstanz

Es ist offensichtlich, wie schnell viele, vielleicht sogar die meisten Menschen im öffentlichen Raum, ihr Handy herausholen und drauf schauen, wenn sie nicht unmittelbar mit einer anderen Handlung beschäftigt sind. Freie Zeit oder Momente der Verlegenheit, Wartezeiten oder durch die Verkehrsmittel und Wege erzwungene körperliche Nähe zu anderen wird meist so beantwortet, dass man in seine virtuelle Blase „abtaucht". Kaum jemand noch lässt den Blick mehrere Minuten durch ein U-Bahn-Abteil oder von einem Zug aus heraus über die vorbeiziehende Landschaft schweifen. Was dabei passiert, ist aller Vermutung nach, dass innere Spannungsmomente, auftretende Affekte und Unruhegefühle versucht werden abzuführen. Das Handy anzuschauen, wird zu einer Übersprungshandlung, ähnlich wie das Picken der eingesperrten Hühner angesichts des unauflösbaren Konfliktes zwischen Flucht- und Kampftendenzen, sollte sich ein Fuchs anschleichen. Zwar mag das Handy so auch wünschenswerte Hilfs-Ich-Dienste leisten, wenn etwa ein Mensch mit einer Panikstörung eher dazu in der Lage ist, allein in den Wald zu gehen als früher. Die beruhigende Tatsache der immer möglichen Erreichbarkeit lässt andere Menschen (psychoanalytisch: Objekte) innerlich näher rücken und die reale Situation verdrängen: Man ist ja immer noch möglicherweise kilometerweit weg von jedem anderen, realen menschlichen Kontakt. Aber psychisch, in der Vorstellung, ist man dies nicht mehr. Die durch das Gerät suggerierte Anwesenheit oder Nähe eines Anderen ersetzt möglicherweise die innere Fähigkeit der Objektkonstanz, d. h., auf den Anderen als Repräsentanz in sich zugreifen zu können. Dies könnte bewirken, dass sich diese innere psychische Leistung nicht mehr so gut entwickelt.

**Sollte die Theorie den Veränderungen angepasst werden?**
Muss dieses objektbeziehungstheoretische, analytische Denken daher erweitert werden? Denn die Anwesenheit des Anderen als Vorstellung geschieht nun einmal ganz natürlich, zum anderen unter Rückgriff und ggf. Verwendung eines Mobiltelefons. Ob dies innerpsychisch unterschiedliche Vorgänge betrifft, wäre zu untersuchen. Dazu kommt der offenkundige Unterschied zur leiblichen Präsenz des Anderen. In der Praxis scheinen die technischen Geräte aber z. B. im Fall des an einer Panikstörung Erkrankten durchaus beruhigende Wirkung zu haben.

Wir haben es also angesichts der jederzeitigen Verfügbarkeit eines virtuellen Kontaktes mit der Etablierung einer neuen Art eines Übergangsobjektes zu tun. Der Andere ist da und doch nicht da, doch dessen Abwesenheit wird leichter erträglich. Denkt man dies zu Ende, ist es eigentlich für die meisten Menschen vorbei mit dem absoluten Rückzug, dem Alleinsein ohne sofortige Möglichkeit der Unterbrechung und sei dies an den abgelegensten Orten der Erde. Außer in dem Fall, dass man seine Handys etwa vor einem Meditations-Retreat bewusst jemand anderem zur Verwahrung gibt, kommt eine digitale Karenz selten vor. Forschungen mit Jugendlichen zeigen eine stetig steigende Nutzungszeit (ZEIT-Online 2021; Tagesschau 2023). Man hört in Behandlungen und persönlichen Gesprächen auch Berichte von heftigen Auseinandersetzungen zwischen Eltern und Kindern. Es scheinen sich zuweilen auch Entzugssymptome einzustellen bis hin zur Panik mit einer Vielzahl vegetativer Symptome, wenn man Kindern oder Jugendlichen für nur 24 h das Handy wegnimmt. Diese Hinweise auf Abhängigkeit sind teilweise eminent und nach herkömmlichen Kriterien pathologisch. Es stellt sich allerdings die Frage, ob die Kriterien für die Problemanalyse noch aus dem bekannten Kontext heraus anwendbar sind oder ob der digitale Wandel und seine Auswirkungen mit anderen Konzepten sinnvoller erfasst werden könnten. Bezüglich des allein im Wald spazieren gehenden Agoraphobie-Patienten sind die technischen Kommunikationserweiterungen gleichzeitig Ermöglichung wie auch Einschränkung: Die letztere besteht darin, dass eine wirkliche innere Stabilität und Unabhängigkeit, auf die eine Symptomfreiheit auch hinweisen könnte, nie wirklich behauptet werden kann, da die „Versuchsanordnung" dies nicht mehr hergibt.

## 2.3  Aufmerksamkeit in die Breite statt in die Tiefe

Verbunden mit dem Siegeszug der digitalen Medien und der zugrunde liegenden Art der Datenverarbeitung scheint sich eine neue Vorstellung vom Unsichtbaren, vom Nichtgewussten, vielleicht auch vom Unbewussten herauszubilden: Mit dem Datamining der Individuen und den Big-Data-Ansätzen der Industrie wird suggeriert, dass ausreichend große Datenmengen dafür sorgen werden, dass die Menschen sowohl über bislang nicht bewusste Zusammenhänge und Sachverhalte aufgeklärt werden könnten wie auch, dass diese dann korrigiert werden können. Der Fetisch der Rechenleistung lässt die Illusion aufkommen, dass die zum Zeitpunkt X gesammelten Daten schon ihre inneren Zusammenhänge preisgeben werden.

Zusammenhänge, die auf die Vorstellung von unbewusster Determiniertheit, von in die Tiefe gehenden Konzeptionalisierungen der menschlichen Psyche nichts mehr wissen können und auch wollen, da sie sich ihrem Ziel der gelungenen Verhaltensoptimierung ebenfalls sehr nah wähnen.

Die Vielzahl der heute auf uns einströmenden, digital vermittelten Reize und Informationseinheiten verursacht hingegen ein immer mehr in die Breite gehendes Aufmerksamkeitsregime. Selbst die abgelegensten Assoziationen der YouTube-Algorithmen finden noch Eingang in unsere Vorschlagslisten. Es sind aber nicht mehr unsere eigenen Assoziationen, wie dies etwa in der Rückmelderunde einer Gruppe der Fall sein könnte.

## 2.4    Virtuelle Gruppen vs. leibliche Präsenzgruppen

Viele Gruppentherapeut*innen haben im Verlauf der Covid-19-Pandemie die für sie vorher nicht denkbaren, vielfältigsten Gruppensettings ausprobieren können. Wir wissen, wie es ist, online Gruppen durchzuführen (diese konnten nicht mit den Kassen abgerechnet werden); auch hybride Gruppen wurden durchgeführt. Als Überbrückung in einer schwierigen, die Kontakte bedrohenden Zeit waren die virtuellen Angebote wie Online-Videokonferenzen eine Erleichterung für viele. Dennoch gibt es Skepsis und vielerlei Probleme (vgl. Münch 2021; Gorvin 2022).

Viele Menschen äußerten sich erleichtert, nachdem man sich wieder leibhaftig in Gruppen und zu Gruppentherapien treffen konnte. Viele beklagten die Einschränkung des Erlebens in der Virtualität (der Andere ist nur eine „Kachel"). Vielen fehlte die ganzheitliche Wahrnehmung der Körperlichkeit der Anderen inkl. ihrer Gestik, Mimik, des Blickkontaktes und des Geruchs. Andere wiederum, vor allem Patient*innen, die an Angst- oder Zwangsstörungen litten, auch als Teilnehmer*innen einer Gruppentherapie, tendierten dazu, sich zurückzuziehen, nicht zu erscheinen oder sogar ihre Gruppenteilnahme zu beenden. Wurde die Gruppe bis dato nicht bereits als hilfreich, tragend und „ausreichend gut" erlebt, dann lösten die erzwungenen Trennungen und Unterbrechungen durch die Pandemie offenbar zu viel Verlassenheitswut aus, die dann ausagiert werden konnte, da sie nicht in der Gruppe bearbeitbar war.

Doch wie wirken nun die unterschiedlichen Erlebnisse in Virtualität und Präsenzkontakt bezüglich Gruppen zusammen? Virtuelles Erleben und Erleben des Anderen in Präsenz finden nun nicht in zwei verschiedenen Welten statt, sondern ein Mensch muss psychisch diese verschiedenen Erfahrungen, oft mit denselben Anderen, verarbeiten und integrieren. In Anamnesen wird oft noch zu wenig nach dem Ausmaß der Integration in die digitale Welt gefragt, obwohl dies bei Jugendlichen und jungen Erwachsenen zuweilen bereits die längste Zeit des Tages zu sein scheint. Die Bedeutung der digitalen Vernetzung und der Art der inneren Repräsentation dieser Kontakte und Aktivitäten neben den Repräsentationen der „realen" Kontakte der Betreffenden sollte deutlich werden. Dabei könnte man sich vorstellen, dass Frustrationen in der realen Welt der Kontakte durch besser steuerbare digitale und virtuelle Kontakte im Netz versucht werden zu kompensieren. Ohne das vollständige Bild der inneren Welt der „Anderen", seien es reale oder virtuelle Kontakte, bleiben eine Ungewissheit und die beständige Möglichkeit des Verfehlens. Wenn ich Mitgefühl für die Zurückweisung oder Einsamkeit des Betreffenden äußere, muss ich berücksichtigen, ob sich dieser nicht gleichzeitig kompensativ in grandioser narzisstischer Abwehr als Held in der Beherrschung eines Computerspiels etabliert hat, wofür er ja eher bewundert werden möchte oder auch könnte.

> **Beispiel**
>
> Ein Patient berichtete davon, dass er nicht nur häufig während seiner Online-Arbeitszeit an einem parallelen Monitor seiner Gaming-Leidenschaft nachging, sondern dass er das auch bisweilen in Online-Therapiesitzungen so gehalten hatte. Er zeigte sich einerseits stolz und provokant, andererseits auch beschämt, konnte sogar reflektiert zu seinem Verhalten Stellung nehmen. ◄

**Die Folgen der Covid-19-Pandemie**
Es gibt Hinweise, dass sich nach der Pandemie persönliche Kontakte weiter reduzieren, je häufiger sich Möglichkeiten zur digitalen Kontaktnahme oder Zerstreuung auftun. Jugendliche treffen sich in Chatrooms, Ältere gehen nicht mehr so oft ins Theater, Präsenzseminare finden weniger Zuspruch als das Onlineformat, viele Arbeitnehmer werden zumindest mehrere Tage in der Woche zum Homeoffice genötigt. Dies alles weist darauf hin, dass es eine interne Gesamtschau in der „Buchhaltung" der persönlichen Kontakte zu geben scheint, die in Psychotherapien Berücksichtigung finden sollte. Viele der zuvor gestellten Fragen über den Einfluss virtueller Gruppen auf unser Verständnis von Zusammenleben und Gruppen, also auch in Bezug auf therapeutische Gruppen, können hier nur assoziativ umkreist werden. Festzuhalten ist an dieser Stelle zunächst, dass Präsenzgruppen gleichzeitig an Einfluss zu verlieren wie auch zu gewinnen scheinen. Die Gegensätzlichkeit des in den beiden Begegnungsformen Erlebbaren macht erst deren jeweilige Eigenart kenntlicher und verdeutlicht Vor- und Nachteile. Insofern kann man hoffen, dass ein Bewusstwerdungsprozess in Gang kommt, der uns unsere Gruppenexistenz und Abhängigkeit von Gruppen umso stärker klar macht, je mehr wir drohen, die Verbindung zu Gruppen durch Vereinzelung zu verlieren. Man kann die Prozesse also durchaus als dialektisch hypostasieren und ganz im Sinne des Abwehrverständnisses in der Analytischen Psychologie eher nach dem finalen Zweck der immer neuen, technischen Erfindungen fragen. Dies auch ganz im Sinn von Giegerich (z. B. 1988), der immer wieder zu einer integrativen Sicht der technischen Affinität des Menschen anregte.

## 2.5 Verstehen statt Abwehr

Ohne an dieser Stelle abschließend auf die Fragen nach dem Verhältnis von virtuellen und realen Gruppen antworten zu können: Es könnte sich als für die Psychoanalyse ungünstig erweisen, wenn sie vor allem eine Frontbildung gegenüber

den digitalen Neuerungen betreibt. Hardt (2019) hat die Psychoanalyse im elementaren Widerstreit mit der digitalen Revolution gesehen, nicht ohne Grund, aber
vermutlich mit zu wenig Visionen von einer gelingenderen Synthese von Mensch
und Technik in der Zukunft. Der Mensch wird in dieser Sicht als zu wenig wandel-
bar und flexibel definiert, es wird nicht berücksichtigt, mit welch enormen Um-
wälzungen Menschen immer wieder durch Epochenbrüche in ihren Leben klarkommen mussten (vgl. Bode 2004; Röhl 2022; Utari-Witt und Kogan 2015).

Wichtig für uns ist an dieser Stelle, dass wir uns sowohl in unserem Berufsalltag, aber auch bei der weiteren Betrachtung des Einflusses von Gruppen auf unseren Lebensweg immer vor Augen führen, dass dabei die digitalen und virtuellen
Kontakte wie eine zweite Matrix im Hintergrund immer mit dazu gedacht werden
sollten. Sonst wird man der zunehmenden Komplexität des Geschehens nicht gerecht und unterschätzt ein weiteres Mal den Einfluss, den Gruppen auf die individuelle Entwicklung haben und verkennt damit ein elementares Stück psychische
Realität. Festzuhalten ist auch, dass diesbezüglich sehr viel Forschung zu leisten
ist.

## 2.6    Individuationskonzepte

Unsere Vorstellungen von der Selbstwerdung angesichts der Zumutungen und Einflüsse des Lebens sind vielgestaltig. Während die Psychoanalyse die Entwicklung
weg von der uneingeschränkten Abhängigkeit hin zur persönlichen Autonomie
in den Vordergrund gestellt hat, spricht Jungs Analytische Psychologie vom
Individuationsprozess, der „Selbstwerdung", ein Konzept, das trotz aller Offenheit
gegenüber transpersonalen Gedanken (Stichwort: kollektives Unbewusstes) auch
lange zu einseitig introvertiert, also lediglich als innerer, persönlichkeitsbildender
Prozess verstanden wurde. Mein Punkt an dieser Stelle ist, dass wir uns das Individuum offensichtlich generell über lange Strecken zu „individuell" gedacht haben.
Denn sich *gegen* die Gesellschaft individuieren ist im Grunde ein unmögliches
Unterfangen und gar nicht wirklich notwendig, um zufrieden leben zu können. Die
Vorstellung eines Gegeneinanders von gesellschaftlichen und individuellen Bedürfnissen ist im Grunde eine Antithese zu dem, was wirklich geschieht. Im Laufe
der Entwicklung einer immer konsumorientierteren Lebensweise in unserem Teil
der Welt ist der Einzelne real immer mehr unter die Räder einer neoliberal verstandenen Ideologie geraten, immer mehr Lebensbereiche sind von Rationalität
und managementartig anmutenden Selbstorganisationsaufforderungen und -not-
wendigkeiten gestellt worden (Stichwort: Digitalisierung; vgl. Münch 2021).
Das Gesellschaftliche hält also bereits bis in die feinsten Fasern der individuellen Lebensgestaltung Einzug und, besonders perfide, so, dass es dem Einzelnen
meist gar nicht auffällt. Viele Menschen sind gar überzeugt, dass ihr konsumisti-
scher Selbstverwirklichungsweg ein einzigartiger ist und genau so von ihnen gewollt ist, obwohl man sich einschlägiger Methodik und Inhalte der massenmedial
vermittelten Kultur bedient. Gerade konservative Ökonomen und Politiker wiederholen stets diese von der Marktlogik überzeichnete Vorstellung des sich selbst

erfindenden und immer zu höherem (Konsum) strebenden Menschen. Diese Überzeugung macht auch nicht vor den Bildern und Vorstellungen halt, wie der eigene Körper (vgl. Vedder 2022) und die eigene Seele immer weiter optimiert werden könnten und sollten. Gesellschaftliches geht also einmal mehr auf in der Selbstdefinition des Einzelnen und wird somit schwerer dechiffrierbar.

Denkt man länger über diese Dynamik nach, fällt einem ein, dass Zugehörigkeit zu Gruppen auch hier ein Motiv für das oft unbewusste Verhalten der Einzelnen zu sein scheint: Indem ich mich einer kollektiven Bewegung, etwa der Self-Tracking-Bewegung, anschließe, werde ich Teil eines größeren Ganzen, zumindest in der Vorstellung. Dies kann durchaus befriedigend erlebt werden, zumindest solange, bis man sich mit den Konsequenzen der Übermittlung der persönlichsten Daten an andere „große Ganze", nämlich digitale Konzerne, befasst. Der Versuch der Überwindung der Vereinzelung findet demgemäß auch immer häufiger im Internet statt, oft auf überwiegend konstruktive Weise wie in der Partnersuche, leider öfter auch in Form von Shitstorms und Hatespeeches. Für die in der realen Umwelt zusammenbrechenden, sinnstiftenden, gruppalen Strukturen wird versucht, virtuell einen Ersatz zu finden.

## 2.7  Aus allen Gruppen gefallen: Einsamkeit

England und Japan haben bereits eines: ein Einsamkeitsministerium. Offenbar haben Regierende erkannt, dass, jüngst durch die Pandemie, Ausgangssperren und Homeoffice-Zwang befördert, Einsamkeit als Massenphänomen zunehmend gesellschaftliche und auch gesundheitspolitische Relevanz erhält (vgl. Senk 2022). Unsere Gesellschaften zerfallen in immer kleinere Einzeleinheiten: durch Digitalisierung, Vernachlässigung öffentlicher Räume, Nachlassen von Vereinsbindungen. Immer mehr Menschen bleiben immer öfter allein. In Großstädten gibt es einen hohen Anteil von Single-Haushalten, so leben etwa in München fast 55 % aller Menschen allein. Dies ist zum einen sicherlich auch Ausdruck von Wohlstand, zum anderen kommt dadurch aber zum Ausdruck, über wie wenig aktuelle Kleingruppen- oder Familienerfahrung Menschen noch verfügen. Sinnigerweise ist München gleichzeitig eine Hochburg der Psychotherapeut*innen, sodass, sieht man es humorvoll, wenigstens teilweise Abhilfe geschaffen werden kann.

Erst die Erfahrung eines positiv konnotierten Gruppenkontextes kann eine tiefere Wandlung in der Weltsicht verursachen. Die Weltsicht des Von-anderen-prinzipiell-Getrenntseins, findet sich in vielen Beziehungen, die ich beobachten kann, wieder: im Bekanntenkreis, in der Gesellschaft, aber vor allem bei meinen Patient*innen. Im Gegensatz dazu steht das zutiefst befriedigende Erleben einer Gemeinschaftlichkeit und eines Zusammenlebens, für das der Begriff „Liebe" (vgl. Stuck 2016) ein möglicher Ausdruck wäre. Wenn man sich traut, dies so zu sagen.

Wer immer zunächst nach dem Individuum fragt, bekommt die Antwort vom Individuum. Wem ein nährendes Gruppenerleben fehlt, wer dies nie erleben durfte, der trägt innerlich keine Vorstellung davon mit sich. Diese Patient*innen würden so gut wie nie von sich aus nach Gruppenerfahrungen fragen. Es ist wie ein dunkler Fleck auf der Seele, verursacht durch Vernachlässigung, Gleichgültigkeit, mangelnde Empathie oder gar Missbrauch in der Kindheit oder später. Das, was mich eigentlich geprägt hat, die Anderen, die zu einem Teil von mir selbst geworden sind, wird nicht mehr direkt erlebbar. Viele Patient*innen stehen zu sich selbst in einem großen Konflikt und sind sich selbst gegenüber sehr unfreundlich, ja verurteilend, was ihnen zum einen das Auskommen mit sich selbst, zum anderen auch soziale Kontakte sehr schwer macht, da in diesen Kontakten die destruktiven inneren Stimmen gern projektiv wiederbelebt werden können und Beziehungen scheitern lassen.

**Die Verzerrung der Wahrnehmung**
In Psychoanalysen und Psychotherapien versuchen psychodynamisch orientierte Helfer*innen, einen Raum für neues Erleben zu kreieren, indem sie mühevoll versuchen, die Erwartungen und Übertragungen in der Realität bewusster werden zu lassen. Damit wird die Verzerrung des Erlebens benannt und überhaupt erst als solche erlebbar. Erst, wenn das Grundgefühl der vertrauensvollen Verbundenheit mit den Anderen vorhanden ist, wagen sich Patient*innen aus ihrem bisherigen Selbst- und Weltbild langsam heraus. Es kann für Psychotherapeut*innen sehr bereichernd und beglückend sein, wenn Menschen am Ende ihrer gruppentherapeutischen Zeit sagen können, dass sie jetzt an einem anderen Punkt ihrer inneren Landschaft stehen: eine Perspektive auf sich selbst zu haben, die durch die Spiegelung, die bewusste und vor allem unbewusste Interaktion mit den anderen Gruppenteilnehmer*innen möglich geworden ist. Die eigene psychische Position ist dann angereichert und verändert durch den Kontakt mit der verinnerlichten Gruppenerfahrung. Damit erweist sich die „innere Gruppalität" (Kaes 2009) eines jeden Menschen nicht nur als Bereicherung, sondern sogar als Voraussetzung seiner Individualität.

**Erweiterung unserer Sichtweise auf Gruppen**
Dalal (1998) fordert letztlich nicht zu einer Umkehrung unserer Perspektive auf das Individuum und seine Entwicklung, sondern zu einer Erweiterung unserer Sichtweise auf. Dazu möchte ich auch mit diesem Buch anregen. Was ist, wenn wir den Menschen und seine Psyche zuerst aus der Sicht der Gruppe und der Tatsache der Eingebundenheit des Menschen in seine Gruppen zu sehen versuchen? Wer von dieser Seite auf den Einzelmenschen zugeht, wäre in der Lage, zuweilen noch mehr Bedingungsfaktoren auszumachen als die oft nur wenig rekonstruierbaren historisch-biografischen Erfahrungen. Dies könnte vor falschen Illusionen und manchen Enttäuschungen schützen, auch die Patient*innen vor ihren oft durch ihre hohe Bedürftigkeit verzerrten Einschätzungen der Realität. Dass allein die vertrauensvolle Beziehung zu ihrem Therapierenden eine Veränderung in Gang zu setzen vermag, ist eine zwar notwendige, aber nicht hinreichende Bedingung

therapeutischen Erfolges. Dies bedeutet aber auch: Ohne eine idealisierende Übertragung auf die Gruppentherapeut*innen ist eine Gruppenteilnahme schwierig. Die Hindernisse auf dem Weg in Richtung Gesundung liegen relativ häufig in den Umgebungsfaktoren, denen Menschen parallel zu einer Therapie ausgesetzt sind. Eine Gruppe kann diese Annahmen viel schneller korrigieren helfen, da das regressive Abgleiten von mehreren Anderen aufgefangen wird. Jemand etwa, der allzu große Illusionen an die Erfüllung in einer Partnerschaft hat, hegt diese Erwartungen auch oft in der idealisierten Einzelbeziehung zum Therapierenden. Hier wird das Dyadische zum Fetisch, die Zweisamkeit zum Erlösungsversprechen, das kein unperfekter Mensch der Welt einzulösen imstande ist.

**Gruppen begünstigen Veränderungsprozesse**
Wer für sich allein beabsichtigt, sich zu ändern, stößt oft schnell genug an Grenzen, nämlich die mangelnde Veränderungsbereitschaft der Anderen, auch der Strukturen in familiären oder arbeitsbezogenen Gruppen. Gruppentherapien selbst sind aber eine alternative Struktur zu diesen krankmachenden Umgebungen. Dies zu verstehen und zu berücksichtigen, wäre ein Gewinn. Nur selten lässt sich in der Umgebung von Patient*innen eine Form der positiven „Ansteckung" durch die in der Therapie der betreffenden Patient*innen erreichten Erkenntnisse und psychischen Wachstumsprozesse beobachten. Viel öfter hingegen stellen sich ganze Teams in ihrer Beharrungstendenz gegen verändern wollende Einzelne. Gerade unter diesem Gesichtspunkt ist die Beachtung der Gruppen, in die jemand eingebunden ist, von hoher Relevanz. Damit ist nicht gesagt, dass nicht selten auch in Einzelbehandlungen solche Aspekte berührt werden. Meiner Ansicht nach werden Gruppeneinflüsse aber bislang oft noch zu wenig in ihrer Bedeutsamkeit für die psychische Struktur des Individuums berücksichtigt. Vielmehr denkt man häufig noch in der Begrifflichkeit des einseitigen oder gegenseitigen Einflusses, der Wechselwirkung oder der Gegensätzlichkeit einzelner Mensch-Gruppen. Der hier vertretene Ansatz geht darüber hinaus. Er ist eine radikale Anwendung dessen, was bereits Elias (zit. n. Dalal 1998) als das „soziale Unbewusste" beschrieben hat und auch dessen, was C. G. Jung als die Dissoziabilität der Psyche und die „objektive Psyche" versucht hat, zu beschreiben. Es geht darum, die Unteilbarkeit der scheinbar getrennten Einheit Individuum-Gruppe zu denken. Dabei geht es jeweils darum, nicht ein ruhendes Zentrum des Erlebenden und damit des der Umgebung „unterworfenen" Subjekts zu hypostasieren, sondern ein bewegliches, nie stabiles Bild von den Dynamiken des Werdens (vgl. Voigt 2019) und der Kokonstruktivität als Gestaltungsprinzip psychischer Entwicklung (vgl. Orange 2015; Lesmeister 2009) zu entwerfen, zu halten und damit der geteilten psychischen Realität besser gerecht werden zu können.

Wie vielfältig man auch als Alleinlebender das Eingebunden- und Verbundensein mit anderen Menschen, mit Ideen und Werten, mit der Natur erleben kann, berichtet Daniel Schreiber eindrücklich in seinem Essay *Allein* (2022).

## 2.8    Zugehörigkeit und das archetypische Erbe

Der bisherige Erfolg der Menschheitsgeschichte ist einer Geschichte der Kooperation von Gruppen von Menschen gedankt. In seinem Buch *Im Grunde gut* beschreibt Bregman (2019) anhand vieler Beispiele, dass die Geschichte der Menschheit nicht lediglich, wie oft geschehen, als endlose Aneinanderreihung von Kriegen, Seuchen und Katastrophen verstanden werden kann, sondern als Ergebnis der letztlich dominierenden Fähigkeit zur Zusammenarbeit und kreativen Wandlung. Es ist anzunehmen, dass sich die Erfahrungen von Jahrzehntausenden des Zusammenlebens von Menschen im menschlichen Genom finden. Wir erwarten regelrecht den Anderen! Wir gehen zutiefst davon aus, dass wir nicht allein bleiben müssen und dass wir in Verbundenheit durchs Leben gehen können. Darauf weisen auch psychoanalytische und soziologische Studien hin. Braten (2011) spricht vom „virtuellen Anderen", der als erwartbare Vorstellung in uns existiert, noch bevor wir dem realen Anderen als Säugling begegnen. Diese primäre und tief in unserer Geschichte verankerte Erfahrung lässt uns, falls sie enttäuscht wird, an uns, den Anderen und der Welt zweifeln, sodass psychische Krankheit entstehen kann. Gruppen sind der Kontext, in dem dies auf natürlichste Weise durch ein Angebot im Hier und Jetzt beantwortet werden kann. Sie stellen gleichzeitig die Annahme, dass man als Mensch irgendetwas ganz allein ohne Andere bewerkstelligen kann, grundsätzlich in Frage. Und dies zu Recht. Gerade psychische Gesundheit ist immer nur in der Begegnung mit anderen Menschen zu erlangen. Fehlt dieser Kontakt allzu sehr, fühlt man sich herausgefallen aus der Gemeinschaft der Lebenden, des Lebens und der Zeit.

**Die Ich-Selbst-Achse**
Neumann (vgl. Löwe 2014) sprach von der Beziehung zwischen unserem Ich, dem Alltagsbewusstsein und dem um vieles umfassenderen Selbst als Quelle unserer Kräfte und auch unserer Bestimmung. Auch diese innere Verbindung kann in Gruppen entdeckt und gefestigt werden. In Gruppen können diese Kräfte persönlich erfahren werden. Dabei gibt es eine Verbindung zwischen der Erfahrung des direkten persönlichen Austauschs über Erfahrungen und Gefühle und der Stärkung der Beziehung zur Innenwelt. Die Anderen sind immer zugleich Medium zur Exploration des Eigenen, vielleicht bis dahin nur Projizierten und gleichzeitig die Anderen, deren Anderssein von mir anerkannt werden will. Selbstanerkenntnis, Selbsterkenntnis kann so nur gelingen, wenn ich in der Lage bin, den Anderen, auch den und das Fremde anzuerkennen. Anerkennung meint dabei das wirkliche Zuhören, die tiefe Erfahrung, dass da jemand außerhalb von mir existiert, der mir etwas Wichtiges über mich zu sagen hat. Dieser Prozess geschieht in einer Gruppe bei allen Teilnehmer*innen gleichzeitig und naturgemäß aufgrund der unterschiedlichen Voraussetzungen unterschiedlich schnell und nachhaltig. Jemand, den seine Angst vor den eigenen unliebsamen Seiten zu sehr gefangen nimmt, mit anderen Worten, jemand, der viel abwehrt, kann auch nur schwer eine Öffnung für die Ansichten Anderer erreichen, da dies eben Angst aktiviert. Der oder die Andere wird

anstelle des eigenen inneren Bekämpften zum Gegner, zur Angreiferin, gegen die man meint, sich verteidigen zu müssen.

Das Gruppenerleben kann helfen, sich nach und nach zu verändern und, mit Rücksicht der Anderen, die diesen Prozess der Wandlung ebenfalls erleben, mehr Selbstöffnung, Selbsterkenntnis und weniger Projektion zu erreichen. Das Leben wird überschaubarer und leichter, wenn nicht mehr die Anderen als Quelle meines Leidens angesehen werden müssen, sondern wenn jemand Instanzen in sich selbst auffindet, die abwerten, aber auch solche, die Selbstannahme und Wertschätzung ausdrücken. Da dies kein leichter und ein unangenehmer Vorgang ist, ist die Hilfe der Anwesenheit der Anderen als Bezeugende, als Helfer und „Andere" im Sinne eines Gegenübers, das auch konfrontiert und sich „zumutet", überaus wichtig und kann zu tiefgreifenden, auch strukturellen psychischen Veränderungen führen. Vor allem aber „tragen" die Anderen einen zur allmählich umfassenderen Anerkenntnis der eigenen Person, inkl. der eigenen Schwächen.

## Literatur

Altmeyer, M, Kächele, H (2006) Die vernetzte Seele. Klett-Cotta, Stuttgart
Bode, S (2004) Die vergessene Generation. Klett-Cotta, Stuttgart
Braten, S (2011) Intersubjektive Partizipation: Bewegungen des virtuellen Anderen bei Säuglingen und Erwachsenen. Psyche 9/10: 832-861
Bregman, R (2019) Im Grunde gut. Rowohlt, Hamburg
Elias, N (1994) The Civilizing Process. Blackwell, Oxford
Giegerich, W (1988) Die Atombombe als seelische Wirklichkeit. Schweizer Spiegel Verlag, Zürich
Gorvin, G (2022) Online-Video-Gruppen – Eindrücke und Reflexionen während der Covid-19-Pandemie. Gruppenpsychother. Gruppendynamik 58: 27–40. Vandenhoeck & Ruprecht, Göttingen
Hardt, J (2019) Psychoanalyse im Widerstreit mit der digitalen Welt. In: Psyche 73,9: 826–851
Kaes, R (2009) Innere Gruppen und psychische Gruppalität: Entstehung und Hintergründe eines Konzepts. Psyche 63C(3): 281-305
Lanier, J (2018) Anbruch einer neuen Zeit. Hoffmann und Campe, Hamburg
Lesmeister, R (2009) Selbst und Individuation. Brandes & Apsel Verlag, Frankfurt/M
Löwe, A (2014) Auf Seiten der inneren Stimme. Karl-Alber-Verlag, Baden-Baden
Mozorov, E (2013) To save everything click here. Penguin, London
Münch, V (2021) Angriffe auf die Seele. Brandes & Apsel Verlag, Frankfurt/M
Orange, D (2015) Intersubjektivität in der Psychoanalyse. Brandes & Apsel Verlag, Frankfurt/M
Reckwitz, A (2017) Die Gesellschaft der Singularitäten. Suhrkamp, Berlin
Röhl, A (2022) Das Elend der Verschickungskinder. Psychosozial-Verlag, Gießen
Schreiber, D (2022) Allein. Suhrkamp, Berlin
Senk, J (2022) Braucht Deutschland ein Einsamkeitsministerium? https://www.domradio.de/artikel/braucht-deutschland-ein-einsamkeitsministerium, 15.6.2022, (Stand: 18.12.2022)
Stuck, U (2016). Plädoyer für den Gruppengedanken in der Analytischen Psychologie. Selbst, Ich und Wir. Brandes und Apsel Verlag, Frankfurt/M
Türcke, C (2012) Hyperaktiv. Beck'sche Reihe, München
Turkle, S (2012) Verloren unter 100 Freunden. Riemann, München
Turkle, S (2019) Empathie-Maschinen. Psyche 73,9: 726–743. Klett-Cotta, Stuttgart
Utari-Witt, H., Kogan I (Hrsg) (2015) Unterwegs in der Fremde. Psychosozial-Verlag, Gießen
Vedder, B (2022) Solidarische Körper. Büchner-Verlag, Marburg
Vogelsang, F (2020) Soziale Verbundenheit. Verlag Karl Alber, München
Voigt B (2019) Vom Werden. Beatrice Voigt Edition, München

# Die ersten Gruppen: Pränatale Entwicklung, Geburt, frühe Kindheit, Latenzzeit

**3**

**Zusammenfassung**

Hier beginnt unser Streifzug durch den Lebenslauf. Wir wollen versuchen, zu verstehen, wie stark und nachhaltig wir während unserer lebenslangen Entwicklung in Gruppenkontexte eingebunden und wie wir davon abhängig sind, und wir werden sehen, wie wenig das bislang in vielen, nur einzeltherapeutisch angelegten Behandlungssettings mitgedacht wird. Wann immer wir die Begriffe Kindergarten, Klasse, Mannschaft, Arbeitsgruppe, Band, WG, Verwandtschaft benutzen, sprechen wir im Grunde von Gruppenkontexten. Unsere Prägung beginnt aber bereits vor unserem Erscheinen auf der Welt.

Um das Bewusstsein dafür zu schärfen, was etwa Foulkes oder Elias mit dem „sozialen Unbewussten" meinen, soll verdeutlicht werden, dass unser aller psychisches Leben bereits lange vor unserer Geburt vorgeprägt wird. Wie wir aus der täglichen Arbeit mit Patient*innen wissen, sind nicht nur die in einer Person oder einer Familie vorherrschenden Konflikte und neurotischen Beziehungsstrukturen relevant zum Verständnis von Symptomen. Durch jede Äußerung, durch jeden Lebensweg wird auch das Bild der Herkunft von Patient*innen klarer. Die Art, wie diese sich kleiden, wie sie sprechen und sogar, wie sie sich bewegen, sagt viel aus. Oft ist es der soziale Hintergrund, letztlich die geistige und kulturelle Prägung des Elternhauses, die entscheidenden Einfluss auf das Selbstverständnis und die Weltsicht eines Menschen ausüben. Ein Patient, der aus ärmlichen Verhältnissen stammt, Patient*innen gar, die nicht bei ihren leiblichen Eltern aufwachsen konnten, adoptiert worden sind, die eine Heimgeschichte haben oder bei Pflegeeltern aufgewachsen sind, haben eine ganz andere Weltsicht und andere Wertmaßstäbe, als dies Menschen aus wohlhabenden, zumindest nach außen hin erfolgreich wirkenden Familien haben. Hobbys, Freizeitbeschäftigungen und Interessen klaffen oft deutlich auseinander. Es ist nach wie vor spürbar, dass unsere Gesellschaft aus unterschiedlichen sozialen Hintergründen, früher sagte man Klassen, besteht, die oft wenig Kontakt miteinander pflegen. Treffen sich nun diese unterschiedlich geprägten Menschen in einer Gruppenpsychotherapie, kann das zu Kommunikationsproblemen, Befremden, ja Konflikten führen. Es kann aber auch zur gegenseitigen Bereicherung, zur Erweiterung des persönlichen Erfahrungshorizontes führen. Insofern kommt Gruppentherapien auch eine gesellschaftlich ausgleichende Funktion zu (vgl. Geyer 2023).

**Transgenerational vermittelte Traumatisierung**
Bevor ein Mensch auf die Welt kommt, haben dessen Eltern bereits eine Geschichte in dieser Welt. Diese wurde zu einem großen Teil durch die eigenen Eltern geprägt. Dies setzt sich durch die Generationen rückwärts fort. Sind die Eltern im jetzt vergangenen Jahrhundert geboren, haben viele der Großeltern und Urgroßeltern traumatische Erlebnisse im Zusammenhang mit Krieg, Flucht oder Vertreibung erlebt. Dies alles beeinflusst die Atmosphäre in einer Familie nachhaltig. Sind schwere Erlebnisse zu bewältigen, siegt oft die Verdrängung, was dazu führt, dass die Traumata unbewusst weitergegeben werden, man spricht hier von transgenerationaler Weitergabe von Traumata. Dies alles geschieht unbewusst und ohne, dass es verbal thematisiert werden muss. Gerade das Verschweigen führt dazu, dass Kinder in eine Welt geboren wurden und werden, die für sie emotional nicht nachvollziehbar und voller Geheimnisse ist. Bode (2004) und Lorenz (2003) haben dies in bewegenden Büchern einer breiten Bevölkerungsschicht deutlich gemacht. Die Großgruppenerfahrungen und Gruppenerfahrungen von Teilnehmern des 2. Weltkriegs sind daher auch in der Psyche der Nachkommen präsent und beeinflussen deren Erleben und Verhalten in Gruppen.

Bei der Anfertigung einer Anamnese und der damit verbundenen intensiven Befragung von Patient*innen ist es inzwischen zumindest in den analytischen Verfahren Standard, dass die Lebensgeschichten von Großeltern und natürlich Eltern ausführlich mit erhoben werden. Damit aber wird immer auch gefragt, in welche Gruppen jemand eingebunden war, mit welchen sich gruppal organisierenden Ideologien (vgl. Dalal 1998) jemand identifiziert sein könnte und welche Rolle jemand in sozialen Gruppen verschiedenster Art gespielt hat oder ob jemand ein eher zurückgezogenes Leben geführt hat. Es mutet aus heutiger Sicht befremdlich an, wenn man sich vorstellt, dass man in der Psychotherapie der Annahme des Geistes als Monade lange einseitig gefolgt ist. Bereits C. G. Jung hatte versucht, diese Sichtweise zu korrigieren. Sicherlich spielt eine Rolle, dass diese Ideologie gesellschaftlich sehr verfestigt gewesen ist, entstand doch zumindest in der zweiten Hälfte des 20. Jahrhunderts der Eindruck, dass die menschliche Autonomieentwicklung auch im Hinblick auf Technik und Wirtschaft ganz erhebliche Erfolge erringen konnte. Gegenüber Massenphänomenen und damit auch Gruppen war man vor dem Hintergrund von Nazismus und Stalinismus verständlicherweise sehr negativ eingenommen.

**Kritisch: die Großgruppe als Massenphänomen**

Dass dennoch psychisches Leben vor jeder Individuation immer gruppal gedacht werden könnte und somit letztlich auch immer einen ausgewählten, wenn auch bemerkenswerten Ausschnitt aus einem größeren Ganzen darstellt, wird uns erst in letzter Zeit bewusster. Mehr zu der Frage, warum wir ein kollektives, gemeinschaftliches, gruppal verfasstes Denken auch benötigen, um unsere Probleme auf gesellschaftlicher und nachfolgend auch auf individueller Ebene angemessener bewältigen zu können, im zweiten Teil des Buches. Gerade nach den entsetzlichen Verirrungen der Nazizeit und ihren Massenphänomenen, ihrer Regression und ihrer Gewaltexzesse war es nur allzu plausibel, dass allein der ethisch verantwortliche, einzelne Mensch (Neumann 1993) als der Maßstab für eine gelingende Zukunft erschien. Der Aufbau einer neuen Welt aus den Trümmern war zwar letztlich auch nur gemeinsam möglich, auch mithilfe verständlicher und notwendiger gemeinsamer Verdrängung (vgl. Mitscherlich und Mitscherlich-Nielsen 1985). Die Verantwortung der Einzelnen für Erfolg oder Misserfolg wurde stark betont. *Nun* sollte jeder seines Glückes Schmied sein können, auf der Basis von Leistung und Ehrgeiz. So gab es in der frühen Bundesrepublik eine ganze Reihe von nur schwer kritisierbaren Idealen, deren Befolgung recht bald zu bescheidenem Wohlstand führte und zu dem Erleben, dass die eigene Mühe zu Konstruktivem und allgemein Gewertschätztem beitragen konnte. Die sich dabei in den Einzelnen ablagernden, kollektiven Großgruppenerlebnisse und gesellschaftlichen Atmosphären führten zu Hoffnung, zu Optimismus und zu Handlungsbereitschaft. Eine dieser Handlungsbereitschaften ist der Wunsch, selbst Kinder zu bekommen. Dies wird zwar als eigener Wunsch erlebt, dient aber zugleich dem Fortbestand der Gesellschaft, sodass diese in der Regel ein Interesse an ausreichend Nachwuchs signalisiert und die Bedingungen dafür bereitstellt.

Gleich, in welcher Zeit Eltern leben, sie sind immer eingebunden in die Traumata, die Träume und Ängste der früheren Generationen und dies in komplizierter, verschachtelter und vielschichtiger Weise. Das Ideal, das manche Eltern entwickeln, nämlich möglichst keine „Fehler" zu machen und keinerlei unverarbeitete Konflikte und Themen ihrer Eltern und anderer Vorfahren weiterzugeben, ist unerfüllbar: Das Leben selbst scheint eine „Veranstaltung" zu sein, die die immer nur allmähliche und meist unvollständige Verarbeitung von Erlebtem der Vergangenheit bietet und auch den Nachkommen stets „ihren" Anteil an der Bewältigung teils lange zurückliegender Menschheitskatastrophen auferlegt. Ein Teil davon kann jeweils in Psychotherapien aufgearbeitet werden.

**Hilfreiches Verständnis von Großgruppendynamiken**

Wie vielfältig verschachtelt und indirekt verknüpft die Traumata der vorherigen Generationen das psychische Leben heute lebender Menschen, gerade auch in Gruppenkontexten, beeinflussen, hat auf differenzierte und humorvolle Art der deutsch-britische Berater und Gruppenanalytiker Gerhard Wilke (2017) verdeutlicht (vgl. Kap. 16). Seine Analysen der Nachwirkungen der Vergangenheit in den Gruppendynamiken auch erfahrener Kliniker*innen und Therapeut*innen weisen darauf hin, wie wenig selbstverständlich die Reflexion dieser Ebenen unseres Verhaltens und Erlebens ist und wie notwendig eine größere Bewusstheit, um Fehlentwicklungen, Konflikten und Zerwürfnissen entgegentreten zu können. Gerade in Zeiten vielfältiger Spaltungstendenzen benötigen wir solche integrativen Instrumente wie etwa geleitete Großgruppenevents (vgl. Kap. 16). Beim Thema der Folgen des Klimawandels erfahren wir dies gerade in drastischer und überdeutlicher Weise. Selten war es kollektiv so bewusst und zumindest auf der Einstellungsseite anerkannt, dass wir eine Verantwortung für die Zukunft unserer Kinder tragen und ihr nur sehr mangelhaft nachkommen. Manche Jüngere sagen heute, dass sie es nicht mehr verantworten könnten, noch Kinder zu bekommen. Das macht nachdenklich und ist ein Zeichen, dass ein gänzlich neues Denken gefordert ist.

Die zukünftige Mutter und der zukünftige Vater sind also eingebunden in ihre Gruppen: in ihre Herkunftsfamilie, in Freundeskreise, in Arbeitsgruppen, in interessengeleitete Gruppen in ihrer Freizeit, in die Atmosphären der Gesellschaft. Das mag banal erscheinen, doch es ist maßgeblich, wenn man die menschliche Entwicklung als eingebunden in ein Gruppengeschehen zu denken gewillt ist. Denn es geht hier nicht um die faktische Begegnung dieser Menschen mit Anderen im Außen, sondern um die Struktur ihrer Psyche, die eine gruppale ist, die von Vielfalt geprägt ist. Die Vorstellungen von Zugehörigkeit, Verbundenheit, Loyalität und Austausch konstituieren die individuelle Psyche. Auch die Vorstellungen über das ungeborene Kind, das zu diesem Zeitpunkt nur in der Phantasie existiert, sind davon beeinflusst. Wir wissen heute vieles über die Einflüsse der pränatalen Zeit, der Umgebung der Mutter, über die frühe Ausbildung insbesondere des Gehörsinns und sehen pränatale, perinatale und postnatale Welt als nicht gänzlich getrennt, sondern für das Erleben von Baby und auch Eltern als Prozess an. Sicherlich kommt der Geburt dabei die wichtigste Bedeutung zu, da es um eine gefährliche und symbolträchtige Schwellensituation geht.

## 3.1   Ersatzkinder

Eine wichtige anamnestische Frage betrifft die sog. Ersatzkinder: Wenn die Mutter vor der Geburt von Patient*innen eine Fehlgeburt gehabt hat, einen Abgang oder auf andere Weise ein Kind bei einem Unfall oder durch eine Krankheit ums Leben gekommen ist, wirkt sich das oft nachteilig auf das nächstgeborene Kind aus. Dieses ist mit den (Verlust-)Ängsten der Mutter und ihrer zum Teil noch nicht überwundenen Trauer oder bei nicht verarbeitetem Verlust mit depressiven Symptomen der Mutter konfrontiert. Dies bewirkt, gerade wenn es besonders früh und damit besonders nachhaltig und zugleich unbewusst auf das Kind trifft, dass sich im Erwachsenenalter zuweilen schwer beschreibbare und diffuse depressive Zustände entwickeln können. Damit hat in diesem Fall die alte Struktur der Gruppe Familie einen unbewussten, zerstörerischen Einfluss auf die Entwicklung der Betreffenden. Dieser oft nie thematisierte, unbewusst aber umso wirksamere Einfluss der Familiengruppe und ihres Unbewussten auf die seelische Entwicklung des dann neu Geborenen, ist ein zu häufig übersehenes Merkmal des Gruppeneinflusses auf seelische Entwicklung. Ich kenne zahlreiche Patient*innen, denen es aufgrund dieser Dynamik extrem schwerfällt, ihren Platz im Leben zu finden oder zu erobern. Es ist, als hätten sie noch einen anderen Auftrag zu erfüllen, was aber naturgemäß nicht in ihrer Macht steht. So opfern sie ihr eigenes psychisches Leben, um der Mutter den realen Verlust des Lebens eines Kindes erträglich zu machen.

**Veränderungen im Zeitgeist**
Eine noch andere Dimension beeinflusst natürlich zuvorderst unser Werden und wird doch oft übersehen: die Zeit. Zwar ist es möglich, aber womöglich auch wohlfeil, wenn wir 50 Jahre nach einer Kindheit den Ursachen für neurotische Symptome nachforschen und -spüren. Aus heutiger Sicht sind viele Aspekte der damaligen Mentalität, des Umgangs der Menschen miteinander, die Erziehungsmethoden fragwürdig. Doch der früher herrschende Zeitgeist sorgte dafür, dass Dinge, die wir heute selbstverständlich kritisch sehen, damals nicht reflektiert werden konnten. Es besteht die Gefahr, beim Blick in die Vergangenheit allein die heutigen Maßstäbe an bereits Geschehenes anzulegen und damit wesentliche Charakteristika dieser Vergangenheit zu übersehen, auch indem sie allzu schnell als lediglich schädlich bewertet wird. Das Eingebundensein in die andere, damalige soziale Welt fühlte sich für die Betroffenen noch ganz anders an, als es das Anlegen heutiger Maßstäbe nahelegt. Wovon ich spreche, sind die Notwendigkeiten der frühen Verdrängung aufgrund der viel größeren Nähe von Trauma und dem Grauen des Krieges. Oskar Roehler beschreibt das sehr nachdrücklich in seinem Roman *Der Mangel* (2020) und auch in seinen Filmen. Das Verhalten und die Stimmungen ihrer Eltern waren für viele Kinder damals nur rätselhaft, weil sich auch die Eltern selbst fremd gewesen sind. Die kollektive Bewusstheit für solche Prozesse ist seither deutlich gewachsen, auch das Verständnis dafür, dass wir in heute stattfindenden Psychotherapien immer auch die Auswirkungen solcher früherer kollektiver Großgruppenideologien untersuchen und zu beeinflussen versuchen.

## 3.2    Die Geburt

Die Geburt selbst ist ein Vorgang, der nur gut bewältigbar ist, wenn sich die Eltern und insbesondere die Mutter in einer Gruppe von helfenden Menschen aufgehoben fühlt. Die Funktion der Hebamme geht weit über beraterische und technische Erläuterungen hinaus. Sie ist Weggefährtin auf einem besonderen Abschnitt des Lebenswegs. Die Unterstützung durch die Partner, aber auch durch die eigene Mutter wird gerade bei der Geburt des ersten Kindes sehr bedeutsam. In indigenen Kulturen sind es die Frauen, die die Gebärende in ihre Mitte nehmen, sie beruhigen, singen, ihr das Gefühl geben, dass sie gehalten ist und dass der Vorgang der Geburt, so alltäglich wie er erscheint, auch immer eine numinose und unfassbare Seite in sich trägt. Mit anderen Worten: die Anderen verbinden mit den Schichten des kollektiven Wissens, des kollektiven Unbewussten, wie dies C. G. Jung genannt hat. Wenn die persönliche Erfahrung nicht ausreicht, um Ängste und

Ungewissheit zu ertragen, dann kann das Wissen und die Präsenz Anderer dazu beitragen, sich nicht allein gelassen zu fühlen, sich im Gegenteil vielleicht sogar in kräftigender Weise verbunden fühlen zu dürfen mit allen Frauen, auch denen der eigenen Ahnenreihe, die Ähnliches erlebt haben.

**Innere Repräsentanzen von Gruppen**
Ich habe bereits von der Vielzahl von realen Personen sowie deren innerpsychischen Repräsentationen in der Mutter gesprochen, wie sie bereits vor der Geburt, ja vor der Empfängnis eines neuen Menschen bestehen. Ihre inneren Abbilder bilden eine psychische Gruppe, die, bei aller möglichen Vielstimmigkeit, eine Bereicherung für das Erleben darstellt. Die einzelnen Teilnehmer*innen dieser „Gruppen" müssen sich in der Realität weder kennen, noch müssen sie sich jemals begegnet sein. Wichtig ist allein die psychische Bedeutsamkeit, die hier die werdende Mutter den inneren Bildern dieser Menschen zuerkennt. Sie verbindet diese Bilder mit emotionalen Assoziationen. So könnte man von Beruhigung bis hin zu Beunruhigung alles vermuten, je nachdem, welche Qualitäten diese verinnerlichten Beziehungen haben. Ist eine Person weniger geeignet, als Unterstützer*in zu fungieren, so gibt es (hoffentlich) innere Andere, die den Mangel kompensieren helfen und die als hilfreiche innere Objekte beruhigen, Mut geben und Hoffnung geben. Die Gruppenidentität der Eltern wirkt sich so direkt und indirekt auf das neue Leben aus.

## 3.3    Die frühe Kindheit

Platon sprach vom „Daimon", der uns allen auf unserem Lebensweg beigesellt ist und Hillman (2002) hat dies innerhalb seiner Überlegungen zur archetypischen Psychologie ausgeführt. Gedacht ist diese Figur als Lebensbegleiter, als Wächter über den richtigen, inneren Weg. Sloterdijk (1998) bringt die Entstehungsgeschichte dieser Vorstellung in Verbindung mit der Tatsache, dass das erste Gegenüber kein Mensch, psychoanalytisch gesprochen kein ganzes Objekt, sondern gewissermaßen ein „Nobjekt" sei: Er macht die Plazenta als uns ernährendes, ahnbares, doch ungewusstes Anderes aus, ein Gegenüber, von dem wir auch auf abrupte Art getrennt würden, was aber in der Regel nie zu einer Art nostalgischer Sehnsucht führe. Diese würde hingegen auf viele spätere Objekte verschoben und dann umso spürbarer. Viele von unseren Leiden, beispielsweise unsere Suche nach dem perfekten Partner, könne man als die nie enden wollende Suche nach diesem verlorenen ersten Gegenüber verstehen und auch das Nichtverstehen und Nichtakzeptieren des notwendigen Scheiterns dieser Suche in Psychotherapien, so Sloterdijk in seinen Assoziationen.

**Kinder brauchen Gruppenerfahrungen**
Bereits früh bahnen Eltern den Weg ihres Kindes in soziale Gruppen. Wenn diese selbst isoliert leben, sei es örtlich oder auch emotional entfernt von anderen Menschen, dann haben Kinder in ihrer Vorschulzeit nur wenige Kontakte zu anderen Kindern. Einzelkinder sind in dieser Situation noch einmal mehr benachteiligt.

Ich erinnere mich an einige Patient*innen, die in so kleinen Ortschaften wohnten, dass dort keine anderen Kinder zum Verabreden und Spielen zur Verfügung standen. Gleichzeitig wohnten aber Verwandte der Familie als Nachbarn vor Ort. Wenn es nun Spannungen und Auseinandersetzungen zwischen den Eltern und deren Eltern oder auch anderen Verwandten gab, spürten das die Kinder und konnten dieser Situation nur wenig entgegensetzen. Wenn es nur wenig Möglichkeiten gibt, sich mit Anderen auszutauschen, bleiben Angst, Unsicherheit und Spannung im psychischen System erhalten und führen schnell zu Übergangslösungen und Symptomen. Oft findet man den frühen Rückzug in eine Phantasiewelt. Die in ihr enthaltenen Größenphantasien versuchen die erlebte Machtlosigkeit, die Scham und das Ausgeliefertsein auszugleichen. Diese Verarbeitungsprozesse finden völlig unbewusst für das betreffende Kind statt und sind daher leider auch oft unsichtbar für die Eltern. Der fehlende Kontakt zu anderen Kindern in frühesten und frühen Jahren kann damit prägend sein für spätere Schwierigkeiten, mit anderen in Kontakt zu treten, denn hier fehlen konkrete, interaktive Erfahrungen mit realen Anderen. ◀

**Erste Gruppenerfahrungen innerhalb und außerhalb der Familie**
Bereits früh, wenn Kleinkinder erstmals miteinander in Kontakt kommen, sei es durch Kontakte ihrer Eltern, sei es durch die Kinderbetreuung wie Kindertagesstätten oder ähnliches, zeigen Kinder ein natürliches Interesse aneinander. Wird das ausreichend gefördert und moderiert (indem etwa Streitigkeiten geschlichtet werden), werden wichtige frühe Erfahrungen verinnerlicht und die Loslösung von den Eltern kann durch diese Erfahrungen mit Anderen, mit Dritten, schrittweise beginnen. Die in Kindheit und Jugend immer größer werdende Unabhängigkeit von den Eltern hat vor allem darin ihre Rückversicherung: dass jemand in der Lage ist, erfolgreich Kontakte zu Menschen aufzunehmen, die nicht Teil der Familie sind und die etwas Neues, Anderes, Ergänzendes in die psychische Welt der Kinder einbringen. Talente und Interessen entwickeln sich oft entlang der Ideen und Einflüsse von Freund*innen und Bekannten, dies können auch Betreuungs- oder Lehrpersonen sein. Da Eltern nie alle der Interessen und Leidenschaften ihrer eigenen Sprösslinge teilen können, ist dies eine evolutionär sinnvolle Entwicklung. Allerdings gibt es bereits entsprechend früh auch die Gefahr von Fehlentwicklungen. Immer gibt es Kinder, die sich schwerer tun mit der geforderten Trennung von den Eltern, hier meist noch vor allem von der Mutter, wenn es beispielsweise darum geht, dass der Übertritt in den Kindergarten ansteht. Kinder, die Angst und psychosomatische Beschwerden wie Bauchweh entwickeln, Kinder, die viel weinen, sind auf einen angemessenen Umgang mit diesen Reaktionen angewiesen. Übergeht man die Emotionen, wird gelernt, dass diese unerwünscht und daher zu verdrängen sind. Es können sich psychosomatische Abwehrformationen beginnen zu bilden oder auch ein „falsches Selbst" (vgl. Winnicott 1974). Nimmt man die Ängste seines Kindes übermäßig besorgniserregend wahr, kann sich diese Angst noch verstärkend auf die Symptome auswirken, es entwickelt sich ein

Teufelskreis, in dem das Kind vor allem eines nicht ausreichend lernt: sich selbst zu beruhigen. Hyperaktives, dramatisierendes Verhalten, psychosomatische Beschwerden und eine schwierige soziale Rolle sowohl im Kontext des Kontaktes zwischen Eltern und Betreuungspersonen wie etwa beim „ADHS-Syndrom", aber vor allem auch im Kreis der Gleichaltrigen können sich schnell verfestigen. Die innere Einsamkeit, das Unverstandensein der Kinder wird dadurch nur größer.

---

**Beispiel**

Ein 43-jähriger Patient berichtet von seinem 12-jährigen Sohn, der sich in seiner Freizeit sehr zurückziehe. Er selbst sei in diesem Alter auch einzelgängerisch gewesen, habe viel gelesen und gebastelt. Bei seinem Sohn scheint sich das mit Computerspielen zu wiederholen. Allerdings stellen wir fest, dass er selbst bis heute eher ein Eigenbrötler geblieben ist, keinen größeren Freundeskreis hat und auch selten Besuch bekommt oder abstattet. So schaut sich der Sohn beim Vater auf der Verhaltensebene alles ab. Appelle, er möge sich doch mal verabreden, verhallen, und es ändert sich wenig. Gemeinsam suchen wir nach den Hintergründen seiner eigenen Isolation. ◄

---

Dabei sind auch bei diesem Thema wiederum die zeitgeschichtlichen Entwicklungen nicht außer Acht zu lassen. So war es vor 50, 40 Jahren in Westdeutschland noch nicht in diesem Maß wie heute üblich, Kinder in Horten und Krippen betreuen zu lassen, um berufstätig sein zu können. Diese manchmal kontrovers diskutierte Tatsache führt jedoch früh im Leben der Kinder dazu, dass diese lernen können, sich in Gruppenkontexten zurechtzufinden. Dennoch ist es natürlich wichtig, auf die Passung für das Kind zu achten. Es ist schnell möglich, ein Kind damit auch zu überfordern und den Eindruck zu erzeugen, dass man als Kind nur eine nachrangige Bedeutung im Leben der Eltern einnimmt.

## 3.3.1 Geschwister

Man könnte sagen, Geschwister bilden die erste Gruppe von Gleichberechtigten, gewissermaßen von Menschen auf Augenhöhe. Auf jeden Fall können Geschwister als die ersten Verbündeten gegen die Eltern wahrgenommen werden, ein wichtiger triangulierender Vorgang. Doch verhält es sich meist komplizierter. Zwar haben es Geschwister immer mit denselben zwei Eltern zu tun, außer im komplizierteren Fall von Stiefeltern und Halbgeschwistern, aber jedes Kind reagiert anders auf die Menschen, denen es begegnet. In manchen Familien stellen die schon vorhandenen Geschwister den ersten Kontakt zu jenen Anderen dar, die sonst außerhalb der Familie gesucht werden müssen: andere Kinder. Ohne noch recht zu begreifen, wie einem geschieht, ist man in seiner Geschwisterposition festgelegt, hat ältere Geschwister, die einerseits beneidet werden, denen man andererseits aber vielleicht bereits Verantwortung für das jüngere Geschwister aufgetragen hat. Dann gibt es die jüngeren Geschwister, auf die sich oft eine Eifersucht entwickelt,

weil sie einem die Aufmerksamkeit stehlen können. Wer ohne Geschwister aufwächst, mag sich fragen, wieso er so allein gelassen wird, wieso die elterliche
Liebe zu mehr nicht in der Lage war. Familie wie Geschwister kann man sich
nicht aussuchen. Sie sind jene Gruppe, die sich aufgrund der Blutsverwandt-
schaft bildet. Jede andere, jede spätere Gruppe besteht immer aus Wahlverwandt-
schaften. Die Beziehungen unter Geschwistern sind oft unbewusst geprägt von den
Geschwisterbeziehungen ihrer Eltern, vieles wird sich abgeschaut, was man sich
nicht abschauen kann, wird seltener gewagt, vieles scheint sich zu wiederholen.
Der spätere Blick auf die eigenen Geschwister in einer Psychotherapie kann auch
helfen, die eigene Rolle innerhalb der Familienstruktur besser zu verstehen. Mit
welchen Zuschreibungen hat man sich schon früh identifiziert: der Sonderling, die
Ehrgeizige, das verlassene Sandwichkind, um das sich keiner kümmert? Immer
kämpfen Kinder sowohl um Nähe und Kontakt als auch um die Anerkennung für
ihre je eigenen Talente, Merkmale und Interessen. Sorgt die herrschende Familien-
legende dafür, eher alle über einen Kamm zu scheren, fühlen sich Sprösslinge,
die ungewöhnliche Eigenschaften haben, schnell als unerwünschte Außenseiter.
All dies wird in einer therapeutischen Gruppe wieder „live" erlebbar und neu aus-
handelbar.

**Die Geschwistergruppe**
Geschwister, gerade wenn sie eine kleine Gruppe bilden, können aber auch viel
Ausgleich und Trost bieten für die manchmal notgedrungenen Ungerechtigkeiten, die sie durch ihre Eltern erfahren. Gerade in prekären Familien kommen Geschwister schnell in die Rolle von Ersatzeltern, sie werden parentifiziert,
identifizieren sich mit der Rolle des „besseren" Erwachsenen, versuchen für ihre
Schwester oder den Bruder jemand zu sein, den sie selbst schmerzlich vermissen.
Hierdurch werden oft problematische Entwicklungen angestoßen, auch wenn die
unbewusste Abwehrstrategie zunächst einmal hilfreich zu sein verspricht. Durch
ihre Unterschiedlichkeit, auch durch die Reihenfolge der Geschwisterreihe und ihr
unterschiedliches Alter, geraten Kinder in eine andere Interaktion mit ihren Eltern.
Sie übernehmen im Familiengefüge eine je unterschiedliche Rolle, die oft mit un-
gelebten und wenig integrierten Anteilen ihrer Eltern zu tun hat. Der immer un-
ruhige und auffällige jüngste Sohn bringt z. B. zum Ausdruck, dass es hinter der
Fassade der gewollt harmonischen und angepassten Stimmung eine Menge unaus-
gesprochener Konflikte gibt. Das verträumte und eher musisch begabte Kind besetzt den Platz der „Romantikerin" vielleicht auch deshalb, da er innerhalb der Familie noch unbesetzt ist, da unbewusst versucht wird, ein Gleichgewicht im System Familie herzustellen, um diese zu stabilisieren.

## 3.3.2 Frühes Trauma und die Abwehr

In vielen Therapien werden wir Zeuge, wie sich Patient*innen bereits sehr früh an
die unausgesprochenen Bedingungen ihrer frühen Umwelt angepasst haben. Das
psychologische Erbe der Eltern spielt hier eine besondere Rolle. Unverarbeitete

eigene Traumata, Defizite, Wünsche, Ängste und andere Gefühle sind für das sehr kleine Kind wahrnehmbar, wenngleich auch nicht bewusst. Umso mehr jedoch werden die Abwehrsysteme der Eltern introjiziert und so zu einem Teil der eigenen, unbewussten Persönlichkeit. Wenn man sich klar macht, dass es für ein Kind überhaupt gar keine vorstellbare andere Umwelt, keinen anderen ersten Anderen geben kann, dann kann man sich auf das Ausmaß dieser Abhängigkeit einschwingen. Was aus Sicht der Analytischen Psychologie bereits beim Säugling dazukommt, ist jedoch die archetypische Erwartung eines ausreichend guten Elternteils.

**Archaische und radikale Abwehrprozesse**

Ist das erwartbare und auch notwendige Umfeld einer annehmenden, tragenden und haltenden mütterlichen oder väterlichen Umgebung nicht auffindbar, kommen schnell archaische Abwehrprozesse beim Kind in Gang. Um das eigene Innere, die eigene Vitalität zu schützen, greift das Kind auf eine Reihe von „Tricks" zurück, die wir zu den frühen Abwehrmechanismen zählen, z. B. Spaltung, Projektion und auch Affektisolation, ein sehr häufiger Abwehrvorgang bei kumulativen Bindungs- und Beziehungstraumata. Um sich vor weiterer Verletzung zu schützen, kann das Kind früh ein „falsches Selbst" entwickeln, was wesentlich tiefer verankert ist, als etwa der Persönlichkeitsanteil, den jungsche Psycholog*innen „Persona" nennen, wie er der Anpassung an unterschiedliche soziale Kontexte im Erwachsenenalter dient.

Eine spezielle Patient*innengruppe sind nach meiner und der Beobachtung Anderer Menschen, die ihre Kindheit in der früheren DDR verbracht haben. Viele von ihnen sind in Kinderkrippen, zuweilen in sog. Wochenkrippen gewesen, haben frühe Frustrationen und Trennungen erlitten, die sehr unbewusst geblieben sind. Oft zeigen diese Patient*innen Gefühle von Ressentiment und Wut, die ihnen unverständlich erscheinen. Sehr schnell erleben sie sich ausgeliefert und als Opfer, können nur wenig darauf vertrauen, dass offene Kommunikation und gelassenes Austragen von Konflikten sie weiterbringen könnte.

**Das Self-Care-System**

Kalsched (1996) hat sehr detailliert beschrieben, wie sich ein inneres System ausbildet, das die enttäuschende reale Erfahrung helfen soll zu kompensieren. Er spricht vom „self-care system", das hilft, eine innere Phantasiewelt aufzubauen als Ausgleich für die frustrierende Realität, das so die Hoffnung aufrechterhält, indem der innerste vitale Kern der Persönlichkeit infolge des Traumas vor weiterem Kontakt mit der Außenwelt abgeschirmt wird. Dies passt gut zu der Grundannahme der finalen Ausrichtung allen psychischen Geschehens bei Jung. Um die Seele vor weiteren Beschädigungen zu schützen, dienen manche nach außen hin verwunderlich und neurotisch wirkende Sicht- und Verhaltensweisen dazu, die (noch) unbeeinträchtigten vitalen Anteile der Person so lange zu schützen, bis eine ausreichend vertrauenswürdige Umgebung ihre Entfaltung unterstützen kann. Dies kann der Moment sein, in dem man in eine förderliche Beziehung, etwa eine Psychotherapie, eintritt.

Wenn sich die Primärfamilie als erste schicksalhafte Gruppenerfahrung tief in die psychische Entwicklung eingeprägt hat, kann es später im Leben sehr schwierig sein, Gruppen als einen Kontext zu erleben, in dem man sich behaupten und sogar entfalten kann. Daher rührt die große Angst vieler Patient*innen vor Gruppen. Diese Angst ist verständlich, denn man fürchtet, keine inneren Anknüpfungspunkte zu haben, um sich erfolgreich in einer Gruppe bewegen zu können. Gelänge dies nämlich nicht, würde dies in einer retraumatisierenden Erfahrung enden. Hier kann man nur sehr vorsichtig diese Ängste annehmen, benennen und verstehbar machen, dann reduzieren sie sich im Allgemeinen auch.

### 3.3.3 Kinderverschickungsheime

In den Anamnesen von Menschen ab etwa 50 Lebensjahren sollte man auch eruieren, ob diese, was früher verbreiteter war, in Kindererholungsheime „verschickt" wurden. Röhl (2022), aber auch Lorenz (2021) haben in den vergangenen Jahren mit großem Engagement Initiativen ins Leben gerufen, mit deren Hilfe sich ehemalige „Verschickungskinder" austauschen können, und sie haben auch mehrere Bücher zum Thema veröffentlicht. Mit Begründungen, die noch von der Nazi-Terminologie von Abhärtung und Anpassung geprägt waren, wurden Kinder für jeweils 6 lange Wochen in Häuser verbracht, die oft unter strengem Regiment von Ärzten und „Tanten" (so ließen sich die Kinderpflegerinnen, oft ohne eigentliche Ausbildung, von den Kindern nennen) standen. Dort mussten Gemeinschaftsräume belegt, auch von kleinen Kindern Gewaltmärsche von mehreren Stunden unternommen werden (ohne Verpflegung!). Speisen, die abgelehnt wurden, manchmal auch das eigene Erbrochene, mussten zwangsweise eingenommen werden. Telefonate fanden nicht statt, Briefe brauchten mehrere Tage, Geschenke der Eltern wurden an alle Kinder verteilt. Die Berichte gleichen sich, obwohl es um mehrere hundert verschiedene Heime geht. Über 30 Jahre zwischen den 1950er- und 1980er-Jahren wurden vermutlich um die 10 Mio. Kinder „verschickt". Die diesen Verhältnissen ausgesetzten Kinder waren unterschiedlich sozialisiert, sodass die Schwächeren automatisch von den Stärkeren unterdrückt und gemobbt wurden. Es war also für Kinder, die vielleicht ohnehin unter ihren familiären Verhältnissen litten und die daher auch psychovegetative Symptome entwickelt hatten, alles andere als ein Vergnügen, sondern eine weitere Traumatisierung. Es gibt Patient*innen, die mir erzählten, sie hätten nach 6 Wochen in einem solchen Heim ihre Eltern nicht mehr wiedererkannt.

---

**Beispiel**

Ein Patient in den 50ern berichtete, er sei zweimal für jeweils 6 Wochen in ein von Ordensschwestern geführtes Heim geschickt worden. Die Kinderärzte hätten gemeint, ein solcher Aufenthalt könne seine Konstitution stärken, Empfindlichkeiten und Allergien sowie seinen schlechten Ernährungszustand sowie auch seine Ängstlichkeit im Kontakt zu anderen Kindern (!) verbessern. Vor Ort habe er aber keinen Anschluss gefunden, habe sich auf den langen

Wanderungen mit den Empfindungen im Zusammenhang mit dem Erleben der Natur getröstet: der Geruch von Harz, der Geschmack von Heidelbeeren lasse ihn noch heute an diese Zeit zurückdenken. Besonders schlimm sei gewesen, dass er eines Nachts beinahe an seinem eigenen Erbrochenen erstickt sei, er habe sich beschämt zu einer der Betreuerinnen begeben. Nach dem zweiten dieser Aufenthalte sei er von einem älteren, „dicken" Mitschüler in der Schule gemobbt worden, der Junge sei auch auf dem Aufenthalt gewesen. Das Mobbing, über das er damals auch mit niemand habe sprechen können, bestand darin, dass ihm in jeder großen Pause aufgelauert worden sei und er für mehrere Minuten in den Schwitzkasten genommen worden sei, ohne dass jemand eingeschritten sei. Das Problem sei erst verschwunden, als der Junge im normalen Turnus versetzt worden sei. In seinem späteren Schulleben und auch darüber hinaus habe er große Ängste vor anderen, besonders vor körperlich aktiven und stärkeren Jungen gehabt, habe sich immer schwach gefühlt, aber z. B. die Phantasie entwickelt, als „Tarzan" siegreich gegen Löwen zu kämpfen. In seiner Gruppentherapie zeigten sich zunächst deutlich seine narzisstischen Größenvorstellungen, weswegen es ihm nur sehr langsam möglich war, Kontakte zu Anderen aufzubauen. Dies gelang zunächst vor allem zu ähnlich strukturierten Mitpatient*innen. Allmählich entstand mehr Sicherheit, es musste weniger unbewusste Aggression auf die Gruppe projiziert werden. Die Gruppe wurde weniger verfolgend wahrgenommen, es kristallisierten sich erste Beziehungsaufnahmen und Bindungen heraus, die Sicherheit gaben und trugen. ◄

Kinder also zwangsweise und zu früh in Gruppen zusammenzuführen, kann also auch sehr ungute Entwicklungen befördern. Vieles kommt auf die Beschaffenheit der Primärgruppe, also der Herkunftsfamilie, an. Gibt diese genug Geborgenheit und Sicherheit, kann ein Kind auch den Mut finden, sich mit neuen Gruppen, die die ursprüngliche Gruppenerfahrung erweitern, zu beschäftigen. Anderenfalls verhindern Ängste, dass neue Erfahrungen gemacht und auch integriert werden können. Es ist wichtig, dass Kinder nach einer Zeit der Betreuung durch familienfremde Personen regelmäßig wieder in ihre eigene Familie zurückkommen. Gerade der Wechsel zwischen den unterschiedlichen Gruppenkontexten ist dabei sehr anregend und lehrreich. Es können auf diese Weise nämlich die oft unausgesprochenen, aber vielen Verhaltensweisen zugrunde liegenden Grundannahmen über menschliches Verhalten und Erleben erspürt werden. So kann die eigene Herkunftsgruppe auch nach und nach besser verstanden, die dort gemachten Erfahrungen wiederum schrittweise relativiert werden. Dies kann den Ablösungsprozess aus der Primärgruppe unterstützen helfen.

### 3.3.4 Der Elterntrugschluss bei Hillman

Alles, was hier über den Einfluss der Eltern auf die Entwicklung ihrer Kinder gesagt wird, bedeutet nicht, dass diesen die alleinige „Schuld" am Zustandekommen von psychischen Schäden bei ihren Kindern zukommt. In der Regel sind es nicht einzelne Traumata und Ereignisse, sondern eher Atmosphären und Haltungen, die über Jahrzehnte „inhaliert" werden, die dann zur Bildung von negativen Introjekten führen. Jung-Schüler Hillman hat dies in *Charakter und Bestimmung* (2002) als „Elterntrugschluss" bezeichnet. Er betont die Rolle von Anlage, Talent und archetypischer Ausstattung des Individuums. Einen Menschen als Tabula rasa anzusehen, der von der Geburt an seiner Außenwelt ausgeliefert ist und von dieser geprägt wird, hält er für zu kurzsichtig.

Auch Bärfuss (2022) wendet sich in einer autobiografisch geprägten Veröffentlichung aus anderen Gründen gegen eine einseitige Überbetonung des Elterneinflusses. Die ganze Sicht auf die Individuen wäre in unserer Gesellschaft auf die Herkunft und die Ahnen gerichtet. Hierin sieht er auch soziale Gründe, wie die Abwehr einer nichtgewollten Migration in höhere soziale Schichten. Menschen sollten sich ihrer Wurzeln auch deshalb besinnen, um die eigene soziale Gruppe nicht zu „verraten", sie nicht im Stich zu lassen. Insofern würden die Codes innerhalb solcher sozialer Gruppen von Generation zu Generation weitergegeben. Insofern kann man einmal mehr feststellen, wie sehr unsere Vorstellungen von Sozialisation davon geprägt sind, ob wir mit der jeweils herrschenden Gesellschaftsform übereinstimmen. Eine stärker gruppal verstandene Sichtweise auf das Werden des Individuums betont eben auch mehr den großen Einfluss von Ungerechtigkeiten und Benachteiligungen ganzer gesellschaftlicher Gruppen und stellt daher ein Politikum dar. Warum, wie erwähnt, gerade die Gruppentherapie auch eine stärkere politische Implikation aufweist, wird an anderer Stelle vertieft werden (vgl. Kap. 16, 17).

### 3.3.5 Aggressives Verhalten bei Kindern

Bereits früh fallen manche Kinder mit aggressivem Verhalten auf. Sie werden in Gruppen, etwa in der Kita, im Kindergarten oder der Schule schnell zu Sündenböcken, die Dynamiken verschärfen sich und spalten schnell die Umgebung. Mit ihrem auffälligen Verhalten machen solche Kinder auf ihre inneren Spannungen aufmerksam. Da in der Regel angepasstes, ruhiges Verhalten in den Gruppen in Kita und Kindergarten und erst recht in der Schule gewünscht ist, kommt es hier oft zu großen Problemen. Ein Verhalten, dass sich gegen die Gruppe richtet, kann man mit Nitsun (2014) auch als „Anti-Group-Verhalten" bezeichnen. Damit wird der Einzelne zum Symptomträger einer unbewussten Aggressionsbereitschaft in Gruppen. Nitsun zufolge sind diese aggressiven bis destruktiven Tendenzen in jeder Gruppe vorhanden, sie werden aber nicht überall gleichermaßen virulent. Wird die Dynamik nicht erkannt, kommt es schnell zur Etablierung von „Sündenböcken". Bestimmte Kinder drücken für andere Aggression aus. Die Folge: Deren eigene Aggression bleibt unbewusst. Kommt man ins Gespräch darüber, gibt es auch die Chance, dass andere, „stille" Kinder in ihrer Gruppe bewusster und konstruktiver mit ihrer Wut und Aggression umgehen lernen. So kann auch die Selbstwahrnehmung geschärft werden.

### 3.3.6  Gruppen triangulieren

Die Distanzierung vom Elternhaus, die als Ablösungsprozess bereits mit jedem triangulierenden Kontakt innerhalb, aber dann vor allem außerhalb der Familie über die gesamte Kindheit und Jugend vonstatten geht, wird durch eine angemessene Auswahl von Kontakten mit Anderen und deren Gruppen vorangetrieben und gefördert. Die Triangulierung, der Umgang mit einer Dreierkonstellation, ist ein elementarer Entwicklungsschritt (Grieser 2015). Gruppen bieten immer eine Vielzahl von Konstellationen an, denn jeder Kontakt zu einem anderen Gruppenmitglied bringt die Übrigen in eine je andere Position. Da gibt es dann den besten Freund, die beste Freundin und die Anderen. Diese könnten eifersüchtig reagieren oder das Freundespaar beneiden, sie könnten sich ausgeschlossen fühlen. Dasselbe könnte aber auch geschehen, wenn sich eine Gruppe gegen zwei Kinder zusammenschließt und diese sich zusammentun. Gruppen machen immer Angst und dieser Angst wird meist derart begegnet, dass man schaut, was und wer einem etwas vertrauter wirkt in der noch fremden Umgebung. So finden wir Menschen, die uns ähnlich erscheinen, sympathischer und wir freunden uns eher mit ihnen an. So bilden sich recht bald in einer großen Gruppe, etwa im Kindergarten, erste Freundschaften in Form von Untergruppen innerhalb der großen Gruppe. Diese kleineren Einheiten spenden Sicherheit, weil sie überschaubarer sind. Der häufigere Kontakt zu Einzelnen schafft eine zunehmende Atmosphäre von Vertrautheit und stärkt so auch das Ich, sodass man sich auch in ungewohnten Situationen, in denen die engsten Freunde einmal nicht dabei sind, nicht allzu unwohl fühlt. Es wird also die Toleranz für unangenehme Gefühle gestärkt.

**Holding Environment**
Aus Winnicotts *Theorie der Eltern-Kind-Beziehung* (1960) kann auch abgeleitet werden, dass eine Gruppe als eine Variante der „Umweltmutter", jenes zur angemessenen Entwicklung notwendige „holding environment", angesehen werden kann, das den Patient*innen die Auseinandersetzung mit der Objekt-Mutter erleichtert. Was bedeutet das für die Situation im Kindergarten? Die von den Leiter*innen geführte große Gruppe der Kinder, ja darüber hinaus die Institution „Kindergarten" an sich, schaffen im günstigen Fall eine Atmosphäre der Fürsorge und der moderaten Anreize (Andere, Spiele, Erkundungen auf Ausflügen). Damit könnte man auch von einer „Gruppenhaut" sprechen, die vor inneren und äußeren Bedrohungen zu schützen in der Lage ist. Vor diesem Hintergrund bilden sich nun Subgruppen und Zweierbeziehungen. Der ursprüngliche psychologische Raum mit der Mutter (und der Familie) zuhause erweitert bzw. verdoppelt sich gewissermaßen. Damit gewinnt ein Kind mehr Unabhängigkeit von der Primärfamilie und lernt, sich selbst in anderen Aspekten wahrzunehmen und auch, sich ggf. leichter einmal entgegen den Wünschen der Mutter oder des Vaters aufzustellen und dies zu kommunizieren. Die innere Sicherheit, die sich aus der Verankerung im neuen Gruppenumfeld ergeben kann, stellt selbst die wichtigste Triangulierung in dieser Zeit der ersten Begegnungen mit Anderen in den ersten außerfamiliären Gruppen dar.

**Bindungsstile nach Bowlby**

Um aber derart von einem Gruppenkontext profitieren zu können, benötigt bereits das kleinere Kind eine ausreichend sichere Bindung zu den primären Bezugspersonen. Wenn befürchtet werden muss, dass man sich mit den Beziehungen zu Anderen zu weit von diesen entfernt und dies die Bindung zerstören könnte, ist der notwendige Freiraum für exploratives Verhalten nicht gegeben. Unsicherambivalent und unsicher-vermeidend gebundene Kinder sind jetzt im Nachteil, natürlich erst recht jene mit einem desorganisierten Bindungsstil (vgl. Grossmann und Grossmann 2015). Sie können die neuen Beziehungsangebote nur unzureichend für ihre emanzipative Entwicklung nutzen: sie bleiben schüchtern, introvertiert und haben nur wenige Kontakte. Bei Menschen mit bereits ernsthaften kindlichen Traumatisierungen kann außerdem die daraus entstandene extreme Verletzbarkeit schnell zu retraumatisierenden Erfahrungen führen. Andere spüren dies und ziehen sich schneller zurück. Es entsteht ein Teufelskreis, der die innere Einsamkeit zementiert.

Umgekehrt können positive Beziehungserfahrungen im Elternhaus mit einer sicheren Bindung genutzt werden, um neue Erfahrungen mit Anderen und damit neue Bindungen zuzulassen. Eine Gruppe wird innerlich wie ein Objekt erlebt. Je nach Vorerfahrungen mit den Objekten (inneren Bildern der Personen) der Primärfamilie werden Gruppen entweder aufgesucht oder gemieden, ihnen eher mit Angst oder mit Neugier begegnet, Gruppenerfahrungen eher mit Lust oder Unlust konnotiert. Diese Prägungen geschehen sehr früh. Im Haus, in dem meine Praxis ist, befindet sich im Erdgeschoss ein Kindergarten, und wenn ich morgens in den Garten blicke, dann laufen etwa 25 3- und 4-Jährige herum. Es ist beeindruckend, wie unterschiedlich sich die Kinder sozial verhalten. Einige toben in Gemeinschaft mit anderen, andere stehen etwas abseits oder scheinen am Zaun sehnsüchtig auf die Eltern zu warten. Es scheint, dass der Umgang mit Anderen und das Gefühl, einer Gruppe anzugehören, bereits früh entsteht und sehr verhaltensleitend ist.

**Die Vernachlässigung des Gruppeneinflusses**

Wir können in Ergänzung zu Hillman's Betonung des Angeborenen, des Archetypischen, der mitgebrachten Talente die soziale Gruppe und ihren Einfluss aufführen, der ganz erheblich die Entwicklung einzelner Menschen beeinflusst. Ganz besonders ist dies sichtbar in einem anderen Aspekt des gesellschaftlich-familiären Lebens, der sich seit Jahrzehnten immer mehr verfestigt. Ich spreche von der Dominanz der Kleinfamilie, die sehr oft in Überforderungsspiralen gerät. Wenn wenig Geschwister oder Verwandte wie Großeltern oder Onkels und Tanten anwesend sind, bestehen weniger Möglichkeiten, andere Sichtweisen zu erleben, Ausgleich zu finden für vielleicht einseitige Reaktionsweisen oder Ungerechtigkeiten seitens der Eltern. Wie in einem Treibhaus verstärken sich psychosoziale Konflikte und deren innere Auswirkungen auf die Strukturentwicklung vor diesem Hintergrund viel schneller. In Behandlungen wird deutlich: Viele Patient*innen finden einen Ausgleich für kindliche Frustrationen durch ihre Großeltern. Die Erinnerungen an diese sind häufiger als positive Introjekte verinnerlicht. Wenn die Erfahrungen mit beiden Elternteilen sehr belastend und ungenügend waren, ist

dies oft wichtig für die Therapie. Denn so vermag ein Patient, sich vertrauensvoll an den Therapeuten zu wenden, auf der Basis einer vereinzelten positiven
Erfahrung mit dem Opa beispielsweise. Man spricht dann von einer milden idea-
lisierenden Übertragung. Wenn dies gar nicht der Fall ist, ist zuweilen das Misstrauen so groß, dass therapeutische Beziehungen sehr schnell als bedrohlich und
ungenügend wahrgenommen werden können. Therapien werden dann aufgrund
dieser zu negativen Übertragung frühzeitig abgebrochen.

---

**Beispiel**

Eine Patientin, die von ihren Eltern nur wenig Zeit und Zuwendung erhalten
hatte, wurde oft zu den Eltern der Mutter verschickt. Dort erlebte sie sich als
angenommen und konnte die Warmherzigkeit und das Verständnis der Großeltern förmlich „aufsaugen". Eine andere Patientin hingegen kam vom Regen in
die Traufe: die Großeltern waren strenger als die eigenen Eltern und forderten
noch sehr viel mehr Unterordnung und Anpassung. Schließlich kam es sogar
zum Missbrauch durch den Großvater. ◄

---

## 3.4  Peers – die Gruppe der Gleichaltrigen

Wie wir gesehen haben, werden die Kontakte in der Regel bereits in der frühen
Kindheit immer vielfältiger und komplexer. Spätestens mit der Einschulung, ein
Zeitpunkt, an dem eine gewisse kognitive und emotionale Reifung vorhanden sein
sollte, ist das soziale Gefüge, in das ein Kind eingebunden ist, schon in wichtigen Grundzügen etabliert. Viele Patient*innen berichten in den Vorgesprächen,
dass sie bereits in diesem Alter schüchterne und empfindsame Menschen gewesen seien, denen es schwergefallen sei, Kontakte zu bis dahin fremden Menschen aufzubauen. Der Hintergrund solcher bereits in der Kindheit als Depression
anzusehenden Entwicklungen sind meist Probleme der Eltern mit deren eigener
Lebensführung. So haben Väter und Mütter, die selbst mit ihren eigenen emotionalen Themen beschäftigt sind, weniger inneren Raum zu Verfügung, um resonant
auf die Emotionalität und die Bedürfnisse ihrer Kinder zu reagieren. Diese fühlen sich dann innerlich allein gelassen und ziehen sich in der Regel bald aus den
enttäuschend und verletzend verlaufenden Kontakten zurück. Zuweilen gelingt es,
diese Entwicklungen durch den herzlichen Kontakt zu einem anderen Verwandten
wie Opa oder Oma ein Stück weit auszugleichen, das Ergebnis sind weniger
schwerwiegende Verläufe und bessere Prognosen. Dem inneren Rückzug der Kinder in Familien mit viel Streit und unterschwelligen Spannungen steht die ständige
Sorge um das Wohl zumindest eines Elternteils an der Seite, Fachleute sprechen
dann von Parentifizierung, dem Versuch einer „Beelterung", einer Umsorgung der
als überfordert erlebten Eltern. Dies überfordert wiederum die Kinder, sodass sich
ein Teufelskreis entwickeln kann.

**Schwierigkeiten bei der schrittweisen Ablösung**

Hauptaspekt vor unserem Hintergrund der Betrachtung der Entwicklung in Gruppenkontexten ist jedoch, dass sich gerade die negativ (meist unsicher-vermeidend) an ihre Eltern gebundenen Kinder weniger gut von diesen ablösen können. Ständig sind sie in Sorge mit diesen verbunden. Das Kümmern um die Eltern entspringt dabei natürlich auch der nachvollziehbaren Hoffnung, irgendwann noch die Zuwendung zu erhalten, die man braucht. Ginge es den Eltern gut, dann auch einem selbst. So trifft man auf Kinder, die zum Zeitpunkt der Einschulung wenige Freunde haben, sehr ängstlich und nur auf die engste Familie bezogen sind. Wieder andere hingegen haben bereits ihre Kreise ausgeweitet und verfügen über einige Freunde, manchmal über einen ersten Freundeskreis, regelmäßige Treffen, gemeinsame Aktivitäten, entweder von den Eltern organisiert oder auch in Vereinen. Dies wird umso bedeutsamer, da der Schuleintritt eine psychologische Herausforderung für die Kinder bedeutet: ihnen wird zugemutet, sich in einer größeren Gruppe (Klasse) zu positionieren, möglichst nicht in eine Sündenbockrolle zu geraten, ihre Bedürfnisse und die der Anderen auszutarieren, all dies komplexe Prozesse, bei denen natürlich neben den Lehrer*innen auch die Eltern noch sehr oft als Moderatoren und Entscheider gefragt sind. So ist die Einschulung selbst ein äußerst unterschiedlich erlebtes Ereignis. Was für die einen eine gewisse Vorfreude und Selbstverständlichkeit besitzt, ist für die Anderen angsterzeugend und voller unbekannter Variablen. Wie aus der Gruppentherapie bekannt, ist die Anfangssituation einer Gruppe generell, hier also auch der Eintritt in eine neue, sich erst konstituierende Gruppe (die Schulklasse), besonders heikel. Hier können massive angstbedingte Reaktionen und Verlustängste, auch Ängste vor der Überschwemmung durch sonst blockierte innere Gefühle und Bilder auftreten. Beginnen Menschen eine psychotherapeutische Gruppe, können genau diese bereits in der Kindheit erlebten Ängste wie die Angst vor Auslieferung, vor verbalen oder körperlichen Angriffen, vor Beschämung und auch narzisstischer Beschädigung reaktualisiert werden und bereits am Anfang zu heftigen emotionalen Reaktionen führen, die meist abwertend und Beschämung auslösend bei den Anderen ankommen. Hier ist der/die Leiter*in gefragt oder auch Teilnehmer*innen mit positiv getönter Vorerfahrung in Gruppen.

## 3.5 Latenzzeit

Aus klassisch psychoanalytischer Sicht wird die Zeit zwischen dem Einschulungsalter und dem Eintritt in die Pubertät als Latenzzeit bezeichnet. In dieser Zeit haben sich im günstigen Fall die ersten psychosozialen Konflikte für das Kind soweit geklärt und beruhigt, dass es sich um den Erwerb von Kulturtechniken kümmern kann. Das Kind hat eine gewisse Selbstständigkeit, Kontaktfähigkeit und Konfliktfähigkeit erreicht und bereits ein gewisses Maß an Selbstwertgefühl aufgebaut. Diesen psychobiosozialen Hintergrund nutzt die Institution Schule, um zum einen die kognitiven Fähigkeiten anzuregen, zum anderen beginnen viele

Kinder in diesem Alter auch in ihrer Freizeit mit verschiedenen sportlichen (z. B. Fußball) oder musikalischen Aktivitäten (Instrumente lernen). Obwohl es auch vielen Menschen wiederum in der Rückschau lästig war, wird aber bei vielen durch Übung eine höhere Belastbarkeit gebildet und es können die Grundlagen für spätere, komplexere Fähigkeiten gelegt werden. Wenn innerhalb der Familie große emotionale Auseinandersetzungen bestehen, die Eltern sich trennen oder auch aus anderen Gründen ein Ortswechsel notwendig wird, zeigen manche Kinder bald Belastungssymptome in Form depressiver oder psychosomatischer Beschwerden. Oft lässt die Schulleistung nach, was als Indiz für das innere Absorbiertsein mit den familiären Problemen verstanden werden kann. Die Herkunftsgruppe ist nun nicht mehr die Sicherheit und Beruhigung stiftende Einheit. Gut, wenn bis dahin Alternativen aufgebaut wurden, im Kreis der Gleichaltrigen, sei es in der Schule, in Vereinen, in der Freizeit. Dann können auch belastende, innerfamiliäre Erlebnisse manchmal hinreichend gut ausgeglichen werden.

**Immer neue Gruppenbildungen**
Nachdem Gruppen in der Vorschulzeit zum ersten Mal in Kita und Kindergarten bedeutsam geworden sind, ist es mit der Einschulung die Schulklasse, die als Großgruppe psychische Relevanz erfährt. Die Zugehörigkeit zu einer Klasse, auch zu einer bestimmten Schule trägt viel zur Selbstdefinition bei, man denke nur an die verbreiteten Wettbewerbe zwischen Schulen und einzelnen Klassen. Lehrerpersönlichkeiten werden miteinander verglichen und man ist stolz, wenn man einen „coolen" Lehrenden bekommen hat. Kinder haben ein sehr feines Gespür dafür, aus welchem sozialen Hintergrund ihre Klassenkamerad*innen kommen. Auch Persönlichkeitsmerkmale werden sehr schnell wahrgenommen und kategorisiert. Instinktiv tun sich Kinder mit ihresgleichen zusammen und definieren die anderen als „Outgroup". Die Bildung von Untergruppen, Kleingruppen und Freundschaften beginnt in dem Moment, wo Kinder aufeinandertreffen. Kinder mit hervorstechenden Merkmalen, sei es in Bezug auf Kleidung, Aussehen, Verhalten inkl. des Verhaltens im Unterricht werden besonders wahrgenommen. Die je anderen Kinder können dann einerseits zu Vorbildern, andererseits zu Sündenböcken und Außenseitern werden, wenn sich mehrere Andere in ihrer Wahrnehmung einig sind. Verabredungen für die schulfreie Zeit an Nachmittagen oder Wochenenden ergeben sich aus den Kontakten in den Pausen oder auf dem Schulweg. Im Sportunterricht sorgen die unbewussten Regeln der Gruppenbildung dafür, dass sich Konkurrenz entwickelt und die Stärkung der je eigenen Gruppe ausgebildet wird. Es entsteht so etwas wie eine Gruppenidentität. Handelt es sich bei den Schulklassen um fremdbestimmte Gruppen, so wählen die Schüler*innen ihre Freunde und Freundinnen im persönlichen Kontakt aus diesen Gruppen aus, sodass sich auch überlappende Subgruppen bilden. Das soziale Gefüge innerhalb und auch zwischen den Gruppen, aber auch deren Widerspiegelung im einzelnen Kind wird nach und nach immer komplexer und vielschichtiger.

**Das soziale Selbst**

Schaut man aus der Gruppenperspektive auf das Geschehen in der Zeit zwischen der Einschulung und dem Beginn der Pubertät, stellt man fest, dass jenseits von Lernstoffen und Leistungsstress das Wichtigste quasi immer nebenbei läuft: die Entwicklung des sozialen Selbst. Gerade in den „freien" Zeiten jenseits von Verpflichtungen durch den Unterricht und die Hausaufgaben treffen Kinder in freier Wahl aufeinander. Gerade im etwas freieren Kontext von Sportvereinen, in Fußballmannschaften, Teams und später interessengeleiteten Arbeitsgruppen im Rahmen der Schule sind Heranwachsende gefordert, ihre soziale Position zu bestimmen, zu markieren und durchzusetzen. Die jeweils herrschenden Gepflogenheiten und seit gut 15 Jahren auch die Auswahl der Kommunikationsmittel bestimmen die Codes, mit deren Hilfe man in Kontakt miteinander tritt. Fällt jemand zu stark aus dem Rahmen dieser als gegeben angesehenen sozialen Codes, kann es schnell zur Aussonderung Nichtangepasster kommen. Der starke soziale Druck, dem Kinder ausgesetzt sind und den sie oft noch unreflektiert geneigt sind weiterzugeben, wird hier besonders sichtbar. Die Konvergenz zur Mitte, zum „das ist doch normal", ist gerade in dieser Zeit besonders ausgeprägt. In der Pubertät differenziert sich das Bild wieder mehr, hier werden „Sonderlinge" salonfähiger und „schräge Vögel" können an Beliebtheit gewinnen, da die Opposition gegen die elterlichen und damit gesellschaftlichen Vorgaben beliebter wird. Dass es in der Latenzzeit zwar einerseits viel um Schulnoten und Lernstoff geht, dies andererseits aber bereits wieder in seiner Einseitigkeit relativiert wird, zeigt sich wie erwähnt daran, dass viele Kinder beginnen, sich einer Sportart oder auch dem Erlernen eines Musikinstruments zu widmen.

**Anpassungs- und Unterscheidungsstreben**

Neben dem Allgemeinen, der Anpassung an das Leistungsniveau in der Klasse, wird angestrebt, sich zu unterscheiden, die eigenen Stärken über das geforderte Maß zu entdecken und zu kultivieren. Dass es dazu Anregung braucht, liegt auf der Hand. Der soziale Hintergrund spielt eine große Rolle bei der Auswahl von Aktivitäten. Der Erwerb dieser Kulturtechniken genannten Fertigkeiten ist insofern sehr bedeutsam, als sie es erlauben, sowohl etwas für sein Selbstbewusstsein tun zu können, ein Ventil für den Selbstausdruck zu finden, auch im emotionalen Bereich und last but not least: eine Gruppenidentität zu finden und sie zu (er)leben. Die gefühlte Zugehörigkeit und das Wissen um die Bedeutung, die man etwa für die Fußball- oder Hockeymannschaft, für das Orchester hat, fördern das Bewusstsein für die eigene Rolle im sozialen Umfeld und auch die Relativität der eigenen Position. Immer gibt es dort Andere, die ebenfalls Beachtung finden. Man ist herausgefordert, seine Emotionen wie Neid, Ehrgeiz, Eifersucht, Stolz und Enttäuschung angemessen zu verarbeiten und auszudrücken. Insofern wirken die auf diese Weise aufgebauten sozialen Beziehungen immer auch als Korrektiv gegenüber narzisstischen Tendenzen. Dabei verweist diese Entwicklung auf ein Paradox: Man nimmt sich selbst nicht so wichtig, weil man

Teil eines größeren Ganzen ist. Dennoch entsteht die eigene Wichtigkeit aus der je spezifischen Funktion für eine größere Gruppe. An Beispielen wie dem der Sportmannschaft kann so gut gezeigt werden, wie soziale Gruppen, hier auf der Basis einer regelgeleiteten Sportart, zusammenfinden und den Einzelnen Halt und Sicherheit geben. Hier zeigt sich das Ineinanderverwobensein der Ebenen von Individuen und Gruppen, wie es von Dalal (1998) beschrieben wird.

**Widerspiegelung eigener Fähigkeiten und Eigenschaften**
Die Erfahrung, dass die eigenen Fähigkeiten und Fertigkeiten, seien sie geistiger, körperlicher oder musikalischer Natur, ausgedrückt werden können und dass sie Anerkennung und Widerhall finden, ist elementar für den Aufbau eines gesunden Selbstbewusstseins. Die Beziehung zu den Eltern allein wäre damit überfordert. Das soziale Umfeld gewinnt ein stärkeres Gewicht, kann hier deutlich mehr leisten als die Kleinfamilie allein. Dies trifft auch auf die Situation der Kinder zu, die bei einem alleinstehenden oder geschiedenen Elternteil, manchmal in Patchwork-Familien aufwachsen. Die früher größere Gruppe einer Großfamilie wird nur in selteneren Fällen gepflegt und noch seltener wird gemeinsam gelebt. Gerade in ländlichen Regionen ist aber der Familienzusammenhalt noch enger als in den Großstädten. Was uns immer wieder beschäftigen wird, ist, dass die Identität von uns allen, durch vielerlei überlappende Gruppenzugehörigkeiten geprägt ist. Diese verändern sich noch zudem ständig. Dies kann auch zu inneren Konflikten führen, wenn die Gruppen selbst sich eher abgrenzend definieren. Konträre Wertvorstellungen in den verschiedenen Gruppen können dann innere Dynamiken triggern. So kann es sein, dass man sich rechtfertigen soll, wenn man einerseits Kampfsport betreibt, andererseits aber Harfe lernt. Auch Umweltaktivismus könnte in einem Umfeld, das gewohnt ist, teure Reisen zu machen, nicht allzu gut ankommen. Hier stellt sich für Menschen jedweden Alters immer wieder die Frage, was einem persönlich wichtiger ist. Nicht immer sind damit verschiedenste Gruppenzugehörigkeiten kompatibel.

## 3.6    Destruktivität in der Familie

Wenn es etwa durch Alkoholismus und psychische Probleme in der Familie zu starken Belastungen für die Kinder kommt, spielt für manche der Freundeskreis eine zunehmende Bedeutung. Die Suche nach einer „anderen Familie" führt beispielsweise dazu, dass Kinder die Zeit, die sie in der Familie von Freund*innen verbringen, versuchen zu verlängern: Sie bleiben noch zum Abendessen, sie fahren mit der anderen Familie in die Ferien. Je schlimmer die Situation in der Herkunftsfamilie, desto weniger reagieren Eltern auf diese Zeichen der Kinder. Oft sind sie auch leider nicht in der Lage, ihr Verhalten zu ändern. Kinder mit alkoholkranken Eltern suchen sich ihre „Wahlfamilie" außerhalb und können so manchmal eine erstaunliche Resilienz entwickeln.

**Beispiel**

Eine Patientin erzählte, wie wichtig ihr es gewesen sei, in den Ferien oft von der Familie ihrer besten Freundin mitgenommen worden zu sein. Hier erlebte sie Bezogenheit, gemeinsame (Familien-)Rituale und ein belastbares, konfliktfähiges Miteinander. Dies half ihr auch, es zuhause besser auszuhalten: Immer trieb sie die Hoffnung um, es einmal besser zu haben oder zu machen. So sorgte die andere Familie, die sie nichtsdestotrotz auch neidisch machte, dafür, dass sie Ressourcen entwickelte, um in ihrem Leben weiterzukommen und ihrer Tochter eine bessere Mutter zu sein. Dennoch kämpfte sie auch im Erwachsenenalter noch mit dem Gefühl, zu kurz zu kommen. ◄

## Literatur

Bärfuss, L (2022) Vaters Kiste. Eine Geschichte über das Erben. Rowohlt, Hamburg

Bode, S (2004) Die vergessene Generation. Klett-Cotta, Stuttgart

Dalal, F (1998) Taking the group seriously. Jessica Kingsley Publishers, London

Geyer, M (2023) Die Gruppe als normative Instanz im Wandel der Zeiten. Gruppenpsychother. Gruppendynamik 59: 1, 2–16

Grieser, J (2015) Triangulierung. Psychosozial-Verlag, Gießen

Grossmann, K E, Grossmann, K (2015) Bindung und menschliche Entwicklung. Klett-Cotta, Stuttgart

Hillman, J (2002) Charakter und Bestimmung. Goldmann, München

Kalsched, D (1996) The Inner World of Trauma. Routledge, London

Lorenz, H (2021) Die Akte Verschickungskinder. Beltz, Weinheim

Lorenz, H (2003) Kriegskinder. List, Berlin

Mitscherlich, A, Mitscherlich-Nielsen, M (1985) Die Unfähigkeit zu trauern. Fischer, Frankfurt/M

Neumann, E (1993) Tiefenpsychologie und neue Ethik. Fischer, Frankfurt/M

Nitsun, M (2014) The Anti-Group. Routledge, London

Roehler, O (2020) Der Mangel. Ullstein, Berlin

Röhl, A (2022) Das Elend der Verschickungskinder. Psychosozial-Verlag, Gießen

Sloterdijk, P (1998) Sphären: Blasen. Suhrkamp, Frankfurt/M

Wilke, G (2017) Ordnung und Chaos in Gruppen. LIT, Münster

Winnicott, D W (1960) The theory of the parent-infant relationship. International Journal of Psychoanalysis, 41: 585–595

Winnicott, D W (1974) Ichverzerrung in Form des wahren und des falschen Selbst. In: Reifungsprozesse und fördernde Umwelt. S. Fischer, Frankfurt/M, 182–199

# Jugend

4

**Zusammenfassung**

Wir schauen uns an, welche tiefgreifenden Konflikte in der Jugend (wieder) aufbrechen können. Auch in dieser Zeit, in der sich die erwachsene Persönlichkeit zu entwickeln beginnt, in der tiefe Umbrüche passieren und auf irritierende Weise bisherige Lebensgewissheiten auf die Probe gestellt werden, geht es immer auch um den Anschluss an Gruppen. Die Peer-Group als „zweite Familie" kann helfen, die allmähliche Trennung von Elternhaus und Herkunftsfamilie abzufedern. Manche scheinen hin- und hergerissen zwischen den Wünschen nach dem Andauern des kindlichen Versorgtwerdens und dem Wunsch nach Ausbruch und dem Erobern der Welt. Manche halten dies nur aus, indem sie sich zeitweise in Traumwelten und in Betäubung flüchten.

## Physische und psychische Veränderungen

Das wichtigste Merkmal der Jugendzeit sind die tiefgreifenden psychischen Veränderungen, die der körperlich-seelische Reifungsprozess der Pubertät mit sich bringt. Nichts ist für Jugendliche selbst, aber auch für ihre Eltern ähnlich herausfordernd, verwirrend, und auch in einem positiven Sinn aufregend, wie die Wandlung, die aus Kindern Erwachsene macht. Dieser Prozess verläuft bei jedem Menschen unterschiedlich. Sowohl von der Geschwindigkeit wie von der Breite und Tiefe der Auswirkungen gibt es eine erhebliche Schwankungsbreite. Oft ist es schwer, zu sagen, wo die Grenze zwischen noch schwierigen, aber beherrschbaren Krisenerscheinungen und einer manifesten psychischen Auffälligkeit liegt. In jedem Fall lässt diese Lebensphase niemand kalt und meist sind alle Beteiligten irgendwann froh, wenn sie vorüber ist.

Das hervorstechendste Merkmal dieser Entwicklungsphase sind die durch die hormonellen Veränderungen hervorgerufene Geschlechtsreifung und das beginnende Interesse an Sexualität. Dies ist eine nicht zu unterschätzende Umstellung,

die Jugendliche vor neue Aufgaben stellt. Neben der Reifung des Körpers, die
mancherlei Unzufriedenheiten aufkommen lassen kann, lenkt sich das Interesse
in großem Maße auf die Frage, wie man Kontakt zum begehrten Geschlecht bekommen kann, ohne dass die Gefahr von Beschämung oder Zurückweisung zu
stark wird. Dabei spielt eine große Rolle, ob Jugendliche zu diesem Zeitpunkt
in ein stabiles, funktionierendes Netzwerk an Freund*innen und Bekannten eingebunden sind. Und ob sie in ihrer Kindheit ein belastbares Selbstwertgefühl aufbauen konnten. Die neuen Begehrlichkeiten und Frustrationen können so besser
aufgefangen werden, als dies der Fall ist, wenn Kinder am Ende der Latenzzeit
bereits sehr viel Zeit allein oder vor irgendeinem Bildschirm verbracht haben.

**Frühe Partnerbeziehungen als Versuch der Loslösung**
Die bis zu diesem Zeitpunkt aufgebauten psychischen Strukturen, in denen sich
sowohl erlernte Fähigkeiten und Fertigkeiten („skills") wie auch emotionale Reife
und Bindungserfahrungen abbilden, sind entscheidend dafür, auf welche Weise
die nun kommenden Jahre durchlaufen werden. Gerade vereinsamte Kinder am
Beginn der Pubertät laufen Gefahr, sehr früh in Paarbeziehungen und Sexualität
„zu verschwinden", in diesen ihre ungestillten Sehnsüchte nach Angenommenwer-
den und Entlastung zu suchen. Damit aber verlieren sie abermals ihre Gruppen-
bezogenheit und die Chance, sich mit der Gruppe der Gleichaltrigen (Peers) zu
verbünden, um eine Art sekundärer Familienerfahrung machen zu können. Paare
werden von Gruppen argwöhnisch betrachtet, da die von Paaren, gerade von
Frischverliebten, ausgehende Energie (nach dem Motto „wir zwei gegen den Rest
der Welt") die Gruppe als schützenden und mit der Welt der Vielen verbindenden
Ort nicht mehr zu brauchen scheint. Es entsteht also schnell eine gegenseitige
Aversion, einerseits der Gruppe auf die „tändelnden Zwei", andererseits genügt
sich das Paar möglicherweise schnell selbst. Letztlich stellt dieser Prozess im
Kern natürlich eine Regression dar, die vorübergehend unproblematisch wäre, aber
langfristig die darin liegende Aufforderung zur Triangulierung auf einer neuen
Ebene ausschlägt.

**Bions Grundannahmengruppen**
Bion (1991) sprach der sog. Paarbildungsgruppe in seinem Konzept der Grundannahmengruppen zwar einen vergleichsweise reifen Bewältigungsmodus zu. Er
verband diesen Abwehrmodus gegen regressive Ängste mit der ödipalen Phantasie über das Gruppenleiterpaar. Diese Annahmen sind natürlich auch auf jede andere Gruppe anwendbar, so auf die häufig wenig strukturierten und losen Gruppen von Jugendlichen (von Boomern „Cliquen" genannt). Auch zwei Gruppenteilnehmer*innen, die sich in diesen Gruppen zusammentun, bekommen von dem
Zeitpunkt an, an dem sie sich als Paar verhalten oder dies anderweitig markieren,
eine andere Stellung in der Gruppe. Die Gruppe wird sich tendenziell skeptisch
zeigen, da die zwei „Abtrünnigen" von diesem Zeitpunkt an nicht mehr in dem
bisherigen Maß von der Gruppe abhängig sind und sich vielleicht auch nicht mehr
allein dieser gegenüber loyal verhalten. Daher erfolgt bei erfolgender Paarbildung

in der Regel ein spürbarer emotionaler Rückzug der anderen Gruppenteilnehmer*innen.

Es ist das Privileg der Jugend, in dieser Zeit vielerlei mögliche Verbindungen
einzugehen und auch wieder zu lösen, auf spielerische Weise und ohne heftige Kränkungs- oder Verlusterlebnisse. Doch sind im bisherigen Lebenslauf die
Objekterfahrungen nicht allzu gut verlaufen, lauert hier ein stark erhöhtes Risiko erneuter Enttäuschung. Daher sind auch die ersten dauerhaften Beziehungen
durchaus von Interesse. In meinen Anamnesen frage ich immer ausführlich danach, wie die erste intime Beziehung verlaufen ist und wie sie zu Ende ging. Sind
hier ungute Trennungen passiert und heftige Verletzungen geschehen, kann es
sein, dass die gegenwärtigen Probleme der erwachsenen Patient*innen nach wie
vor etwas mit diesen unverarbeiteten Situationen zu tun haben. Die erste große
Liebe ist eine wichtige Beziehung im Leben eines jeden Menschen. Und natürlich verweist sie auf die frühe Kindheit, in der andere erste große Lieben wie die
Mutter oder der Vater eine größere Rolle spielten. Eine Faustregel besagt, dass die
Probleme, die in der Kindheit liegen geblieben sind und nicht verarbeitet wurden,
rund 10 Jahre später wieder Thema werden: in den Beziehungen der Jugendlichen
zu ihren Partnern und auch immer noch zu den Eltern.

**Paare und Gruppen**
Doch Paare brauchen auch Gruppen, um dauerhaft stabil bleiben zu können. Die
Kontakte zu Menschen außerhalb einer Dyade sind elementar, um ein Gleichgewicht herzustellen. Kein Mensch kann einen anderen in allem zufriedenstellen.
Immer gibt es Konflikte und Unzulänglichkeiten, die leichter mit einem Freund
oder einer Freundin zu besprechen sind. Und alle Probleme sind selten mit dem
*einen* Partner besprechbar. Besteht aber der unausgesprochene Anspruch, dass
dies so sein müsste – eine Idealisierung der Paarbeziehung, die in unserer Kultur so selten nicht ist (vgl. Illouz 2016) –, dann setzen sich Paare unnötig unter
Stress und überfordern die Beziehung. Der Abstand, der sonst durch die „Außenkontakte" der Dyade hergestellt wird, wird dann möglicherweise erst durch eine
faktische Trennung wieder erreicht. Die Sehnsucht *nach* und die gleichzeitige
Angst *vor* der Verschmelzung zweier Menschen hat dazu geführt, dass man fest-
stellt, dass man sich das Leben zu zweit zu schwer macht. Es gibt durchaus viele
Patient*innen, viele auch mit einer ödipalen Konfliktlage, oft Scheidungskinder,
die ein idealisiertes Bild des meist gegengeschlechtlichen Elternteils in sich be-
wahren und auf ihre Partner projizieren. Wenn sich herausstellt, dass der Partner
diesen Ansprüchen nicht genügen kann, wird es schwierig. Manchmal kommt es
so zu einer endlos wirkenden Reihe von Versuchen, eine gelingende Partnerschaft
einzugehen. Im Libretto der Oper „La Boheme" sagt Marcello zum idealisieren-
den Rodolfo über seine Liebe zu Musetta dem Sinne nach: „Ich nehme die Liebe
nicht so ernst, dann kann sie besser gelingen." Wer nicht alles von einem Anderen
verlangt, kann weniger enttäuscht werden. Wer zu hohe Idealvorstellungen von *der*
einen, alles erfüllenden Liebe hat, kann eher scheitern.

Beispiel

Ein 35-jähriger Patient berichtete von häufig wechselnden Beziehungen zu
Frauen, er gerate immer wieder an Frauen, die sich mit der Lebensbewältigung
schwertäten. Er lasse sich schnell ein, auch sexuell, fühle sich dann oft emotional überfordert. Dies führe dazu, dass er viele Schritte zu schnell unternehme.
Einmal sei man nach 3 Monaten zusammengezogen, nach weiteren 3 Monaten
kam das Liebes-Aus und man habe die Wohnung wieder geräumt. Der hohe
emotionale und hier auch finanzielle und organisatorische Preis, den der Patient
für seinen Versuch, eine für ihn sichere Beziehung einzugehen, bereit war zu
zahlen, ist das Problem: Dahinter steht seine mangelnde Fähigkeit zur Selbstfürsorge, die sich auch in einer zu geringen Spannungstoleranz und der mangelnden Fähigkeit zur kritischen Überprüfung der eigenen emotionalen Situation zeigte. Dies führte zu der immer gleichen Situation und dem selbigen Ausgang. Den hohen Stellenwert, den der Patient zudem der Sexualität innerhalb
der Beziehung gab, ließ die anderen Aspekte aus dem Fokus geraten und ihn
zudem mit Partnerinnen zusammenkommen, die ebenfalls an einer Bindungsstörung litten, die sie sexuell zu lösen versuchten. ◄

Ein Aspekt in schwierigen Partnerbeziehungen, wie sie sich erstmals deutlicher
in der Pubertät manifestieren können, sind die unzureichend gelösten problematischen Bindungsmuster in Bezug auf Mutter oder Vater. Auf diese Weise an die
Mutter gebundene Männer neigen dazu, sich sehr um die Probleme ihrer Partnerinnen zu kümmern, auch umgekehrt gibt es diese Konstellation. Das in fast
allen Patient*innengeschichten auffindbare Muster der kindlichen emotionalen
Deprivation hat bei diesen zur Parentifizierung geführt: Man versucht bereits als
Kind, aber umso mehr später auch in seinen Partnerschaften, den Eltern und dann
den Partner*innen, aus deren wahrgenommener Misere herauszuhelfen, meist
unter Nichtachtung der eigenen Nöte und Bedürfnisse. Diese werden zurückgestellt und es sammelt sich ein erhebliches Potenzial an Bedürftigkeit und Groll
an, das meist sehr unbewusst bleibt. Die nichtbewusste, untergründige Spannung
führt dann in neuen Beziehungen zu häufigen Streits und Auseinandersetzungen.

## 4.1   Regression in der Gruppe

Jugendliche sind seit eh und je begeistert von Musik und davon, sie live und in gro
ßen Gruppen erleben zu können. Erst letzten Sommer waren mehrere jüngere Teilnehmer*innen meiner Gruppentherapien bei Festivals. Sie berichteten von tranceartigen Zuständen, die die Dauerbeschallung und der Drogenkonsum auf sie hatten. Zum Ausspannen vom Ausspannen dienten auf diesen Großveranstaltungen
„chill-rooms", wo man sich mit ruhigerer Musik vom Kopfhörer auf Sofas liegend
herunterregulieren konnte. Die anderen Gruppenteilnehmer*innen und ich selbst
hatten selbstredend auch kritische Kommentare zur Hand, doch ich will an dieser
Stelle zunächst den Wunsch nach bestimmten, kulturell akzeptierten Formen der Re-

gression stehen lassen und anerkennen. Wenn man ehrlich ist, dann haben die aller-meisten Menschen in ihren Jugendjahren solche Rückzugsräume aufgesucht und Er-fahrungen gesammelt. Im Laufe der Jahre nehmen die musik- und drogeninduzierten bzw. -begleiteten Exzesse dieser Art dann an Häufigkeit und Intensität ab, Gruppen-erlebnisse dieser Art wie Großveranstaltungen werden seltener aufgesucht. Woran liegt das? Zwei alternative, sich vielleicht ergänzende Erklärungsansätze:

**Musikkonsum als Ressourcenaktivierung**
Zum einen stellt die Jugend eine beispiellose Zeit der inneren Veränderungen und Herausforderungen dar, die zu teils großer Verunsicherung führt. Um dieser be-gegnen zu können, müssen sich die Betreffenden immer wieder rückversichern, quasi eine emotionale Auszeit gönnen, um sich allmählich an die Ausgesetztheit des Erwachsenseins zu gewöhnen. Es werden regressive, versorgende Illusionen wiederaktualisiert, die an anstrengungslose Phasen der Entwicklung erinnern und Zuversicht und Selbstvertrauen vermitteln können. Ganz im Sinne einer quasi automatisierten Ressourcenorientierung ruft man die Erinnerungen in sich wach, die positive Gefühle hervorzurufen in der Lage sind. Die entindividualisierende Eigenschaft von großen Gruppen unter Einfluss einer zentralen Kraft (Musik, Ideologie, Körperselbsterfahrung) entlastet den Einzelnen kurzzeitig von den Spannungen und Konflikten der individuellen Lebenssituation. In reiferen Jah-ren verschiebt sich diese Entlastungsoption hin zu anderen Modi. Hierzu zählen sowohl Entwicklungen hin zu suchtartigen Ausbruchsversuchen (Rauchen, Trin-ken, Arbeits-, Pornosucht etc.) oder auch konstruktiveren Bewältigungsmodi wie Aktivitäten in Sport, Kunst, Musik oder Meditation. Die in der Jugend aufgrund der Ungewissheit große Sehnsucht nach Sicherheit ist im Erwachsenenalter teil-weise beantwortet: entweder man fühlt sich im Kontakt mit seiner Familie wohl, oder man hat sich anderweitig in seinem Leben eingerichtet. Die Sehnsucht nach passagerer Regression findet einen vielfältigeren und subtileren Ausdruck.

**Benigne Regression im weiteren Leben**
Die andere Idee zur Frage, warum Massenerlebnisse wie Festivals in aller Regel von Älteren nicht mehr so zahlreich besucht werden, wäre eine abnehmende Fähigkeit zu Imagination, Regression, körperlich-seelischen Ausnahmezuständen. Mit zunehmendem Alter wird die Abwehr seelischer Not zunehmend routinier-ter und schlägt sich auch in der körperlichen Grundspannung nieder. Die frühere Offenheit schwindet, man wird langsamer, behäbiger, weniger durchlässig. Um den Alltag zu bewältigen, ist dies teilweise eine Notwendigkeit und eine durchaus willkommene Strukturierung. In der Analytischen Psychologie würde man in die-sem Fall von einer Hypertrophierung des Ich sprechen. Der Aufbau eines Lebens, die Verfolgung beruflicher und privater Ziele erfordert einen Preis. Um die oben skizzierte Regression zulassen zu können, bedarf es aber einen größeren Offenheit zum Selbst hin. Dies aber ist im Laufe der Jahre gefährlicher geworden, da die Ab-wehr der meisten Menschen gelernt hat, Einbrüche aus diesem Bereich erfolgreich abzuwehren, um vor Überraschungen im Alltag sicher zu sein. Erst zur Lebens-mitte hin (vgl. Münch 2016) werden solche Erschütterungen wieder häufiger,

wenn nämlich der Preis der Verdrängung der regressiven Regungen zu groß geworden ist. Dann zeigen sich oft psychosomatische und depressive Symptombildungen. Auch in Psychotherapien geht es dann genau darum: dass eine größere Offenheit zum unbewussten Leben hin erreicht wird und verdrängte Emotionen, Träume und Erlebensbereiche wieder bewusster werden. Woran uns die Lebensmitte und die dann sichtbaren Grenzen der bewussten Zielsetzungen gemahnt, ist, dass Struktur und Erfolge immer nur eine Seite der Medaille sind. Die andere Seite ist der Preis, den Verdrängung und Vermeidung haben können. Meist geht es in Behandlungen um die Akzeptanz des Unverfügbaren, um das Zulassen können, um Demut, um ein auch körperliches „Weichwerden", um Gefühle wie Ängste, Scham, Schuld, Sorge, Schmerz und Trauer wieder mehr zulassen zu können. Anders ausgedrückt geht es darum, dass die Akzeptanz von vermeintlichen Schwächen erst zu echter Authentizität, zu innerer Stärke führt. Individuation, die Entwicklung hin zu dem, was ich als authentisch und zu mir gehörig erlebe, ist ein Vorgang, der sich teilweise gegen gesellschaftliche Strömungen, gegen die Anderen richtet. Gleichzeitig schöpfen wir im Prozess dieser Selbstwerdung immer aus dem Fundus der umgebenden Kultur. Die absolute Autonomie und Unterscheidbarkeit ist eine Illusion, immer gibt es Schnittmengen unserer Persönlichkeit mit der der Anderen. Und hier sehen wir, dass wir uns bereits wieder inmitten von Gruppenerfahrungen befinden.

**Beispiel**

Patient*innen, die in ihrer Jugendzeit nur wenig eigene Wege gehen konnten, die zu sehr den Projektionen ihrer Bezugspersonen ausgeliefert waren, zeigen zuweilen nur sehr wenig Bezug zu dem, was wir als Therapeut*innen als „wahres Selbst" im Sinn von Winnicott verstehen. Meist reflektiert sich darin eine bereits frühe Erfahrung mit der ersten Bezugsperson. Immer wieder erzählen mir insgesamt sehr unselbstständig gebliebene Patient*innen in mittlerem Lebensalter, dass sie heute noch täglich mit ihrer „Mama" telefonieren. Bei manchen wohnt diese im selben Haus, sodass man sich täglich über den Weg läuft. Es zeigte sich, dass jedwede Abgrenzung oder Kritik verpönt war, die Mama war die beste Freundin, hatte sie sich schließlich schon in der Pubertät die Hobbys und Interessen meist der Tochter zu eigen gemacht. Die Patientinnen berichteten dann von gemeinsamen Konzertbesuchen und Reisen. Es wäre nicht meine Aufgabe gewesen, dies alles zu deuten, wären da nicht oft massive psychosomatische Beschwerden, Ehescheidungen, Arbeitsplatzprobleme (durch fehlende Abgrenzung!) gewesen. ◄

## 4.2   Die zweite Familie

Gelingt es nicht, sich eine „zweite Familie" in Form einer Gruppe von Gleichaltrigen aufzubauen, in der die Werte, die man bis dahin als maßgeblich und nicht hinterfragenswert erachtete, distanzierter betrachtet werden können, dann bleibt jemand an seine frühen Objekte gebunden. Zuweilen finden an dieser Entwicklungsschwelle erhebliche Kränkungen statt, die Einzelne zurück zu den Elternfiguren treiben, um sich dort trösten zu lassen. Die zunächst befremdlich wirkende Verhaltensweise der vielen gemeinsamen Unternehmungen mit Elternteilen entsteht oft aus der Not, nicht in die Welt der Objekte außerhalb der schutzgebenden Familie aufbrechen zu können. Dies führt zu einem neurotischen Kompromiss: Es erfolgt die Eroberung von etwas Neuem in der Außenwelt, aber in Begleitung der Elternfigur. Dieser Prozess kann naturgemäß nicht zur Ablösung führen. Dynamischer Hintergrund ist meist, dass das Ich der Patient*innen nicht sicher genug gebunden ist und unweigerliche Frustrationen im Zuge der manchmal gar nicht vorstellbaren Trennung oder des Auszugs von Zuhause zu wenig konstruktiv verarbeitet werden können. Der Wiedereinzug bei den Eltern (meist nur zum bevorzugten Elternteil) deutet darauf hin, dass noch große Wünsche und Sehnsüchte nach Versorgtwerden und Sicherheit vorhanden sind, ohne deren Erfüllung keine Ablösung möglich scheint. Ich denke an einen Patienten, der dieses Hin und Her von Auszug und Wiedereinzug viele Male durchlaufen und durchlitten hatte.

**Wiederholte Triangulierungsschritte**
Gehen wir noch einmal einen Schritt zurück. Da es in der Phase der frühen Pubertät vor allem um eine abermalige Triangulierung geht, ist bedeutsam, ob ähnliche Prozesse in der früheren Kindheit bereits in einem günstigen, entwicklungsfördernden Sinn verlaufen sind oder ob die Entwicklung arretiert ist, da dies nicht der Fall war. Oft wiederholt sich die Dynamik auf einer neuen Ebene und mit umso größerer Amplitude. Ist die Triangulierungsfähigkeit etwa aufgrund einer Scheidung der Eltern schon überfordert, kann ebenfalls eine problematische Entwicklung resultieren. Die Betroffenen sind zu einer weiteren psychischen Reifung nicht in der Lage. Kinder von Alleinerziehenden können in den Konflikt geraten, dass sie den alleinlebenden Elternteil einerseits nicht allein lassen können, andererseits aber gern zunehmend eigene Interessen verfolgen würden. Dies führt dann gerade bei Söhnen von eher depressiven Müttern häufig zu Panikstörungen und Identitätskrisen. Eine Patientin wurde in ihrer Jugend von ihrer Clique wegen einer Kleinigkeit plötzlich fallen gelassen. Dies löste einen Rückzug ins Elternhaus aus und löschte die damaligen bislang erreichten Individuationsschritte praktisch aus. Lediglich im schulischen Bereich „funktionierte" die Patientin noch. Innerlich hatte sie aber jede Hoffnung auf ein wirklich eigenes Leben aufgegeben.

Jede Clique der jugendlichen Freunde und Freundinnen hat ihre eigenen Regeln und Codes. Es ist für Jugendliche sehr bedeutsam, ob sie den Kontakt zu einer solchen Gruppe finden, denn sonst fehlt ihnen ein wichtiges Element für ihre weitere innere Entwicklung. Vor dem Eintritt ins Erwachsenenalter gibt es mehrere entwicklungsrelevante, aber auch gleichzeitig vulnerable Phasen, in denen die Kontaktaufnahme zu außerfamiliären Anderen für viele leichter ist als in anderen Lebensphasen. Dies betrifft einmal die frühere Kindheit um das 4. Lebensjahr, 10 Jahre später die frühe Pubertät und m. E. auch für manche noch einmal das Lebensalter kurz nach Studium und Ausbildung. Hier bilden sich wichtige innere Strukturen auf der Basis der dann erlebten Kontakte und Bindungen. Gibt es bereits frühe Entwicklungsarretierungen, ist es auch wahrscheinlicher, dass die entsprechende Pubertätszeit ebenfalls problematisch verlaufen wird. Die Gruppe der Peers, sei sie nun ganz lose zusammengesetzt oder sei es, dass sie aus Mitschüler*innen oder Ausbildungs- oder Studienkolleg*innen besteht, kann ganz vehement den inneren und später dann auch den äußeren Abschied vom Elternhaus einleiten helfen.

---

**Beispiel**

Ein 30-jähriger Patient hatte bis vor kurzem bei seiner Mutter gelebt. Er war Einzelkind und seine Mutter hatte sich bereits früh von seinem Vater getrennt. In seiner eigenen Wohnung bekam er bald Panikattacken und suchte dann therapeutische Hilfe auf. Es zeigte sich, dass er kein Bild von sich als Mann hatte und besonders seine Selbstbehauptung und Aggression sehr gehemmt war. Im Behandlungsverlauf besuchte er auch eine Männergruppe, die ihm wichtige Anregungen lieferte. Allmählich verbesserte sich sein Umgang mit seinen Gefühlen, seine Realitätsbewältigung und seine Symptome bildeten sich zurück. Schließlich fand er eine Freundin. ◄

---

Das stark angeregte Phantasieleben in der Pubertät, die Bedeutsamkeit, die die Sexualität für das psychische Leben erhält, – all das führt dann im Fall weniger konkreter Erfahrungen in und mit Gruppen Gleichaltriger oder leicht Älterer zu einer zunehmenden „Realitätsflucht". Aktuell zeigt sich diese Dynamik meist darin, dass Jugendliche stunden- und tagelang durchgehend mit (Online-)Computerspielen befasst sind. In den virtuellen Welten finden sie die Helden und Abenteuer, die das reale Leben nicht zu bieten hat. Hier wird oft auf spielerische Weise etwas durchgespielt, was als Initiationsversuch verstanden werden kann, etwas, das in der Gesellschaft in seiner Bedeutung nur noch wenig gesehen wird. Eine innere zu starke „Realitätsflucht" bleibt oft zunächst unbemerkt, sei es, weil man annimmt, dass die Jugendlichen ihr zurückgezogenes Verhalten schon wieder aufgeben werden nach einer entsprechenden „Phase"; oder, weil man den verborgenen Aufbau von Größenphantasien als Zeichen für die sich vollziehende innere Emanzipation des Jugendlichen ansieht. Wohlgemerkt: es geht um die Deutung des Verhaltens von Jugendlichen durch ihre Bezugspersonen. In vielen Behandlungen mit auf solche Art älter gewordenen Patient*innen kommt erst spät zu Tage, mit welchen unbewussten grandiosen Vorstellungen sie bis dato ihr inneres Selbstwertgefühl ausstaffiert hatten, da ihnen reale bestärkende Erfahrungen weitgehend fehlten.

---

**Beispiel**

Ein Patient kam nach seinem Abitur in stationäre Behandlung, nachdem er bereits monatelang mit starkem sozialem Rückzug, Anspannung, Schlafstörungen und Panikattacken mit Agoraphobie (Platzangst) reagiert hatte. Er hatte

nur wenig Bezug zu seinem Selbst und zeigte große Verwirrung und Überforderung angesichts normaler sozialer Situationen, vor allem auch in Gruppen.
Nach dem Klinikaufenthalt begann er auf Anraten eine ambulante analytische
Gruppe, die er mehrere Jahre besuchte. Hier konnte er zum ersten Mal in einem
geschützten Rahmen und auf reflektierte und von anderen gespiegelte Weise
Kommunikation und Bindung zu Anderen aufbauen. Es zeigte sich, dass es für
ihn etwas völlig Ungewohntes war, dass andere Menschen ihm sein Verhalten
spiegelten. Weder Eltern noch Peers hatten dies ernsthaft unternommen. ◀

Natürlich gibt es in Gruppenpsychotherapien auch Gruppenmitglieder, denen
es gelungen ist, nach vielleicht schwierigeren frühkindlichen Sozialisations-
erfahrungen in ihrer Jugendzeit auch positive und emanzipative Erfahrungen
zu machen. So können diese den Anderen in einer Gruppe helfen, ihre Hoffnung wiederzugewinnen. Jeder und jede Teilnehmende in jeder Gruppe steht zu
einem gegebenen Zeitpunkt an einem anderen inneren Ort, hat eine andere psychische Position inne. Dies wirkt in der Weise auf die jeweils anderen ein, dass
sich Identifizierungen bilden können, dass strukturelle Lücken durch Interaktionen
geschlossen werden, kurz, dass wieder vertrauensvollere menschliche Bindungen
aufgebaut werden können. Die Verschiedenheit der Menschen ist hilfreich, da sie
sich dadurch an je anderen Stellen helfen können, da sie den anderen jeweils etwas
anderes „voraushaben".

> **Beispiel**
>
> Eine Patientin, die in ihrer Spätadoleszenz mehrfach Erfahrung mit sexuellen
> Übergriffen gemacht hatte, tat sich in ihrer Beziehung und auch am Arbeits-
> platz sehr schwer mit der Artikulation eigener Wünsche und Positionen. Auch
> vor der Gruppe, an der sie später teilnahm, verheimlichte sie diese Erlebnisse
> lange. Damit aber wiederholte sie gegenüber der Gruppe ihr stillschweigendes
> und passives Verhalten. In ihrer unbewussten Inszenierung wurde die Gruppe
> zum uneinfühlsamen, sie potenziell ablehnenden Gegenüber. Erst nach und
> nach konnte sie diesen Widerstand aufgeben und mehr zu sich stehen, indem
> sie zunächst in den parallelen Einzelsitzungen darüber sprach. ◀

**Gruppen von Gleichgesinnten**

„Gruppen im Geiste" möchte ich jene virtuellen Gruppen nennen, denen sich
bereits Kinder anschließen, um sich auszutauschen, miteinander zu spielen, zu
chatten, zu kommunizieren. Wir alle haben im April 2023 gesehen, was passieren kann, wenn junge Erwachsene sich in einer Chatgruppe hervortun und an-
geben wollen. Hier war es ein 21-jähriger Militärangehöriger, der Geheimnisse
der US-Regierung über die Hintergründe des Ukraine-Krieges in ein Forum stellte.
Ein anderes, gerade in der Jugend wichtiges Phänomen ist die weite Verbreitung
von Pornografie. Ähnlich wie auch im Umgang mit anderen Netzinhalten ist es
maßgeblich, welche persönliche Stabilität und welche Bindungserfahrung die Betreffenden haben. Gerade Jugendliche ohne befriedigende und nahe (Freundes-)

Beziehungen, aber auch solche mit einer konfliktreichen Elternbeziehung, sind eher gefährdet suchtartig pornografische Inhalte zu konsumieren, um ihr inneres Gleichgewicht und ihr Selbstwertgefühl zu stabilisieren. Nichtsexuelle Bedürfnisse werden dann über das sexualisierte Phantasieleben versucht zu kompensieren. Das Problem ist wiederum die Virtualität der Erfahrung: an sich schöne Erfahrungen werden nur in der Phantasie und mit dem eigenen Körper gemacht, können nicht mit realen Menschen und innerhalb einer Beziehung verstanden und integriert werden. Damit führen sie aber im Seelenleben eine abgespaltene Existenz, sind auch schwerer zu beeinflussen. Wilhelm (2023) schreibt davon, dass „die Gruppe ... wichtiger [wird] als das Ich, ... wenn Individuen ihr Selbstkonzept durch die Gruppe definieren und sich mit ihr identifizieren" (S. 35). Dass individuelle Bedürfnisse und Identitätsmerkmale hinter der Gruppenidentifikation zurücktreten können, ist nicht nur ein Merkmal von Gruppenphänomenen im Jugendalter.

## 4.3    Noch einmal: Schule, Freizeit und Interessen

Die Pubertät als Zeit des Erreichens der Geschlechtsreife und die Adoleszenz als Zeit der inneren mentalen Reifung zum Erwachsenen gehen Hand in Hand. Ähnlich verhält es sich auch beim oft eher ausschließend gedachten Gegensatz zwischen Freizeitinteressen und Berufswünschen. Der noch spielerische und ausprobierende Umgang mit den eigenen Talenten, Fähigkeiten und der eigenen Neugier hat eine große Bedeutung. Wer sich gezwungen sieht, sich, gemessen an der eigenen Bereitschaft dazu, zu früh auf einen Beruf, eine Ausbildung, festzulegen, hat später mit einiger Wahrscheinlichkeit das Bedürfnis, diese Entscheidung zu überdenken. Immer wieder bin ich Patient*innen begegnet, die, aufgewachsen in einem eher bildungsferneren, handlungsorientierten Milieu, zunächst einen Ausbildungsberuf gelernt hatten (wie etwa Zimmermann, Friseurin, Erzieherin). Ein Jahrzehnt später oder oft auch in der Lebensmitte um die Vierzig kamen erste Zweifel oder gesundheitliche Probleme und einige begannen eine Umschulung, bewarben sich für andere Tätigkeiten. Normalerweise bemerke ich im Laufe meiner Kindheit und Jugend, welche Interessen ich habe, was mich begeistert und anzieht. Hier spielt die Spiegelung durch Eltern oder Lehrer*innen eine große Rolle. Manches davon stellt sich als für mich nicht erreichbar heraus, sei es, weil Fähigkeiten nicht vorhanden sind, sei es, weil die Leistungsmotivation, der Ehrgeiz fehlt. Viele dieser zunächst kindlichen Wünsche werden später modifiziert oder aufgegeben. Wer die Erfahrung macht, dass ihm in bestimmten Lebensbereichen Verantwortung übertragen wird (etwa in Sportoder Jugendgruppen), wer erlebt, dass sie Mentorin oder Mentor, Trainerin oder Lehrer unterstützen und an sie glauben, bei dem oder der verfestigt sich die Überzeugung, an sich selbst glauben zu können. Auch das musikalische Vorspiel findet in einer Klasse statt und vor einer Gruppe von Interessierten inkl. hoffentlich der eigenen Eltern. Immer lernt ein Kind dabei implizit, dass es Teil einer Gruppe, einer größeren Einheit von Menschen ist. Darüber bestimmt man mit der Zeit genauer, wo der eigene Platz in der Gesellschaft ist, wo man zu sein wünscht und was einem vermutlich nie möglich sein wird.

## Die Schattenseiten von Homeschooling und Homeoffice

Einen unangenehmen Vorgeschmack auf die Welt des Homeoffice auch in der Post-Covid-19-Welt bekamen Schulkinder während der Coronavirus-Pandemie im sog. Homeschooling. Auch der Zwang für die Eltern, die Arbeit von zuhause aus am Computer erledigen zu müssen und keine Unterbrechungen durch persönliche Begegnungen im Flur, im Pausenraum, beim Kaffeeholen etc. mehr erleben zu können, führte bei vielen meiner depressiven Patient*innen zu einer Zunahme ihrer Beschwerden! Gerade sozial relativ isolierte Menschen erlebten es als äußerst einschränkend und frustrierend, dieser Möglichkeit zur leiblichen Begegnung beraubt zu sein. Der fehlende Blickkontakt, die eingeschränkte Frequenz der Stimme, die „Nichtgreifbarkeit" des Anderen schmerzt viele. Auch diesbezüglich geht es um die Bereicherung und die entwicklungsfördernde Funktion von Gruppen: Schulklassen, Freundeskreise und Arbeitskollegen sind, auch wenn sie manchmal nerven können, essenziell für die Persönlichkeitsbildung der Menschen. Dies funktioniert vor allem live, in Präsenz, da es hierzu auch lebendigen visuellen, auditiven, haptischen und olfaktorischen Austausch braucht. Diesbezüglich stellt der persönliche Kontakt in seiner Vielfalt das wichtigste Kriterium für eine gesunde psychische Entwicklung im Jugendalter dar. Während der Pandemie begegneten sich die Welten der Kinder, Jugendlichen und Erwachsenen ungewollt: alle mussten von zuhause aus arbeiten. Die einen im Homeschooling und die anderen im Homeoffice. Die Entwicklung innerer Räume wurde auch durch die Schließung äußerer Räume behindert, ungewohnt viele Jugendliche mussten sich in psychiatrische und psychotherapeutische Behandlung begeben.

Gerade an dem Stress, der dadurch in vielen, vor allem auch in unterprivilegierten Familien Einzug hielt, lässt sich ersehen, wie wichtig die Möglichkeit ist, sich in seine schulischen oder beruflichen Gruppen zurückziehen zu können. Der entwicklungsnotwendige Rückzug der Jugendlichen war in Gefahr. Das führt auch zu der Einsicht, dass es in Schule und Ausbildung nur zum Teil um Vermittlung von Wissen geht, in der Arbeit nur zum Teil um Produktivität und Leistung. Es geht immer auch um das gesellschaftlich wichtige Zusammenweben von Individuen in Gruppen und um den Wechsel zwischen ihnen. Ohne dieses Erleben würden wir nicht leben können. Dies droht in unserer stark individualistisch gedachten Weltsicht immer mehr vernachlässigt zu werden. Gerade der Hype um die Möglichkeiten der digitalen Tools lässt diese Argumente immer weniger gelten. Ich wiederhole mich: Es ist entscheidend, ob ein Jugendlicher bereits als Kind positive soziale Erfahrungen internalisiert hat. Dann kann er unbeschadet eine Phase des „Abtauchens", etwa in PC-Spiele oder andere virtuelle Eskapaden erleben. Auch so lange aktuell genügend reale Beziehungen, reale Erfahrungen vorhanden sind, entweder in internalisierter, also verinnerlichter Form, was psychische Struktur bedeutet, oder aber in vielleicht wenigen, aber tragfähigen persönlichen Kontakten in der realen Welt außerhalb der digitalen Blase, ist in der Regel kein großer Anlass zur Sorge. Eltern sollten aber die Entwicklung ihrer Kinder, so gut es geht, begleiten und ggf. auch konfrontieren, falls elterliche Regeln gar nicht mehr eingehalten werden.

> **Beispiel**
>
> Ein junger Mann, der zeitlebens von seinen Eltern in seinen musischen Interes-
> sen unterstützt worden war und damit inzwischen überaus erfolgreich geworden
> war, hinterfragte seine eigene Entwicklung. Er meinte, dass er vermutlich einen
> ganz anderen Weg gegangen wäre, wenn er nicht auch immer wieder gedrängt
> worden wäre. Innerlich war er durch seine Geschichte stark an seine Mutter ge-
> bunden, mit seinem Vater verbanden ihn sehr ambivalente Gefühle. Nach einer
> längeren Therapie lernte er eine Frau kennen, mit der er ein neues Miteinander
> finden konnte, nachdem er vorher oft vergeblich um die Zuneigung von Frauen
> gekämpft hatte. Er konnte den Wunsch nach Verstandenwerden durch seine
> Mutter loslassen und eröffnete sich selbst dadurch neue Möglichkeiten. ◄

## 4.4   Schlechte Gesellschaft

Mit der Wahl der Freunde und Peers zeigen Jugendliche, was und wer ihnen wirklich wichtig ist. Ihre innere Welt spiegelt sich in der Umgebung wider. Dies mag
Eltern erschrecken, verdient aber Beachtung. Wenn wir davon ausgehen, dass
nicht nur die Partnerwahl, sondern auch die Auswahl von Freund*innen nicht nur
vom Wiederholungszwang, also der am Vorbild der Eltern orientierten Auswahl,
gesteuert wird, sondern auch bis dahin schlummernde Persönlichkeitsaspekte der
betreffenden Menschen zum Vorschein kommen lässt, dann bekommt die Frage,
welche Gruppe jemand in der Jugendzeit um sich bildet (nicht nur, welchen anderen Gruppen er oder sie sich anschließt) eine neue Bedeutung. Die innere Gruppalität (Kaes) oder die Dissoziabilität der Psyche (Jung) findet ihre Entsprechung in
den manchmal inhomogenen, manchmal andere befremdenden Freundeskreisen.
Wer bin ich und wenn ja, wie viele, fragt man sich als jugendlicher Mensch besonders häufig und hat dabei hoffentlich Gelegenheit, möglichst viele und vielleicht auch manchmal widersprechende Anteile seiner selbst in den Anderen zu
entdecken und im Kontakt zu entwickeln.

**Angeborene Talente und Neigungen**
Hillman (2002) betont, dass die Talente eines Kindes weder erlernt noch biografisch verankert sein müssen. Sie zu entdecken und zu respektieren, sich kindliche Entwicklung überhaupt einmal nicht idealtypisch und schematisch und dazu
formbar zu denken, hinterfragt viele Vorstellungen von Erziehung und Pädagogik.
Nimmt man ernst, was der Autor ausführt, dann können neue Ideen und Kreativität erst entstehen, wenn der Freiraum vorhanden ist, sich unangepasst verhalten
und entgegen den Erwartungen des Umfeldes agieren zu können. Dies verweist
auf Originalität und Authentizität. Kinder suchen sich in der Regel die Gruppen
aus, die zu ihnen passen. Die dort gesuchte Identifikation kann etwas Stärkendes
und Inspirierendes haben.

Dennoch kann das auch zu problematischen Entwicklungen führen, wenn eine
zu scharfe Abgrenzung gesucht wird, wenn viel unterdrückte Aggression gegen

subjektiv empfundene, jahrelange Unterdrückung eigener Bedürfnisse darin zum Ausdruck kommt. Dies kann sich dann als Delinquenz oder Drogenmissbrauch zeigen. Den meisten Jugendlichen gelingt es aber, Verhaltensauffälligkeiten nach ihrer Jugendzeit wieder einzuhegen und in den Griff zu bekommen. Normalerweise gibt die Herkunftsfamilie in dieser Zeit die Jugendlichen Schritt für Schritt frei und übergibt ihnen damit auch mehr Selbstverantwortung. Elementar scheint jedoch zu sein, dass die als Kind lebendig gewordenen Selbst-Anteile über die Zeit der Jugend gerettet werden müssen. Die Verbindung zwischen den vitalen Selbstäußerungen des Kindes, seinen Träumen und der Freude über Selbst-Entdeckungen wird im günstigen Fall auf die Aktivitäten der Jugendzeit übertragen und dann später in die Wahl eines Berufes transformiert.

## 4.5 Ausbildungs- und Studierendengruppen

### 4.5.1 Ausbildung

Jugendliche, die nach ihrer Mittleren Reife eine Ausbildung beginnen, leben meist noch im Elternhaus. Aus Kostengründen und weil sie selten bereits volljährig sind. Mit der Ausbildung kommen sie in ein Umfeld, das ihnen einerseits eine tiefgreifende Umstrukturierung ihres Tagesablaufs und ihres Lebensumfeldes abverlangt. Andererseits erhalten sie die Chance, ihre Fähigkeiten und Talente zu entwickeln und zu erfahren, dass sich Selbstdisziplin und Fleiß für sie lohnen. Je nachdem, wie weit die sonstige soziale Entwicklung bereits fortgeschritten ist, kommt es zu den bekannten Problemen. Wenn Liebeskummer und romantischer Überschwang das Zepter führen, kann auch die Ausbildung oder die weitere schulische Bildung in Mitleidenschaft gezogen werden. Gerade das Spannungsfeld aus dem, was einem bereits an Selbstdisziplin abverlangt wird, was sich aus den Spannungen mit den Eltern noch an ungelösten Konflikten ergibt, welche guten oder auch enttäuschenden Erfahrungen im Zusammenhang mit der ersten Liebe gemacht werden, kann eine Melange aus stark widersprüchlichen Gefühlen und ein inkohärentes Selbstbild ergeben, was sich manchmal in Übersprungshandlungen manifestiert. Dann kommt es etwa zu übermäßigem Suchtmittelgebrauch, psychischen Schwierigkeiten oder starken Selbstzweifeln und Orientierungslosigkeit. Gerne wiederholen bzw. verdoppeln sich auch die Konflikte mit Autoritätspersonen wie Lehrern oder Vorgesetzten, wenn die Konflikte mit den Eltern nicht geklärt sind. Hilfreich wäre dann das Eingebundensein in eine dritte Gruppe wie einen Verein (z. B. Sport) oder eine Gemeinschaft (z. B. Gemeinde), wo Dritte vermittelnd oder beruhigend wirksam sein können.

**Beispiel**

Ein inzwischen über 40-jähriger Patient hatte bereits als Jugendlicher und junger Erwachsener große Konflikte im Elternhaus. Der sich daraus entwickelnde, regelmäßige Cannabiskonsum ging über viele Jahre. Den Kontakt zu den Eltern kann der Patient bis heute bis auf kurze Momente nicht wiederherstellen, da er sich von diesen nicht wahrgenommen fühlt und ihm dies wie ein Selbstverrat vorkommen würde. Er hat sich damit aus Abwehrgründen in eine Art zeitlosen Zustand hineinbegeben, der nur wenige Veränderungen und wenig Entwicklung zulässt. Sich gegen die Eltern zu stellen, heißt für ihn, die realen Eltern aus seinem Leben auszuschließen. Dies weist darauf hin, dass die inneren Elternbilder ihn nach wie vor zu sehr bedrängen und ihm zu nahe sind. Zu vermuten ist, dass eine Ablösung für ihn auf verschiedenen Ebenen und zu unterschiedlichen Lebenszeiten als Kind, Jugendlicher und Erwachsener nicht angemessen vollzogen werden konnte, da aufgrund der als übergriffig geschilderten Eltern zu wenig Selbstgefühl entstanden ist. Trennung ist paradoxerweise nur über das Gefühl erlebbar, „gegen" die Eltern zu sein. Damit aber bleibt er ihnen innerlich stark verbunden. ◄

## 4.5.2  Studium

Auch junge Erwachsene, die nach dem Abitur ein Studium aufnehmen, leben zwar einerseits häufiger als früher noch bei ihren Eltern. Andererseits tun sie sich häufig in neuen Gruppen mit Bekannten, Freunden und Kommiliton*innen zusammen und gründen eine Wohngemeinschaft. Auch diesbezüglich kann man die Tendenz zur Gruppenbildung beobachten. In den WGs werden gegenseitige Anregung, Gemeinschaft und manchmal auch das Ausprobieren neuer Lebensmodelle gesucht. Unbewusst können sich in diesen Gemeinschaften für manche auch die Dynamiken der Kindheit wiederholen. Gerade wer auf ein harmonisches Miteinander und viele gemeinschaftliche Aktivitäten hofft, kann enttäuscht werden, wenn die Mitbewohner*innen ganz eigene Ziele verfolgen. Interessant im Gruppenkontext ist auch die häufigere Beobachtung, dass sich gerade jene, die sich ein „Gegenmodell" zum in der Kindheit erlebten Modell vorstellen, sich mit ganz ähnlich autoritären Strukturen identifizieren wie jene, die sie ablehnen. Die hier auftretende Identifikation mit dem Aggressor, also dem Täterintrojekt, verstellt den Blick, unabhängig davon, ob die weltanschaulichen und sozialen Ziele und Ideale der Betreffenden nun ganz andere sein können. Die Form scheint hier den Inhalt zu dominieren.

Steinmayr (2023) beschreibt die veränderte Wahrnehmung von Lehre. Heute wird die Universität weitgehend als Dienstleistungsbetrieb gesehen, der seinen Studierenden etwas schuldet. Dass dort weniger die Idee der Wissenschaft als ihre Inhalte vermittelt werden, sieht der Autor mit Sorge. Die Universitäten interpretiert er vor allem „als Ort, an dem der Dialog der Generationen stattfindet", es gehe um ein „wechselseitiges Aufeinander-Hören und Von-einander-Lernen" (S. 15). Die von ihm konstatierte Entwicklung spricht auch dafür, dass die Potenz und die Ressourcen von Gruppen heute weniger als früher genutzt werden. Hier schließt sich auch der Kreis zur Kritik an virtuellen Foren, die vor allem dann wahrgenommen werden, wenn sie einem „shitstorm" die Plattform bieten. Der Begriff des „Milieus", an den Steinmayr ebenfalls erinnert, scheint ganz aus der Mode gekommen: ein studentisches Milieu, davon spricht heute kaum noch jemand. Studieren als Lebensphase, in der man verschiedene Modelle des Lebens und Sichtweisen auf das Leben ausprobieren und gegeneinander abwägen kann, – das alles ist angesichts Bologna, Leistungsdruck und hohem finanziellem Druck zunehmend in den Hintergrund gerückt.

**Ausprobieren neuer Lebensformen**

Das Ausprobieren neuer Lebensformen in studentischen Kreisen, inkl. der gerade wieder als „Polyamorie" apostrophierten „freien Liebe", wie sie bereits vor 60 Jahren vielerorts in „Kommunen" ausprobiert wurde und zu Verletzungen und Frustrationen führte, beinhaltet auch das Wiederaufleben der offenbar ungelösten Ambivalenzen der Väter, Mütter und Großeltern. Die Bewegung scheint zwischen einer Such- und Neugierbewegung einerseits und einem enttäuschten Rückzug von zu hohen Idealen andererseits zu verlaufen. Dies betrifft sowohl die Formen des Zusammenlebens wie die Variationen dessen, was wir Liebe nennen. Erotische Freiheit erhält wieder einmal einen höheren Stellenwert zugesprochen. Dies kann als Hedonismus oder aber als Versuch der Befreiung von Normen verstanden werden, auf jeden Fall aber als Abgrenzungsbemühen. Viele der Menschen wollen etwas ausprobieren, um zu erfahren, was es mit ihnen macht. Es geht ihnen weniger um eine apodiktische Ideologie, sondern um die Suche nach dem, was für sie in Beziehungsdingen stimmig und passend, aber vor allem was lebbar ist. Nicht wenige scheitern schließlich an ihren nicht nachlassenden Gefühlen der Eifersucht oder Verlassenheitsängsten, sie nähern sich dann langsam den lange gemiedenen oder konflikthaft besetzten elterlichen Lebensformen an. Wieder anderen scheint dies nicht zu gelingen und sie suchen weiter nach der für sie richtigen Lebensform. Jede Generation muss ihre eigene Wahrheit und ihr Gleichgewicht finden und alte Gewissheiten und überkommene Lebensformen auf den Prüfstand stellen dürfen. Immer geht es darum, zu probieren, wo man selbst steht, wohin man gehört, zu welchen Anderen man sich im Einvernehmen in Beziehung setzen kann. Wo ist ein Austausch? Wo ist die Gruppe, der ich etwas bedeute und die mir selbst Halt gibt? Gibt es Andere, denen es ähnlich geht wie mir? Darf ich auch ausscheren aus der Gruppe? Und bin ich dann trotzdem noch ein Teil von ihr? Dies sind einige der bedeutsamen Fragen in diesem Lebensalter.

## Literatur

Bion, W R (1991) Erfahrungen in Gruppen. Fischer, Frankfurt/M
Hillman, J (2002) Charakter und Bestimmung. Goldmann, München
Illouz, E (2016) Warum Liebe weh tut. Suhrkamp, Berlin
Münch, V (2016) Krise in der Lebensmitte. Springer, Heidelberg
Steinmayr, M (2023) Zwischen Dienstleistungsdenken und Aktivismus: Universitäten in der Krise. Der Freitag 14, S. 15
Wilhelm, K (2023) Sehnsucht nach Zusammenhalt. Psychologie Heute 03/2023, 32–36. Beltz, Weinheim

# Junges Erwachsenenalter

# 5

**Zusammenfassung**

Reifen junge Menschen zu Persönlichkeiten heran, wird es zunehmend spannungsgeladen. Zwischen Eltern und Kindern brechen alte Konflikte wieder auf, sollten diese nicht schon gelöst sein. Neue Themen kommen dazu wie die Partner- und Berufswahl. Die Wünsche nach Anschluss an Gruppen werden durch die Wünsche nach einer ersten längeren intimen Beziehung begleitet und es kann schwer werden, beides unter einen Hut zu bringen. Dazu kommen die noch unabgeschlossene Ausbildung, gerade bei Studierenden, und die weiter lebendige Neugier auf neue Erfahrungen, die einem Sichfestlegen oder Sesshaftwerden zu widersprechen scheinen. Viele beschäftigt dabei die Frage nach dem richtigen Zeitpunkt für Eheschließung, Schwangerschaft und Familiengründung. Diese Themen sind gerade bei konflikthaften Elternbeziehungen emotional aufgeladen und behindern zum Teil die weitere Entwicklung. Welchen hilfreichen oder auch hemmenden Einfluss haben Gruppendynamiken in dieser Lebensphase?

Das frühe Erwachsenenalter, das für Entwicklungspsycholog*innen die Adoleszenz ablöst (vgl. Erikson 1973), also etwa die Zeit zwischen dem 20. und 30. Lebensjahr, bringt charakteristische Herausforderungen mit sich. Es ist die Zeit, in der sich für die einen die berufliche Situation verfestigt und stabilisiert, für die anderen ist es noch eine Zeit des Lernens und Studierens. Eine Zeitlang war dafür der Begriff des Moratoriums, also eine Art Schonzeit, gebräuchlich. Für Studierende ist es trotz gestiegener Leistungsanforderungen und verschulter Lehrpläne eine Zeit des Ausprobierens. Auslandssemester und parallele Jobs als Werkstudent*in sind verbreitet. Nachdem die biologischen und körperlichen Veränderungen der Pubertät und die Anstrengungen der Adoleszenz bewältigt sind, kann das frühe Erwachsenenalter doch nicht völlig abgegrenzt von diesen vorangehenden Lebensphasen gesehen werden. Zwar geht es in Bezug auf Ausbildung und Beruf wie auch im Privaten um eine gewisse Konsolidierung, dennoch können unabgeschlossene, unverarbeitete Konflikte aus früheren Lebensphasen weiter wirksam sein.

Die Integration auch widersprüchlicher Wünsche und Emotionen gelingt in diesem Alter bereits besser als in der oft turbulenten Jugendzeit. Je nach Vorprägung können einem dabei einfachere oder auch komplexere Verarbeitungs- und Abwehrprozesse helfen. Die Mechanismen der Abspaltung von Emotionen oder die Projektion sind darunter sicherlich die am wenigsten förderlichen und gesunden. Auch junge Erwachsene sind in diesem Punkt noch in der Reifung der Persönlichkeit, die das ganze Leben über weitergeht (vgl. Erikson 1973). Insofern unterscheiden sich die genannten Abwehrformationen einmal aufgrund der familiären und sonst gemachten Vorerfahrungen, gleichzeitig aber auch davon unabhängig im Lebenslauf. Die Ambivalenzfähigkeit und die Integration der emotionalen Welt und der anderen Persönlichkeitsanteile ist ein lebenslanger Prozess. Die Annahme extremerer Positionen, auch die Empfindung klarer und kräftiger und scheinbar eindeutiger Emotionen ist dabei eher das Vorrecht der Jugend. Eine differenziertere Betrachtung von Emotionen, Weltsichten und Meinungen ist im Lebenslauf erst durch vielerlei Erfahrung und Korrektur in Kontakten möglich.

**Die Grauabstufungen des Lebens**
Dies hat auch der Philosoph Sloterdijk (2022) eingehend untersucht. Er verweist dabei auf die Wertigkeit dieser zunehmenden Differenzierungs- und Unterscheidungsfähigkeit und spricht von den Grauschattierungen des Lebens, die zunächst farblos und wenig leidenschaftlich erscheinen, bei näherem Betrachten aber eine ganz beträchtliche Vielfalt von Erfahrungen abbilden können. Ohne diese Schattenaspekte, so eine andere Beschreibung, kann die Lichtseite des Lebens nur wenig geschätzt werden, eine für noch junge Zeitgenossen eher nervige, da noch nicht eingetretene Situation.

Für junge Erwachsene stehen in ihrem Lebensalter einige Herausforderungen an, die mit dem notwendigen Aufbau eines eigenständigen Lebens zusammenhängen. Die Motivation dazu ist im späteren Leben im Allgemeinen nicht mehr so groß. Ergo werden zum Teil ehrgeizige Ziele verfolgt, es besteht eine beachtliche Konkurrenz. Abgemildert wird diese durch die sich verschiebenden Werte der heutigen Millennials. Diese achten mehr auf ein Gleichgewicht zwischen Arbeit und Freizeit, unterscheiden zwischen den Anforderungen, die die Gesellschaft an sie stellt, und den privaten Sehnsüchten und Wünschen, die man für sich hegt. Gerade Boomer, also die heute über 50-Jährigen, tun sich oft schwer mit dieser veränderten Mentalität, da sie so anders ist als die, die ihnen vertraut ist. Dadurch kommt es auch schneller zu Konflikten z. B. über Themen der sog. Work-Life-Balance, sobald die Generationen zusammenarbeiten müssen. Letztlich ist diese intergenerationale Verschiebung der Prioritäten der Lebensplanung aber etwas Erwartbares, allerdings mit immer neuen Themen und Favoriten.

**Welche Bindungserfahrung habe ich?**

Ein Merkmal des frühen Erwachsenenalters ist die zwar noch fluide, aber sich gleichzeitig verfestigende Identität. Diese ist nicht allein von den Erfahrungen der Herkunftsfamilie, sondern auch von späteren, anderen Gruppenerfahrungen abhängig. Wir stellen fest, dass sich junge Erwachsene in diesem Alter mehr und häufiger binden. Woran liegt das, welche psychologischen Voraussetzungen sind da im Spiel? Diejenigen, die aufgrund ihrer ausreichend positiven Bindungserfahrungen in Kindheit und Jugend über genügend Ich-Stärke, über genügend Identität verfügen, wagen nun den Schritt in die Intimität einer Zweierbeziehung (vgl. Erikson 1973). Damit setzen sie sich den starken Gefühlen der Verliebtheit, der sexuellen Leidenschaft und der Idealisierungsneigung aus, die alle wiederum Ich-auflösenden Charakter haben können. In der Regel wird diese passagere Regression jedoch genossen und führt zu innerer Bereicherung und Wachstum, während sie bei Menschen mit unsicherer Selbstentwicklung zu Verunsicherung, Abhängigkeit und neuen Ängsten und Überforderungen führen kann. Auch drohen unter diesen Voraussetzungen schnell Verwicklungen und Konflikte in nahen Beziehungen. Menschen sind mit Anfang 20 oft noch sehr geprägt von dem, was ihnen ihre Eltern vorgelebt haben und setzen sich dazu ins Verhältnis. Das kann bedeuten, dass sie sich bewusst gegen die elterlichen „Empfehlungen" entscheiden. Liebespartner wirken dann wie ein Gegenentwurf zur Welt der Eltern, was etwas Provokantes haben kann. Aber auch das Gegenteil kann der Fall sein: die Strukturen von Beziehungen gleichen sich dann zwischen Eltern und deren Kindern. Dies umso mehr, je weniger eigenständig die Entwicklung der Kinder bislang war. So kommt es relativ häufig zu frühen Eheschließungen und Schwangerschaften, wenn die eigenen Eltern dies bereits auch so getan hatten.

Eine Liebesbeziehung kann wie das Eintauchen in eine neue Welt, wie eine Grenzüberschreitung, wie das Teilen gemeinsamer, eben noch unbekannter Erfahrungen erlebt werden. Daher stellt gerade unser romantisches Verlangen einen großen Antrieb dar, sich mit dem Fremden zu beschäftigen, sich dem Neuen, dem Anderen gegenüber zu öffnen. Auch auf anderen Gebieten setzen sich junge Erwachsene dem Einfluss verschiedenster, zuweilen disparater Gruppen aus, um sich selbst in der Spiegelung durch andere besser begreifen zu lernen. In jeden Fall geht es meist um sehr intensive Emotionen, die dann in Gruppen wie Freundeskreisen geteilt werden.

---

**Beispiel**

Ein junger Patient war sowohl in der Klimaschutzbewegung aktiv als auch an einer Universität angestellt. Um zu vermeiden, dass er Nachteile für eine geplante Karriere im Staatsdienst erleidet, erkundigte er sich genauestens über die Grenzen zwischen noch nicht strafrechtlich relevantem Verhalten und dem Verhalten, das als eine Grenzverletzung bewertet werden könnte und einen Führungszeugniseintrag zur Folge hätte. Hier findet sich der Versuch, unterschiedliche Zielsetzungen parallel zu verfolgen und die Nachteile dieser Konstellation zu minimieren. ◄

Viele Studierende, so mein Eindruck, haben in den zurückliegenden Pandemie-Jahren ihre Aktivitäten eingeschränkt. Präsenzkontakte und unvorhersehbare Begegnungen wurden seltener, Kontakte und Verabredungen wurden bewusster und zielstrebiger geplant und zum Teil auch vermieden. Gerade Lernformate werden lieber schnell „abgeleistet" und das praktische Online-Format präferiert. Privat sieht man sich dennoch lieber persönlich. Die starke Konzentration auf Online-Formate und die semesterlange Unmöglichkeit, sich in Präsenz zu treffen, hatte tiefgreifende Folgen für die Lebensgestaltung einer größeren Zahl von Heranwachsenden und jungen Erwachsenen.

---

**Beispiel**

Einer meiner Patienten zog sich gänzlich aus seinem Studium zurück, als er meinte, zu merken, dass er den Anschluss verpasst hatte. Ein anderer lernte fast nur noch, vermied feierliche Anlässe und Sportevents und dies auch dann noch, als dies wieder gestattet wurde. Wieder ein anderer junger Mann litt sehr unter der Unterforderung sowohl in den praktischen Phasen seines dualen Studiums wie auch unter der Fehlbeanspruchung und Einsamkeit (Homeoffice) bei seinem Job nach dem Bachelor. Ein Homeoffice im jungen Erwachsenenalter wirkt daher noch dysfunktionaler und krankmachender als dies in späteren Lebensphasen der Fall sein kann. In der Regel leben in ihren 20ern mehr Menschen in einer Wohngemeinschaft oder noch mit ihren Angehörigen und Familien und sind dadurch weniger stark gefährdet, zu vereinsamen. ◄

---

Es gibt durchaus nicht wenige Erwachsene, denen es gelingt, ihre bereits in der Jugend begonnenen Engagements und Freizeitaktivitäten im jungen Erwachsenenalter weiter zu intensivieren. Manche übernehmen ehrenamtliche Funktionen und helfen im sozialen Bereich. Andere wiederum ziehen sich aus diesen Aktivitäten zurück und konzentrieren sich aufs Lernen. Es wird in diesem Alter spürbarer, dass sich Identität und Selbstbewusstsein durchaus zu einem erheblichen Teil aus der Zugehörigkeit zu mehreren sozialen Gruppen speisen. Die unterschiedliche Auswahl und innere Gewichtung der Einflüsse dieser Gruppen macht dann die Individualität der Betreffenden aus. Entscheidungen mit größerer Tragweite sind gefragt. Menschen, die bereits in ihrer Jugendzeit nur wenige einzelne Kontakte aufbauen konnten, bleiben auch im frühen Erwachsenenalter häufiger allein, da sie elementare Probleme damit haben, neue Kontakte aufzubauen. Ihnen fehlen aber dann die positiven Erfahrungen des Feedbacks und auch die Fremdwahrnehmung der Anderen in Gruppen, anhand derer man etwas über sich erfährt. Oft bleiben die Betroffenen dann lange bei den Eltern oder manchmal auch nur bei einem alleinerziehenden Elternteil wohnen. So begegnet man auch immer wieder Menschen, die noch im Alter von 30 Jahren und darüber hinaus keinerlei näheren Kontakt in sexueller Hinsicht gehabt haben. Doch soziale Unbedarftheit und Ängstlichkeit wird zuweilen auch durch sexuelle Überaktivität zu kompensieren versucht. In diesen Fällen ist von einer narzisstischen Problematik auszugehen.

**Beispiel**

Ein Teilnehmer meiner Gruppen kam mit 20 Jahren in Therapie. Er fühlte sich
sehr wenig in der Lage, allein zu sein. Immer wieder berichtete er zwischen
Stolz und Ängsten schwankend, von seinen weiblichen „Eroberungen" und den
damit einhergehenden Unsicherheiten. Stabilisieren konnte er sich durch regel-
mäßiges körperliches Training. Erst nach und nach zeigte er sich in der Lage,
eine längere Beziehung zu führen und unvermeidliche Frustrationen aushalten
zu lernen. Aber auch seine Abgrenzungsfähigkeit und seine Fähigkeit, sich
selbst zu trennen, nahmen allmählich zu. Langsam entdeckte er seine eigene
gefühlsmäßige Position und konnte auch besser zu seinen aversiven und aggressiven Gefühlen stehen. Dies führte schließlich zu mehr Klarheit in seinen
Beziehungen und daraufhin auch zu mehr Entschlossenheit in beruflichen Entscheidungen. Er hatte gelernt, die geduldige und offene Haltung der Gruppe
ihm gegenüber in seine Selbstbeziehung zu internalisieren. Seine Aggression,
die er bis dahin vor allem gegen sich selbst gerichtet hatte (hohes Ich-Ideal),
konnte nun in konstruktiverer Weise in seine Handlungen Eingang finden. ◄

## 5.1 Junge Paare

Obwohl sich manche Paare, die mit Ende 20 zusammen sind, schon in der Jugendzeit gefunden haben, wechseln Partnerschaften in den 20er-Jahren des Lebens-
laufs noch relativ häufig. Natürlich gibt es diesbezüglich eine große Spannbreite.
Für alle Paare aber gibt es die psychische Aufgabe, die neuentdeckte Zweisamkeit, psychologisch und symbolisch quasi eine Rückkehr zum Dyadischen der frühen Kindheit, gegen die Gruppen im Umfeld zu verteidigen und gleichzeitig mit
diesen in Kontakt zu bleiben. Das fängt bei der Zeit an, die ein Paar miteinander
verbringt. Wenn das Gleichgewicht zwischen den Bedürfnissen der beiden Partner, aber auch im Verhältnis zwischen dem Paar und seinen Freundeskreisen,
Freizeitgruppen und Verwandten sich verschiebt und zu einseitig wird, entstehen
Konflikte. So fühlt sich derjenige Partner, der sich mit überzogenen Ansprüchen
des Anderen konfrontiert sieht, schnell eingeengt und unter Druck. Manche Paare
öffnen ihre Zweisamkeit relativ schnell wieder zu ihren Freundeskreisen hin
und geben sich damit wenig Zeit, ihre Verbindung ausreichend zu stabilisieren.
Dies kann dann zu verfrühtem Kontakt mit den Eltern des Anderen führen, der
als spannungsgeladen empfunden wird. Der Wunsch, die eigenen Eltern mögen
ihren Segen zu ihrer ureigensten Entscheidung geben, ist in sich zwar verständlich, aber auch paradox, da er auf einer kindlichen Motivation beruhen kann. Man
will sozusagen unabhängig und erwachsen sein, aber bitte mit dem Placet und
dem Segen der Eltern. Mit anderen Worten: Der Einfluss der Eltern auf das psychische Gleichgewicht bei Patient*innen in diesem Alter ist oft noch groß. Wenn
die berufliche Situation noch nicht geklärt und der Studienabschluss noch nicht erreicht ist, beschämt dies unterschwellig die Kinder. Eltern sind in Sorge und entwickeln Schuldgefühle, wenn sich die Kinder nicht so schnell und in die Richtung
entwickeln, die sie für diese angedacht haben. Allen fällt es schwer, loszulassen.

Besonders schwer haben es Eltern, deren eigene Wünsche in dem Alter, in dem ihre Kinder nun sind, keine große Rolle gespielt haben und die sich den Vorstellungen der eigenen Eltern über ihre Zukunft gefügt haben. Diese Eltern können dann oft heftigen Neid auf ihre Kinder entwickeln und kompensatorisch einen Kontrollzwang entwickeln („Helikoptereltern").

**Neue Erfahrungen sind nur in Beziehungen zu machen**
Gleichzeitig lernen Menschen zwischen 20 und 30 selbst, dass Beziehungen Zeit benötigen, um zu wachsen. Ihre romantischen Beziehungen werden tendenziell länger und beständiger. Dies fordert eine neue Fähigkeit zur Regulation. Die Frage stellt sich, wie man sein eigenes Leben weiter leben und seine Freundschaften und Interessen verfolgen kann und gleichzeitig loyal zu seiner Beziehung steht. Manchmal stehen aus Ausbildungsgründen oder wegen eines Stellenantritts Ortswechsel an, die die Paare belasten. Zudem sind Gruppen und Paare natürliche Antagonisten. Bion (1991) hat die Paarbildung innerhalb einer Gruppe als Reaktion auf eine starke Regression beschrieben. Darauf müssen Paare gefasst sein: dass ihre Freunde, die Clique mitreden will. Aber man begegnet in diesen Gruppen weiterhin auch Anderen, was es mitunter schwer machen kann, treu zu bleiben.

## 5.2   Verlängerte Adoleszenzkrisen

Relativ häufig begegnen mir Patienten, vor allem Männer, die sich trotz ihres Alters von etwa Mitte 20 in einer ausgeprägten adoleszenten Krise zu befinden scheinen. Häufige Konflikte mit den Eltern dominieren ihren Alltag, der Versuch, mit Ausbildung, Studium, Beruf oder Partnerschaft Fuß zu fassen und ein eigenes Leben aufzubauen, stagniert und scheitert immer wieder aus ähnlichen Gründen. Sie sind schon lange an einer Hochschule eingeschrieben, sie kommen nicht zum Abschluss, Promotionen werden abgebrochen. Oft besteht ein sehr konflikthaftes Verhältnis zum Vater, dessen Lebenserfolge in Zweifel gezogen werden, der abgewertet wird, so wie er früher die Patienten selbst abgewertet haben muss. Diese Patienten (ich habe diesbezüglich viele junge Männer behandelt) scheinen in einer Art verlängerter Adoleszenz zu verharren. Ihr Leben steht scheinbar still, Lernen und Arbeiten werden prokrastiniert, was zu immer neuen Schuldgefühlen führt, die wiederum depressiv verarbeitet werden, was neuen Rückzug nach sich zieht und so fort. Es kann eine große Erleichterung sein, wenn diese Patienten in einer Gruppe lernen, sich entweder aufs Neue zu motivieren und ihre vorher nichtakzeptierten Grenzen zu akzeptieren. Es kommt dazu, dass sich viele dieser männlichen Patienten in Ermangelung neuerer Bekannter ihren Freundeskreisen aus Jugendtagen sehr verbunden fühlen. Es werden zum Teil Alkohol und andere Drogen konsumiert, auch in den Freundschaften wird wenig unternommen. Bewährte Rituale wiederholen sich permanent, die Zeit scheint stillzustehen. Das Verbleiben in dieser Gruppe wird dann im Therapieverlauf zunehmend konflikthaft erlebt. Die alten Kumpel beginnen anzustrengen, man will sich weiterentwickeln, die Freunde ziehen nicht mit, ändern nicht ihr Verhalten.

**Der Einfluss des sozialen Umfelds auf die Identitätsbildung**
Es ist sehr schwer, sich mit einem Mal ganz aus einer solchen Gruppe, zuweilen aus einem ganzen solchen Soziotop lösen zu wollen. Meist ängstigt dies zu sehr. Erst sehr allmählich können zunächst neue Interessen, dann neue Kontakte aufgebaut werden, die die alten dann nach und nach ersetzen können. Gerade eine Gruppenselbsterfahrung bzw. -therapie kann hier neue Akzente setzen, indem viele verschiedene Perspektiven und Ideen einfließen können. Andere Teilnehmer*innen können von zurückliegenden oder aktuellen Situationen erzählen, die ganz ähnlich sind, und davon, wie sie diese gelöst haben. Es kann Verständnis, aber auch Ungeduld und Kritik geäußert werden. Die alten Gruppenloyalitäten sind ein Teil der Identität der jungen Erwachsenen, die erste Gruppe außerhalb der Familie, in der sie das Gefühl hatten, akzeptiert und angenommen zu sein. Wenn dies vor allem im Kontext von Suchtmittelkonsum und allgemein passivem Verhalten geschehen ist, dann kommen diese Patienten mit der Zeit auch ihrem Selbstbetrug auf die Spur: Die Anderen haben sie, ebenso wie die Eltern, gar nicht wirklich sehen und akzeptieren können! Sie sind in einen Wiederholungszwang geraten und haben noch gar nichts wirklich Neues erleben können.

**Das Konzept der Emerging Adulthood**
Seiffke-Krenke (2020) hat das von Arnett entwickelte Konzept der „emerging adulthood" in Deutschland bekannt gemacht. In ihm werden zum Teil problematische, zum Teil erwartbare Entwicklungsschritte von Spätadoleszenten beschrieben. Dazu gehören die Merkmale des extremen Selbstfokus, eines erhöhten Narzissmus, der Verlängerung der Identitätsentwicklung mit viel Exploration, der Instabilität der Lebensführung, des Vorherrschens von (zu) vielen Optionen in der Lebensplanung, das Gefühl eines „Zwischen-den-Stühlen-Stehens" und auch das Herausschieben von Markern des Erwachsenseins. All diese Eigenarten sind gerade unter den Bedingungen von verlängerten Ausbildungszeiten, prekären Anstellungsverhältnissen, nach mangelnder Ausbildung, jedoch teilweise auch in materiell privilegierten Kreisen vorzufinden. Eine gewisse Rolle spielt dabei sicherlich auch, dass die hier genannten Verhaltens- und Lebensstilmerkmale in der populären Kultur bis weit in das 4. Jahrzehnt hinein als vorbildliche Vorstellungen und Bilder idealen Lebens gehandelt werden. Es scheint dabei auch eine Angleichung von vorher als disparat verstandenen Lebensphasen stattzufinden. Schon Ältere verhalten sich dabei zuweilen sehr jugendtypisch in ihren Vorlieben und Lebensstilen.

---

**Beispiel**

Bei Studierenden der Medien-, Gaming- und Filmbranche sind nach meinem Eindruck Verhaltensweisen etabliert und verbreitet, die auf sehr unregelmäßige Rhythmen im Alltag hinweisen. Das oberste Ziel ist Fantasiereichtum, Spontaneität und Multitasking. Dies führt bei manchen zu Verwirrung und Erschöpfung. Schwierig kann es insbesondere sein, die hohe kreative Leistung in die vorgefundenen Formate und Formen zu übersetzen, sich langfristig um eigene Projekte zu kümmern. Hier ist eine hohe Selbstständigkeit gefordert bei gleichzeitig hoher Fähigkeit, sich dem eigenen Unbewussten gegenüber zu öffnen und kreative Impulse wahrzunehmen. Auch die Gruppenfähigkeit der Studierenden wird oft auf die Probe gestellt, denn es besteht eine hohe gegenseitige Abhängigkeit. ◀

## 5.3   Jetzt schon binden, jetzt schon ein Kind?

**Beispiel**

Eine junge Patientin begann nach verschiedenen anderen Ausbildungen ein Jurastudium. Sie war durch die Trennung der Eltern in eine Art Vermittlerrolle geraten, identifizierte sich aber eher mit dem dominanten Vater. In einem Punkt jedoch zeigte sie sich unbewusst in Opposition zum Vater: Während dieser, als sie Kind war, eine klare Entscheidung gegen ihre Mutter und für seine zweite Frau getroffen hatte, zögerte sie sehr lange, sich auf eine ernsthafte Beziehung einzulassen. Sie lernte, sich mit einem neuen Partner allmählich offener auseinanderzusetzen und auch für ihre Bedürfnisse einzutreten, und erlebte dadurch ihre Beziehung als belastbar und stabil. Dies half ihr auch im Studium und in der Beziehungsgestaltung mit Freundinnen, die zum Teil die schwierige Mutterbeziehung reflektierten. Schließlich heiratete sie. ◀

Die Tatsache, dass viele Menschen heute zum Studieren in weiter entfernte Städte ziehen, zieht nach sich, dass sie sich auch dort verlieben und dauerhaft niederlassen. Sind dann Kinder unterwegs, stellt sich die Frage der Betreuung. Die Großeltern des Nachwuchses sind weit entfernt und stehen nicht spontan für Babysitting und andere entlastende Unterstützung zur Verfügung. Es hilft, wenn sich Paare, oft auch schon bevor sie sich finden, ein Netz aus Bekannten und Freunden aufgebaut haben. Studium und Ausbildung, Freizeit und Hobbys bieten eine Menge Gelegenheit, solche Netzwerke aufzubauen. Doch diese müssen gepflegt werden und dies ist nicht für alle gleichermaßen leicht und selbstverständlich. Ich lerne immer wieder Patient*innen kennen, die sich sehr schwer tun mit dem Aufbau von Kontakten. Oft zweifeln sie an sich, haben ein schwaches Selbstwertgefühl und grübeln oft lange, wie sie etwa jemanden ansprechen können. Ihr strenges Über-Ich lässt sie fortwährend an sich selbst zweifeln, ihre nichtintegrierte Aggression macht ihnen selbst das Leben schwer. Wenn die Chance nicht schon bereits vorübergegangen ist, wirkt ein solches Auftreten natürlich für Andere nicht besonders attraktiv. Dies macht die Sache kompliziert und zu einem Teufelskreis.

### Die Jugendzeit in der digitalisierten Welt
Menschen resp. Patient*innen, die Anfang der 20er-Jahre des 21. Jahrhunderts zwischen 18 und 25 Jahren alt sind, kennen die Welt der Kommunikation und

Information nur weitgehend digitalisiert. Für sie stellen sich viele Dinge des Kennenlernens, der Kommunikation, auch der Wiederbeendigung von Beziehungen anders dar als noch für vorherige Generationen. Kommen diese Jüngeren dann in einer Gruppe mit Älteren zusammen, prallen unterschiedliche „Kommunikationswelten" aufeinander. Sind die Teilnehmer*innen offen, kann dies für alle interessant sein, denn der Austausch zwischen Älteren (Eltern) und Jüngeren (Kindern) ist innerhalb von Familien nicht immer so direkt möglich. Die korrigierenden emotionalen Erfahrungen, die die Generationen diesbezüglich in Gruppen jeder Art, aber auf besonders intensive Weise in therapeutischen, analytischen Gruppen sammeln können, werden in den Kap. 10, 11, 12 und 13 intensiver besprochen. Die unterschiedlichen Lebenshintergründe von Gruppenteilnehmer*innen sind generell eine Ressource für alle in einer Gruppe, da so eine Vielfalt alternativer Sichtweisen ins Bewusstsein treten kann. Die naive Annahme von mit Gruppen Unerfahrenen ist hingegen oft genau entgegengesetzt: sie gehen davon aus, dass die therapeutisch Tätigen störungsspezifische, ähnlich gelagerte „Fälle" gemeinsam behandeln.

---

**Beispiel**

Schwerer traumatisierte Patient*innen, etwa Menschen, die als einziges Kind bei alkoholkranken Eltern aufgewachsen sind, können in einer Gruppe ein alternatives Modell für eine „Familie", für normalen Umgang miteinander erleben, was ihre Ängste diesbezüglich abbauen hilft. Allerdings kann die Hürde, sich überhaupt auf eine Gruppe einzulassen, aufgrund eben dieser Ängste auch zunächst höher sein. Es besteht verständlicherweise die Befürchtung, dass sich schlechte Erfahrungen wiederholen könnten und so an den Traumata gerührt wird. Hier ist sehr vorsichtige Motivationsarbeit der therapeutisch Arbeitenden notwendig. Aber auch Ausbildungskontexte, die einen familiären Rahmen aufweisen, können solche positiven Effekte als Gruppe ausüben. ◄

---

Mit der Frage, ob man Nachwuchs bekommen will, befassen sich viele Studierende erst relativ spät. Bei Nichtakademikern kommt es in der Regel früher dazu. Unabhängig von diesen soziokulturellen Unterschieden stellt die Gründung einer Familie psychologisch eine große Herausforderung dar. Es gehört Selbstbewusstsein und Mut dazu, eine Situation zu schaffen, die einen in vielem an die eigene Kindheit erinnern kann. Verdrängte unangenehme Erlebnisse können dazu führen, dass das erhoffte Glück sich trübt und sich zuweilen auch ähnliche Dynamiken wie im Elternhaus etablieren. Neben dem großen Glück, das Kinder bedeuten, kosten diese auch viel Kraft und fordern die Fähigkeit heraus, sich trotz vieler Entidealisierungen und Frustrationen auf die positiven Aspekte des Zusammenlebens zu fokussieren. Kreative Lösungen für auftauchende Probleme werden gefordert und dabei sind besonders diejenigen schnell überfordert, deren Entwicklung ihnen nur wenig Spielräume zur Entwicklung eines belastbaren Ichs eingeräumt hat.

## Literatur

Bion, W (1991) Erfahrungen in Gruppen. Fischer, Frankfurt/M
Erikson, E (1973) Identität und Lebenszyklus. Suhrkamp, Frankfurt
Seiffge-Krenke, I (2020) Weiterbildungsgebiete und Transitionsalter: Emerging Adulthood. Vortrag bei der BPtK, 24.6.2020. https://api.bptk.de/uploads/Seiffge_Krenke_B_Pt_K_Fachgespraech_Transition_240620_8511bc4d04.pdf (Stand: 17.10.2023)
Sloterdijk, P (2022) Wer noch nie Grau gedacht hat. Suhrkamp, Berlin

# Die Lebensmitte und der Beginn der zweiten Lebenshälfte

6

**Zusammenfassung**

Zur sog. Lebensmitte, also etwa um das 40. Lebensjahr herum, haben sich viele Persönlichkeitsmerkmale, viele partnerschaftlichen, familiären und auch freundschaftlichen Beziehungen stabilisiert. Damit zusammenhängend natürlich auch die äußeren Lebensverhältnisse. Die Lebensmitte ist oft ein Zeitpunkt für krisenhafte Entwicklungen, weil hier Stillstand droht und die Vergänglichkeit des Lebens stärker bewusst wird. Dies macht Angst und motiviert oft zu Veränderungen. Dabei gibt es Entwicklungen in beide Richtungen: Hat man zu sehr an sein eigenes Fortkommen gedacht und ist zu wenig eingebettet in tragende Gruppen, wird oft eine kollektivere und verbundenere Lebensweise angestrebt. Hat man sich dagegen lange Zeit in „seinen" Gruppen versteckt, also sich vor dem eigenen Weg der individuellen Lebensgestaltung gefürchtet, dann fordert die Psyche meist auch diese Einseitigkeit zugunsten einer abgegrenzteren und für das Selbst stimmigeren Lebensweise abzubauen. Wir schauen uns an, wie unterschiedlich es dabei Singles und Paaren ergehen kann.

## 6.1 Die Lebensmitte als Wendepunkt

In der Analytischen Psychologie stellt eine Krise in der Lebensmitte einen wichtigen Wendepunkt in der persönlichen, psychologischen Entwicklung dar. Unabhängig davon, ob es tatsächlich zu einer Zuspitzung von Problemen in dieser Lebensphase kommt, sind alle Menschen psychologisch vor ähnliche Herausforderungen gestellt. C. G. Jung ging davon aus, dass der einzelne Mensch zwischen seinem oft ihm selbst nichtbewussten wahren Kern, dem Selbst, und der für den Kontakt mit den Anderen aufgebauten Persona changiert, hin- und herwechselt (vgl. Kuehs 2015). Das Spannungsfeld zwischen der Person, die jemand wirklich ist, und der Person, die jemand nach außen darstellt, kann unterschiedlich stark ausgeprägt sein. C. G. Jung grenzt dieses Konzept von Selbst und Ich von der Freudschen Konzeption des Ich ab, das sich gegen die Ansprüche des Es, der triebhaften Seite der Persönlichkeit, zur Wehr setzen muss. Jung schwebte eher ein Ausgleich zwischen den legitimen Ansprüchen des Selbst, das er nicht nur als triebhaft definierte, einerseits und dem Ich-Komplex, der im Kontakt mit der Gesellschaft steht, andererseits vor. Für viele, aber vor allem für narzisstisch akzentuierte Menschen, stellt die Lebensmitte eine Schwellensituation dar. Zu lange hat man sich möglicherweise auf seine „Fassade" verlassen können, mit Leistung und Anerkennung seinen Selbstwert stabilisieren können. Ängste und Vermeidungsverhalten können sich verfestigt haben, was dazu führen kann, dass Menschen die psychosozialen Entwicklungsaufgaben der anstehenden Lebensabschnitte nur ungenügend bewältigen können. Weitere Erstarrung und Regression und damit auch Krankheit und vorzeitiges psychologisches Altern drohen. Jung sprach in diesem Zusammenhang auch von der Persona, der maskenhaften, oberflächlichen Persönlichkeit, die unter Umständen versucht wird aufrechtzuerhalten, da keine alternativen Erlebens- und Verhaltensweisen zur Verfügung stehen. Psychotherapie oder Selbsterfahrung ganz allgemein können hier Ideen liefern und aus Sackgassen herausführen.

**Die Krise in der Lebensmitte und der Narzissmus**
Wer sich, wie narzisstisch strukturierte Menschen, in bestimmter Weise vor allem mit sich selbst befasst und die eigene innere Welt in besonderer Weise für bedeutsamer halten muss als die der Anderen, hat kein Gespür dafür, in welcher „Welt" die anderen Menschen leben, gemeint sind diejenigen mit weniger narzisstischen Zügen. Ein solcher Mensch hat aber auch keine Ahnung, was die Anderen einem geben können, sodass ein Gefühl des Getragenseins und der Bezogenheit in einer Gruppe erlebt werden kann. Das diffuse Gefühl, dass die anderen ohne eine solche strukturelle Abwehr auskommen können, erweckt bei ihnen starken, unbewussten Neid.

Die Lebensmitte ist das Lebensalter, in dem es am häufigsten dazu kommt, dass Menschen aufgrund ihrer schwierig gewordenen psychischen Entwicklung und den Herausforderungen des Lebens therapeutische Hilfe aufsuchen. Bei vielen ist es die Entfernung von Gruppenzusammenhängen und -zugehörigkeiten, die mit dazu beiträgt, ihr Leben als zu belastend und konfliktreich zu empfinden. Die bisherigen Bewältigungsstrategien, also das, was einem geholfen hat, eine gewisse psychische Balance zu halten, greifen immer schlechter. Kein Wunder: Entweder sind im äußeren Leben alle Parameter des Erfolges erreicht worden oder aber es mehren sich die Anzeichen, dass bestimmte Ziele im Leben kaum noch erreichbar sind. Man gelangt an einen Wendepunkt, fühlt sich vielleicht am Ende der Kräfte. Da dies auch damit zusammenhängt, dass viele Menschen in unserer westlichen Kultur sehr stark durch Leistungsdenken und Vorstellungen von ewiger Fitness geprägt sind, durch ihren Alltag und auch die konsumistische Lebensweise gewohnt sind, zu funktionieren, kann dies nach sich ziehen, dass innerlich eine immer größere Leere spürbar wird. C. G. Jung hat seine analytische Psychologie selbst in einer solcher Krise begründet und die Erkenntnis beigetragen, dass die Pflege der emotionalen und inneren Wirklichkeit einen wichtigeren Beitrag zur Zufriedenheit leisten kann als die Fetische unserer Warenwelt (vgl. Jung 1993).

**Die Wahrnehmung einer Stagnation im Leben**
Ein guter Teil meiner Patient*innen, weiblich oder männlich, ist in einem mittleren Alter und zeigt sich eingangs deprimiert angesichts einer stagnierenden Situation am Arbeitsplatz oder im Privatleben. Ich möchte mich an dieser Stelle auf eine Beobachtung konzentrieren, die im Hintergrund der akuten Beschwerden und Szenarien immer wieder auszumachen ist. Diese betrifft die Tatsache, dass sehr viele Menschen mit Problemen in diesem Alter nur wenig Freunde haben, nicht eingebunden sind in einen stabilen Kreis von Freunden, Bekannten, Kolleg*innen oder in andere Gruppen. Der Kreis der Freunde ist immer kleiner geworden, man hat sich aus den Augen verloren (vgl. Scharnigg 2023). Andere geben an, sich in einer Sackgasse, einer Zwickmühle zu fühlen: Hier das Eingebundensein in einen Job, der sie zunehmend unzufrieden macht, unter- oder überfordert, – dort die immer mehr zu Routine werdenden familiären Verpflichtungen und Rituale. Man pendelt zwischen Arbeit und Familie und ist dabei abends oft zu erschöpft, um neben den Verpflichtungen noch Zeit für die Ehe oder Partnerschaft, geschweige denn für ein persönliches Hobby oder die Pflege von Freundschaften aufzubringen. Man lebt äußerlich ein „volles" Leben und verkümmert doch innerlich, kann keinen wirklichen Kontakt mehr aufbauen. Treffen mit Freunden sind seltener geworden und müssen immer neu verhandelt werden, da es wenig Regelmäßigkeit in diesen Kontakten gibt.

---

**Beispiel**

Eine Frau Ende 30 hatte früh geheiratet und lebte mit ihrem älteren Mann und den zwei Kindern zusammen. Sie kümmerte sich selbstlos um Letztere, verfolgte kaum eigene Interessen, immer war es wichtig, eine „perfekte Mutter" zu sein. Durch die frühe Heirat hatte sie eigene berufliche Ambitionen früh aufgegeben. Neben depressiven Symptomen plagten sie auch psychosomatische Beschwerden. Die Konflikte mit dem Ehemann wurden heftiger, als sie ihre Unzufriedenheit artikulierte. In einem langen Therapieprozess entwickelte die Patientin wieder mehr Selbstfürsorge und setzte sich besser für ihre Bedürfnisse ein. Sie verabredete sich wieder häufiger, spielte mit dem Gedanken noch einmal einen ganz neuen Beruf zu lernen und gestaltete das gemeinsame Haus um. Allmählich konnte sie so auch den hohen Anspruch an sich selbst herunterschrauben und erlebte sich als zufriedener. Ihre Ehe stand lange auf der Kippe, da der Ehemann sehr mit der für ihn unerwarteten Entwicklung seiner Frau kämpfte und sich ebenfalls Änderungen in seinem Leben überlegen musste. In einem katamnestischen Gespräch Jahre nach der Behandlung wurde deutlich, dass es dem Paar dennoch gelungen war, zusammenzubleiben. ◀

Wenn man sich in der Zeit der Lebensmitte viel für andere engagiert und kümmert, sich beruflich einspannen lässt, so ist das nichts Ungewöhnliches, da dies einerseits durch den Lauf des Lebens so angelegt scheint, andererseits aber auch durch grassierende unterschwellige Normen in der Gesellschaft noch gefördert wird. An sich zu denken, gilt schnell als egoistisch oder narzisstisch, das Leben des jungen Erwachsenen mit seinem spielerischen Ausprobieren von Neuem, das Wechselhafte, Unstete gilt als nicht mehr angemessen, wenn eine Familie zu ernähren und versorgen ist. Dennoch ist es wichtig, sich Rückzugsräume auch mit Menschen aus der eigenen Vergangenheit zu verschaffen. Auch der Aufbau neuer Freundeskreise kann ratsam sein. Es benötigt Räume, in denen man ungezwungen kreativ, redselig, musikalisch oder sportlich-kompetitiv sein kann und nicht nur an seine Familie oder den Erfolg denkt. Hier geht es um wirklich „freie" Zeit, in der man die Arbeit ganz vergessen kann, da man sich mit Menschen, Ideen, und Gruppen verbunden fühlt. Phasen, in denen man sich mit dem beschäftigt, was einen früher ausgemacht hat. Für viele ist es in der Tat das Liegenlassen von Hobbys und Interessen, das sie die Verbundenheit mit sich selbst aus den Augen verlieren lässt. Die Kontinuität im Lebenslauf geht verloren und mit ihr die früheren Leidenschaften und damit verbunden, die Verbindung zu den leitenden inneren Bildern. Gerade Familien haben ähnlich wie die in Kap. 5. beschriebenen Paare einen Sog: Sie bieten einerseits Geborgenheit und Sicherheit, sie sind vertraut. Andererseits fehlen, wenn es schwierig oder konfliktreich wird, die Anregungen von außen, die Meinungen der Anderen, die helfen, eine innere Triangulierung zur eigenen Familie aufzubauen, eine Art kurzzeitig distanzierten Blick, um die eigene Situation wieder besser erkennen und auch wertschätzen zu können. Grundsätzlich gilt: Wer nicht das Gefühl hat, dass er noch freiwillig dabei ist, verliert schnell das Gefühl innerer Freiheit. Zweierbeziehungen und auch familiäre Kontexte lassen schnell die Illusion entstehen, dass es keiner weiteren Menschen bedarf, um dauerhaft „glücklich" zu sein. Doch gerade das dauerhafte Glück bedarf dieser Außenkontakte außerhalb der Dyade oder der Familie. Für diesen Gedanken ist jedoch angesichts des Ideals der romantischen Zweierbeziehung oder der glücklichen Familie zuweilen zu wenig Platz (vgl. Illouz 1997).

## Langsame Wiedererlangung der Selbstwirksamkeit

Viele Patient*innen beginnen im Laufe von Psychotherapien erst langsam, dann immer mehr, sich ihre Zeit für sich zu reservieren. Zeit, die zuvor häufig für Grübeleien oder unzufriedenes Herumlungern auf dem Sofa vergeudet wurde. Das für die meisten von früher bekannte Gefühl, das eigene Leben aktiv gestalten zu wollen und zu können, kommt wieder und bereichert die gewachsene Beziehung. Frauen Ende 30 beschäftigen sich viel mit der Frage, ob sie noch Mutter werden (wollen). Immer wieder entsteht großer Druck durch unerfüllte Wünsche, aber auch angesichts der hohen Ansprüche an sich selbst und an potenzielle Partner*innen. Häufig habe ich es in Therapien erlebt, dass erst, wenn diese Ansprüche ein gutes Stück aufgegeben wurden und eine gewisse Lebens- und Selbstzufriedenheit eingetreten ist, auch eine Schwangerschaft relativ plötzlich und überraschend eintrat.

## 6.2 Paare brauchen Gruppen

Zwar gilt, dass sich Gruppen zuweilen schwer mit Paaren tun, aber noch mehr gilt, dass Paare den Kontakt und das Eingebundensein in Gruppen benötigen, um dauerhaft funktionieren zu können. Dabei ist es bedeutsam, dass es sowohl jeweils eigene Gruppen für beide Partner gibt, wie auch Gruppen, an denen beide partizipieren. Gemeinsame Bekannte und Freunde sind etwas, das im günstigsten Fall eine Partnerschaft beleben und stabilisieren kann. Hier sind Menschen, denen am Glück des Paares etwas liegt, die ohne große Eifersucht den Anderen etwas gönnen, weil sie sich in ihrem eigenen Leben passend eingerichtet haben, wichtig. Auf dieser Basis kann ein kreativer Austausch über geteiltes Glück und über Nöte und Sorgen entstehen, denn der geteilte Hintergrund ist auf tieferer Ebene derselbe für alle: das Leben und seine unerwarteten Wendungen, die gemeinsame Sehnsucht sowohl nach Sicherheit und Stabilität als auch nach Anregung und Neuem. Wie wichtig die Anteilnahme Anderer am eigenen Leben ist und wie nährend und die Entwicklung fördernd sie sein kann, zeigt sich, wenn langjährig allein lebende Teilnehmer*innen meiner Gruppen über die Erfahrung und Akzeptanz ihrer Lebensgeschichte und der jetzigen Lebenssituation eine größere Offenheit gegenüber Veränderungen aufbauen: Das führt dann manchmal dazu, dass jemand entgegen allen eigenen Beteuerungen und auch Unkenrufen Anderer jemanden kennenlernt und vorsichtig eine Partnerschaft beginnt. Oft verlaufen diese Prozesse ganz unspektakulär und still, auch weil die häufig sehr vulnerablen Patient*innen diesen Schutzraum brauchen. In der Lebensmitte sind sie in der Regel auch nicht mehr so schnell versucht, grobe Fehler zu machen, wie etwa nach wenigen Wochen zusammenziehen zu wollen.

### Beispiel

Eine Patientin, die über einen sehr langen Zeitraum Gruppentherapie gemacht hatte, fand nach langer Zeit innerlich die Kraft, ihr Leben in ihrem Sinn zu verändern. Nachdem sie sich aus einer unglücklichen Beziehung gelöst hatte, lernte sie einen „Seelenverwandten" mit ähnlich traumatischer Lebensgeschichte kennen. Beide fanden das für sie richtige Maß an Nähe und Abstand. In der Gruppe nahm sie mehr teil, nahm immer mehr emotionalen Kontakt zu den Anderen auf. Die Gruppe war schließlich, nach langen Phasen voller Ängste und Misstrauen, zu einem geschützten Raum für sie geworden. Ihre zunehmende Selbstakzeptanz und Offenheit führte sie schließlich dazu, sich noch einmal mit ihrer kindlichen Traumavorgeschichte als Pflegekind zu beschäftigen. ◄

## 6.3    Alleinstehende und kinderlose Menschen

Betrachtet man die Statistiken, dann leben vor allem in den Ballungszentren inzwischen sehr viele Menschen allein. Ein bedeutender Anteil dieser Alleinlebenden ist wiederum auch nicht in einer Partnerschaft, ist „Single" oder ist auf Partnersuche. Relativ viele dieser Singles sind auch kinderlos: In Deutschland sind dies gegenwärtig 29 % aller gebärfähigen Frauen, also knapp jede Dritte. Psychologisch ist es m. E. häufiger so, dass den Menschen, die allein leben, und auch denen, die kinderlos sind, die Erfahrung der Gruppe ferner ist. Diese zunächst zirkulär erscheinende Feststellung bedeutet aber, dass diese Menschen auch ihr Leben und ihr Selbstverständnis, damit ihre Interpretation des „Lebens" überhaupt, weniger „gruppal" denken und organisieren. Viele Aktivitäten dieser Menschen werden als Einzelkontakte geplant, seltener gibt es Treffen mit Paaren, vermutlich auch wegen der dann gefürchteten Eifersuchts- und Neidgefühle. Häufig gibt es natürlich Konvergenzen in den Thematiken, die die Teilnehmer*innen beschäftigen: Kinderlose Paare sprechen naturgemäß über andere Themen als über die eigenen Kinder und deren Werdegänge. Einzelkontakte meiner alleinlebenden oder kinderlosen Patient*innen sind oft geprägt von Exklusivität. Häufig sind es nur wenige Freunde oder Bekannte, zu denen überhaupt Kontakt besteht. Zuweilen sind diese Kontakte auch sehr kränkungs- und enttäuschungsanfällig, auch, weil sie tendenziell überfrachtet werden mit Redebedarf und Hoffnung auf Entlastung. Generell dominieren eher schwierige Problemthemen, als dass man einfach die freie Zeit zusammen genießt.

**Überforderung der Partnerinnen und Partner**
Dagegen stellen manche alleinstehenden Menschen auch an ihre Partner*innen Ansprüche: dass diese nämlich für ihre schwierigen Problemthemen, für ihre Ängste und Komplexe gesprächsoffen sind. Dies ist prinzipiell in Ordnung, wenn man darunter versteht, dass sich ein Paar auch über seine gegenseitigen Gefühle verständigt und austauscht. Wenn jedoch ein untergründiges elementares Verlangen danach besteht, nicht enttäuscht zu werden, umfassend verstanden zu werden und alles miteinander besprechen zu müssen, dann ist dies häufig Folge einer unzureichenden Beziehungs- und Bindungserfahrung. Kindliche unerfüllte Bedürfnisse werden in Partnerschaften projiziert. Dann können Beziehungen zu „pseudotherapeutischen" Institutionen werden, gerade wenn sich die Partner*innen zunächst darauf einlassen sollten und sich ihrerseits schlecht abgrenzen können. Diese Verwechslung überfordert aber erwachsene Beziehungen und gefährdet sie (vgl. Illouz 1997, 2009, 2016).

Relativ viele Menschen fürchten sich vor einer Gruppenteilnahme, da sie Begegnungen mit Menschen tendenziell eher als anstrengend empfinden. Diese Menschen sind meist parentifiziert, was bedeutet, dass sie ihre Beziehungen unbewusst nach dem Vorbild ihrer Beziehung zu den Eltern strukturieren. Ähnlich wie sie als Kind ihren Eltern gegenüber eine Elternfunktion ausgeübt haben, als sie diese getröstet, entlastet und geführt haben, indem sie eigene Bedürfnisse zurückgestellt haben, suchen sie sich in ihrem Leben oft Menschen, die sich ebenfalls in ihrer Bedürftigkeit an sie richten. Manche dieser Patient*innen haben fast ausschließlich problembelastete und sie ausnutzende Menschen in ihrem Bekanntenkreis. Wirkliche Freunde, also Menschen, die sie so akzeptieren, wie sie sind, und die ihnen auch zuhören und sie unterstützen, haben sie nie gefunden. Infolgedessen fürchten sie, dass ihnen dies in der Gruppe ebenso wieder passieren wird. In der Gruppe wird die Wiederkehr der ursprünglichen Familienkonstellation gefürchtet, in der man sich nicht abgrenzen und wehren konnte gegen Missbrauch und Rollenumkehr. Hier ist psychoanalytisch gesprochen ein Wiederholungszwang am Werk, der erfahrungsgemäß auch in Gruppen eher auflösbar erscheint, da jenseits der Übertragungsbeziehung zum Therapeuten oder zur Therapeutin viele Menschen zur Triangulierung zur Verfügung stehen.

## 6.4   Zu viel oder zu wenig Einsamkeit

Auch viele alleinerziehende Menschen sind mit ihrem Alltag überfordert. Da sie es gewohnt sind, fast alles allein bewältigen zu müssen, können sie sich irgendwann nicht mehr vorstellen, dass es Unterstützungs- oder Hilfsangebote gibt und dass sie einem wirklich etwas geben können. Sie fühlen sich benachteiligt, zum einen, weil sie die Fürsorge für das Kind einschränkt, zum anderen, da es Mutmaßungen geben kann, weshalb man nicht mit dem anderen Elternteil zusammengeblieben ist. In Gruppen erfahren sie, wie haltgebend und unterstützend Kontakte zu anderen Betroffenen, aber auch zu Menschen in anderen Lebenskontexten sein können.

> **Beispiel**
>
> Ein früherer Gruppenteilnehmer sah sich nach dem Ende seiner immer off-on gelebten Partnerschaft in der Situation, immer mehr zu vereinsamen. Er gründete im Verlauf mehrerer Jahre mehrere Selbsthilfegruppen, die „nomen est omen", irgendwann selbstständig wurden und ihn „entließen". Dies frustrierte ihn heftig, ihm wurde aber deutlich, dass es ein Irrtum gewesen war, in Gruppen mit zum Teil sehr problembeladenen Menschen, sein „Glück" zu suchen. Stattdessen konzentrierte er sich mehr auf seine Interessen und Aktivitäten und lernte ähnlich interessierte, aktivere und zufriedenere andere Menschen kennen. ◄

> **Beispiel**
>
> Ein Patient um die 40 hatte sich immer viel in Gruppen bewegt. Er war gesellschaftlich aktiv, er spielte eine Rolle als Musiker, er leitete selbst Gruppen und arbeitete gern in Teams. Vor einigen Jahren hatte er geheiratet und nun war ein Kind auf die Welt gekommen. Er zeigte sich immer wieder hin- und

hergerissen zwischen seinen verschiedenen Lebensbereichen und es fiel ihm schwer, seine Zeit einigermaßen gerecht aufzuteilen. Häufig neigte er dazu, sich zu überfordern und zu viel aufzuladen. Im Laufe einer langen Therapie lernte er allmählich, sich besser kennenzulernen. Während er vorher oft in Konflikt und Überforderungssituation „hineingestolpert" war und diese lediglich nachträglich verstehen konnte, realisierte er nun früher, was sich emotional in ihm ereignete und konnte seine Handlungen auf dieser Basis angemessener steuern. ◄

Der Zeitraum, in dem die vielzitierte „Krise in der Lebensmitte" (vgl. Münch 2016) aufkommen kann, erstreckt sich heute zwischen etwa dem 35. und 50. Lebensjahr. Die Themen sind oft ähnlich, die Entwicklungsaufgaben, die nicht angegangen wurden, fordern vom Einzelnen oft scheinbar einen grundlegenden Wandel. Dass dieser Wandel ein innerlicher sein sollte, geht manchen erst auf, wenn sie vorschnell endgültige Entscheidungen getroffen haben. Daher ist in dieser Lebenssituation meist zu Langsamkeit und Umsicht zu raten. Gruppen bieten den Vorteil, dass die Teilnehmenden mit „Midlife-Krise" in einen lebendigen Austausch kommen können mit anderen, auch älteren Mitteilnehmer*innen. Sie können so darin unterstützt werden, Geduld mit sich zu haben, verfahrene Situationen besser zu verstehen und die nachhaltigeren, richtigen Schlussfolgerungen zu ziehen. Wie in vielen anderen Themenbereichen gilt, dass es enorm erleichtern kann, zu sehen, zu erleben, dass es anderen Menschen ähnlich geht. Die aus dieser Erkenntnis resultierende Verbundenheit zu spüren, ist ein Teil dessen, was als Heilung beschrieben werden kann. Wenn andere Menschen Lösungen gefunden haben, finde ich selbst vielleicht auch eine Lösung aus meinem Dilemma. Man lernt, Spannungsmomente und Konflikte besser und länger auszuhalten, bis sich eine bessere Lösung zeigt, eine heute nicht mehr sehr populäre Ansicht in der Welt der „Macher".

---

**Beispiel**

Für einen Gruppenteilnehmer Anfang 50 wiederholte sich in der Gruppe seine Rolle in der Herkunftsfamilie: Immer wieder kam er nicht zu Wort, da er selbst meinte, nichts Wichtiges beitragen zu können. Er fühlte sich hier wie auch oft im Leben, so auch in der eigenen Familie, einsam. Es wurde langsam deutlich, dass er das Mitgefühl der Anderen in der Gruppe anfangs nur sehr wenig annehmen konnte. Sein Selbstmitgefühl war sehr schwach ausgeprägt, letztlich hatte er einen relativ uneinfühlsamen Umgang mit sich selbst. Erst allmählich ließ er Andere an sich heran. Langsam entwickelte sich auch eine Trauer über das Vermisste und er fand neue Wege zu mehr Zufriedenheit, setzte sich im beruflichen und häuslichen Kontext mehr durch. ◄

# Literatur

Illouz, E (1997) Der Konsum der Romantik. Suhrkamp, Frankfurt/M

Illouz, E (2009) Die Errettung der modernen Seele. Suhrkamp, Frankfurt/M

Illouz, E (2016) Warum Liebe weh tut. Suhrkamp, Berlin

Jung, C G (1993) Erinnerungen, Träume, Gedanken. Walter, Düsseldorf

Kuehs, W (2015) C. G. Jungs Definition der Persona und des Selbst. In: Mythenweber. Springer VS, Wiesbaden. https://doi.org/10.1007/978-3-658-09813-1_26

Münch, V (2016) Krise in der Lebensmitte. Springer, Heidelberg

Scharnigg, M (2023) Irgendwann hat man nur noch gute Bekannte. SZ-Online: https://www.sueddeutsche.de/leben/freundschaft-lebenshilfe-maenner-alter-freunde-gute-bekannte-1.5386395?reduced=true#:~:text=M%C3%A4nnerfreundschaftenIrgendwann%20hat%20man%20nur%20noch%20gute%20Bekannte&text=Einsamer%20Wolf%20gut%20und%20sch%C3%B6n,wieder%20mit%20einer%20echten%20Freundschaft%3F

# Generativität in Gruppen

**7**

**Zusammenfassung**

In diesem Kapitel geht es um die Erfahrungen der „Silver Ager": Zum Ende des Berufslebens kommt es bei den meisten Menschen zu einer massiven Verschiebung in ihren Gruppenzugehörigkeiten und damit in ihrer Gruppenidentität. Entscheidende Frage dabei ist, inwiefern diese Veränderungen als gewollt und selbstbestimmt erlebt werden oder als fremdbestimmt und abrupt. Hier können vielerlei Anpassungsprobleme auftreten.

**Beispiel**

Ein Patient in den 70ern hatte zeitlebens zwar einige Partnerbeziehungen. Diese dauerten aber jeweils nie länger als einige Jahre, sodass er sich an der Schwelle zum Alter allein wiederfand. Das Alleinleben wurde ihm gerade nach dem Ausscheiden aus dem Berufsleben zunehmend zur Belastung, er litt unter Einsamkeitsgefühlen und dem Verlust eines „Lebenssinns". Seine Hobbys hatte er nie intensiv verfolgt, er tat sich zudem eher schwer, sich in Gruppen zurechtzufinden, etwa in Vereinen. ◄

Die Befriedigung, die einem ein Gemeinschaftserlebnis schenken kann, hat etwas Besonderes. Letztlich ist es im Kleinen ganz genauso: Geteilte Freude ist doppelte Freunde – egal, ob in der Partnerschaft oder mit Freunden. Je größer die Gruppen werden, desto vielschichtiger können die gemeinsam erreichbaren Leistungen und Ziele ausfallen. So schätzen viele älter gewordene Menschen sehr, sich einer Gemeinschaft anzuschließen, beispielsweise in einem Chor zu singen. Die Symbolik des Chores in der griechischen Tragödie war die der Verkündung von Allgemeingültigem und letztlich ist es genau das, was ein Chor leistet, wenn er klassische oder kirchliche Werke zur Aufführung bringt. In der Großgruppe eines

Chores wird deutlich, dass jeder zwar in Bezug auf die Gesamtheit aller steht, es aber umgekehrt auch auf jeden Einzelnen ankommt. Wenn sich nicht viele Andere mit ihrer je charakteristischen stimmlichen Tonfärbung, die die ganze Person repräsentiert, einbringen, kommt kein Gesamtausdruck und -eindruck zustande. So erfährt der Einzelne eine ungeahnte Erweiterung der individuellen Begrenzungen über diese Möglichkeit der gegenseitigen Partizipation an der Gruppe „Chor". Der Gesamtklang eines Chores veranschaulicht auch gut, dass die Einzelnen zwar manchmal scheinbar unsichtbar oder unhörbar werden, ganz ähnlich wie gut integrierte Teilnehmer*innen einer therapeutischen Gruppe. Nimmt man die einzelne Stimme, den einzelnen Teilnehmer einer Gruppe aber heraus, fällt die Lücke sofort auf und das wird auch der Gruppe selbst schmerzlich bewusst.

**Beispiel**

Eine ältere Patientin, die die meiste Zeit ihres Lebens an der Seite ihres Mannes verbracht hatte, litt unter dessen Stimmungsschwankungen. Sie hatte ihre eigenen Interessen, ihre Berufstätigkeit und ihre Beziehungen größtenteils zugunsten des Ehemannes und ihrer beiden Kinder aufgegeben. Ihr wurde erst spät schmerzlich bewusst, dass sie sich in eine große Abhängigkeit begeben hatte. Es fiel ihr trotz langjähriger Behandlung sehr schwer, ihr inneres und auch äußeres Leben trotzdem in kleinen Schritten unabhängiger zu erleben und zu führen. Immer wieder fiel sie in alte Verhaltens- und Erlebensweisen zurück und wirkte verzweifelt angesichts der verflossenen Zeit und tat sich schwer, die Vergangenheit loszulassen, da ihr in ihrer Wahrnehmung zu wenig Zukunft blieb. Aufgrund ihrer fragilen inneren Struktur fürchtete sie sich davor, zu starke Affekte, unter anderem Trauer, zuzulassen. ◄

**Kultur als Gruppenleistung**

Anhand dieses Beispiels wird sehr deutlich, dass die Beziehung des Einzelnen zur Gruppe und umgekehrt eine sehr lebendige ist und die Erkenntnis liegt nahe, dass wir Menschen überhaupt nur begrenzt Konstruktives leisten können, wenn wir allein vor uns hin werkeln. Große Menschheitsaufgaben sind nur von vielen gemeinsam zu leisten. Denkt man darüber nach, kann man nur in Demut und Respekt vor den Denkmälern solcher Gemeinschaftsleistungen verharren. Ich denke an große Architektur, an große Musik in einem Orchester, an fast jede kulturelle Leistung, die nur als Gemeinschaftsaktion denkbar ist.

Es stellt sich für viele Menschen am Ausklang ihrer Berufstätigkeit die Frage, welchen Beitrag sie zum Gemeinschaftlichen, zur Gesellschaft geleistet haben. Für manche ist es eine Art „Aufwachen" nach einer langen Zeit des „Funktionierens" in Rollen, in Aufgaben und Verantwortlichkeiten. Plötzlich wird man auch durch die veränderten gesellschaftlichen Zuschreibungen wieder mehr mit seinen eigenen Themen, der eigenen Lebensgeschichte und den eigenen bisherigen Prioritäten konfrontiert.

> **Beispiel**
>
> Nach langen Jahren der Unzufriedenheit und Überlastung nahm eine Patientin mit Ende 50 eine neue Stelle an. Diese Veränderung war offenbar erst möglich, nachdem zuvor eine Reihe von Sicherheiten weggebrochen waren. Erkrankungen und Todesfälle im Freundeskreis konfrontierten sie mit der Endlichkeit des Lebens, was zusätzlich zu Veränderungsschritten motivierte. Die Entscheidung stellte sich als sehr entlastend und stimmig heraus. Es stellte sich mehr Ausgeglichenheit und ein größeres persönliches Freiheitsgefühl ein. ◀

## 7.1 Frühberentung

Etwa ein Drittel aller Menschen, so hörte ich kürzlich im Radio, erhalten schon vor dem regulären Renteneintrittsalter ihre Rente. Zahlreiche Formen von Frühberentung, Altersteilzeit oder anderen Arrangements verhelfen Menschen mit unterschiedlichsten körperlichen und vor allem auch psychischen Einschränkungen zu einem früheren Ausstieg aus einer als nicht mehr erträglich empfundenen Arbeitssituation. Dies stellt, wie wir alle wissen, eine große Belastung für die sozialen Sicherungssysteme dar. Interessant für Psychotherapeut*innen ist, dass es eine sehr große Anzahl von Menschen gibt, die diese Frühberentung aufgrund psychischer Einschränkungen erhalten, viele davon müssten wir also theoretisch in unseren Praxen finden. Dies ist jedoch leider nicht allzu häufig der Fall.

Da die Lebenserwartung in den westlichen Industrieländern seit langem immer mehr steigt, wird die Phase des Rentenalters immer länger und muss auch entsprechend finanziert werden. Wichtiger aber noch erscheint, dass sich Menschen frühzeitig darüber Gedanken machen sollten, was sie mit den ihnen dann noch zur Verfügung stehenden Jahrzehnten anfangen wollen. Viele empfinden ein selbstbestimmtes und aktives Leben als wünschenswert, haben aber im Laufe ihres Berufslebens und neben der Familie ihre eigenen Interessen oft vernachlässigt, sodass es oft darum geht, diese Interessen und Fähigkeiten wiederzuentdecken, um zu einem als sinnvoll und befriedigt empfundenen Leben im Rentenalter zu kommen.

**Empty-nest-Syndrom**
Haben Menschen ihr Leben, wie in den erwähnten Vignetten beschrieben, größtenteils alleinstehend oder auch in einer engen, traditionell geführten Ehe verbracht, dann kennen sie häufiger weniger das Eingebundensein in Gruppen und die vielfältigen Anknüpfungspunkte, die sich dadurch für das psychische Erleben anbieten. Gruppen außerhalb ihrer Kernfamilie – der Herkunftsfamilie oder der eigenen Familie – haben dann meist eine geringere Rolle gespielt. Spätestens mit dem Auszug und Erwachsenwerden der eigenen Kinder dämmert vielen, dass sie sich vielleicht zu sehr auf den engen Familienkreis beschränkt haben. Dementsprechend erleben diese Menschen sich wenig getragen von sozialen Kontexten. Sie selbst erleben sich dann nach der Berentung als überflüssig, als Versager, als

zu kurz gekommen, manchmal auch in einem Gefängnis von Zwängen und Abhängigkeiten gefangen. Unterstützung erfahren sie dabei wenig, da es weniger Freunde und Bekannte gibt, auch gerade solche, die vielleicht ähnliche Erfahrungen im Leben gemacht haben und andere Wege der Bewältigung gefunden
haben. Oft resultiert daraus auch das Gefühl, überfordert zu sein, da man das Gefühl hat, alles allein schaffen zu müssen. Ist ein Leben jedoch größtenteils gelebt,
haben sich viele Mechanismen der Abwehr auch verfestigt. Das macht es schwerer, Veränderungen herbeizuführen und zu wagen. Das Schmerzhafte ist gleichzeitig das Bekannte, in gewisser Hinsicht sogar das Bewährte. Jede Verhaltens-
änderung, jeder Wechsel der Perspektive kann dann Angst machen und wiederum
Selbstmitleid und Verzweiflung verstärken, da ja die Vergangenheit nicht mehr
verändert werden kann.

Daher geht es in den Behandlungen älterer Patient*innen sehr stark um die Entwicklung einer verbesserten Selbstakzeptanz und Selbstliebe. Dies wiederum kann
nur gelingen, wenn innere Freiräume jenseits des oft gleichzeitig beklagten wie
aber vertrauten Korsetts an Selbstvorwürfen erobert werden können. Ganz ähnlich wie in der Behandlung von narzisstisch beeinträchtigen Menschen geht es
oft darum, der Kränkung ins Auge sehen zu lernen, dass das Leben meist anders
verläuft, als man sich das vorstellt. Die Entwicklung von Humor ist dabei ganz
wesentlich, denn wer nicht über sich lachen kann, findet keinen Abstand zu sich
und seiner Lebensgeschichte. Dies kann in Gruppenkontexten deutlich direkter und schneller positiv beeinflusst werden. Es geht in diesem Zusammenhang
paradoxerweise um ein sich weniger ernst nehmen, um einen mehr spielerischen
Umgang mit sich selbst und dem eigenen Leben, dem eigenen Sosein und dem
eigenen Gewordensein. Andere Gruppenteilnehmer*innen können hier Vorbild
werden.

## 7.2 Generativität und die Weitergabe von Wissen und Erfahrung

Viele Menschen, die in ihrem Leben stets Wert auf Kontakte außerhalb der Familie gelebt haben, Menschen, die ihre Interessen und Hobbys gepflegt haben, erleben den Übergang ins Rentenalter als weniger beunruhigend. Sie freuen sich,
mehr Zeit für sich und ihre Leidenschaften zu haben. Dies können neben Tätigkeiten, die man eher alleine ausübt, wie Gärtnern, Modellbau oder Fotografie,
auch Gruppenaktivitäten wie Wandern, das Singen im Chor oder der Einsatz für
karitative Zwecke sein. Auch das Engagement für eine soziale (Rand-)Gruppe be-
zeugt den Willen, Teil eines größeren Ganzen zu sein, etwas Sinnvolles zum Ge-
meinwohl beizutragen und genau das als befriedigend erleben zu können (vgl. Erikson 1973). Wie schon die Lebensmitte, die für manche vielleicht zum ersten Mal
die Bedeutung der bis dahin geltenden Gewissheiten der äußeren und materiellen
Sicherheit in Frage stellen hilft, stellt auch das Ende des Berufslebens sowohl eine
Gefahr wie eine Chance dar. Die Chance besteht in der Reaktivierung oder Inten-
sivierung von Verbindungen, die in sozialer Eingebundenheit zu einem als erfüllter

erlebten Leben beitragen können. Gelingt dies nicht, besteht die Gefahr in einer weiteren Verfestigung rigider Vorstellungen von der Realität und das Abdriften in unrealistische Traumwelten und sozialen Rückzug, Stichwort Wutbürger oder Querdenker.

**Generativität von Gruppen**
Generativität ist etwas, was nicht nur die Einzelnen, sondern eine Gruppe hervorbringt. Die kreativen Lösungen für Probleme und Konflikte, die durch das Zusammenwirken mehrerer Menschen erreicht werden können, lassen deutlich werden, dass Gruppen eine Kraft und Potenzialität innewohnt, die Neues hervorbringen kann, ungewohnte Gedanken zu verknüpfen in die Lage versetz und insgesamt emotionale Prozesse auf ein ausdrucksstärkeres, differenzierteres und kommunikativ reiferes Niveau zu heben vermögen. Gruppen haben emergente Eigenschaften, sie bringen das Fühlen und Denken der in ihr zusammenkommenden Menschen in eine Richtung, von der sie zuvor nicht selbst intentional wissen konnten und die oft eine überraschende Qualität hat. Erfahrene Psychotherapeut*innen wissen: Das, was am Ende einer Behandlung steht, sind oft nicht gerade die Ziele, die Patient*innen und Therapeut*innen am Beginn der Zusammenarbeit im Sinn hatten. Gerade in Gruppen sind die gemeinsamen Suchbewegungen und die kokonstruktive Entwicklung der Teilnehmenden sowie deren Anti- und Sympathien im Verlauf oft unvorhersehbar und können gerade aufgrund dieser Ungeplantheit einen unmittelbaren Effekt auf das emotionale Erleben der Betreffenden haben. Das kann zu nachhaltigen inneren Strukturveränderungen führen. Mehr dazu in Kap. 8.

**Konzentration auf die eigenen Ressourcen**
Rücksicht muss freilich genommen werden auf bereits vorhandene Einschränkungen gesundheitlicher Art. Die auf die eigene Vergänglichkeit und Begrenztheit hinweisenden Beschwerden können dazu führen, dass man sich identifikatorisch mit Menschen befasst, die eine noch offenere Zukunft haben. Wenn sich also ältere Menschen mit jüngeren Menschen befassen und diese unterstützen, so kann das die intergenerationale Verbindung stärken.

Das soziale Ehrenamt hat eine große und gesellschaftlich bedeutsame Funktion. Menschen, die Schulkinder beim Lernen oder Jugendliche in ihrer Freizeitgestaltung, Kinder beim Lernen einer Sportart unterstützen, bringen ihr lebenslang erworbenes Wissen ein und tun sich damit letztlich auch selbst etwas Gutes, indem sie sich in diesem Akt immer wieder in Erinnerung rufen, über welche Kompetenzen und Fertigkeiten sie verfügen, worin sie immer noch gut sind. Das Geschenk an die Jüngeren ist auch ein Zeichen der Dankbarkeit für das selbst im Lebenslauf Erhaltene. Und es ist ein Austausch über Gruppengrenzen hinweg.

In vielem entspricht das Bild des Alters heute nicht mehr dem, was man früher darunter verstand. Die gerade von der Konsumwelt propagierten, fröhlichen und jungen „Alten" sind aber dann ein Kunstprodukt, wenn zu wenig auf die Einschränkungen und die veränderten Perspektiven der Älteren eingegangen wird. Alte dürfen zuweilen nicht mehr „alt" sein, sondern sehen sich gezwungen, die eher schwierigen Aspekte ihres Lebens verleugnen zu müssen, was zum Teil überwunden geglaubte, psychische Erkrankungen triggern kann. Lehofer (2020) hat die provokante These vertreten, dass viele von den Bildern, die wir über ältere Menschen im Kopf haben, bei näherer Betrachtungen Klischees sind und es vielmehr darauf ankomme, wie sich älter gewordene Menschen tatsächlich innerlich und seelisch fühlen. Das gefühlte Alter entspricht dabei eher selten dem tatsächlichen Lebensalter.

**Wiederentdeckung und Variation früherer Interessen**
Blicken wir zurück zu den oben erwähnten unzufriedenen Menschen, wäre es ein Weg, sie wieder zu einer solchen, früher zu Zufriedenheit führenden Tätigkeit hinzuführen und dadurch zumindest in einem Teil mit sich selbst zu versöhnen. Es ist ein schmaler Grat, das Leben auch im Alter einerseits bewusst zu gestalten, zu „feiern" und sich andererseits nicht lächerlich zu machen. Die Erfordernis, Grenzen anzuerkennen, bedeutet unter Umständen, dass auch Freizeitbeschäftigungen aufgegeben werden müssen. Die Verluste und Abschiede können jedoch teilweise durch neue Optionen kompensiert werden. Kann ich eine Sportart nicht mehr aktiv ausüben, könnte ich als Trainer oder Lehrer tätig werden, bin ich nicht mehr in meinem Berufsfeld anerkannt, kann ich dessen Inhalte Laien näherbringen, etwa in der Volkshochschule, indem ich die Grundlagen meines Faches erkläre. Oder indem ich in vereinfachter Form Nachbarschaftshilfe leiste, etwa als ITler, der ältere Menschen unterstützt, die sich schwer mit der neuen Kommunikationstechnik tun.

Wenn man aus dem Berufsleben ausscheidet, kann sich das auch ein wenig so anfühlen, dass damit „der Ernst des Lebens", auf den man sich seit Kindertagen gefreut hat, vorbei sein soll, dass man dann aber auch nicht mehr wichtig für die Gesellschaft ist. Gerade wer seine Identität sehr über seinen Beruf bestimmt hat, auch wenn dieser vielleicht nicht der Traumjob gewesen ist, wird durch die Berentung zu einer Identitätsneubestimmung gezwungen. Angesichts der alternden Gesellschaft und auch vor dem Hintergrund des Mangels an Fachkräften wird das Bewusstsein immer stärker, dass ältere Menschen durchaus sinnvolle und auch identitätsstiftende Aufgaben benötigen. Viele Menschen arbeiten auf Stundenbasis weiter, manche, weil sie müssen, viele, weil sie es so wollen.

## 7.3    Das Alter

Die Gruppe der Älteren hierzulande wächst rasant. Doch vielen droht ein einsames und auch finanziell eingeschränktes Alter, da die Bedingungen des Lebens gerade in den großen Städten immer widriger und anstrengender werden. Gerade wenn der Lebenspartner nicht mehr lebt, wird es umso wichtiger, sich unter Menschen zu bewegen, sich Gruppen anzuschließen. Einrichtungen der Altenpflege unterstützen soziale Kontakte und das Aufrechterhalten von Interessen, wo es geht. Diese wandeln sich aber, da neue Generationen ins Rentenalter kommen, die schon ein anderes Leben als ihre eigenen Eltern geführt haben. Sie haben andere

Ansprüche an sich und das Alter. Leben bedeutet entwicklungspsychologisch Veränderungsmöglichkeiten bis zum Schluss (vgl. Schmidbauer 2022). Für die meisten älteren Menschen ist dies unter einer guten medizinischen Versorgung auch möglich, nur 18 % müssen irgendwann in eine Pflegeeinrichtung, auch nur eine Minderheit leidet irgendwann an einer Form der Demenz. Die dennoch meist katastrophische Darstellung der Situation von Älteren ist nicht gerade ermunternd für viele. Diesbezüglich benötigt es viel Unterstützung, Orientierung und Information. Wie sie eben in einer Gruppe ausgetauscht werden kann. Dies können Interessengruppen, Vereine, Angebote sozialer Einrichtungen, gemeinsame Reisen, aber auch Selbsthilfegruppen und Therapiegruppen sein, je nach Bedürfnis und Not(wendigkeit).

## 7.4 Wettbewerb und Kooperation

Wenn sowohl die subjektiven Veränderungen im Leben, wie nachlassende körperliche und seelische Belastbarkeit, körperliche Beschwerden, als auch die objektiven Zeichen, wie das Erreichen des Rentenalters, die Unmöglichkeit, noch eine Ausbildung beginnen zu dürfen oder einen Kredit aufnehmen zu können, zeigen: „The times they are a changing", dann sehen sich älter werdende Menschen vor die ambivalent erlebte Situation gestellt, nicht mehr soviel zu müssen, gleichzeitig jedoch auch nicht mehr soviel tun zu können oder gar zu dürfen. Was einerseits eine Entlastung darstellt, ist andererseits auch ein „Momento mori", der weitere Abschiede ankündigt. Jüngere sagen den Älteren, dass diese sich jetzt „vom Markt nehmen" sollten, Wettbewerbe und Stipendien aller Art weisen eine Altersgrenze auf, die unmissverständlich klar macht: hier geht es nicht weiter. Ganz von selbst ist man jedoch unversehens Teil der Gruppe der Rentenbezieher und muss sich damit auseinandersetzen, dass manche vielleicht noch ein Bild der Rentner*innen als beige Windjäckchen tragende und unbeholfen daherkommende Menschen haben.

**Ein positives Bild des Älterwerdens**
Wie sich ein positives Bild des Älterwerdens in einem aufbauen kann, beschreibt Kruse (2015). Ihm erscheint besonders essenziell, dass ältere Menschen das Gefühl behalten, gebraucht zu werden, für Andere sorgen zu können. Dies stärke das Gefühl, ein wichtiger Teil der Gesellschaft bleiben zu können. Der darin enthaltene Kontakt zwischen den Generationen sei sowohl für die Gesellschaft wie für Einzelne bedeutsam, um überwiegend zufrieden altern zu können. Möglichkeiten zur Teilhabe und zum Engagement sind also auch von politischer Seite aus aktiv herzustellen, will man nicht Spaltungstendenzen und psychische Probleme im Alter fördern. Da das Leben trotz möglicher Einschränkungen weitergeht, stellt sich die Frage, welche Alternativen sich auftun. Die Beziehungen innerhalb von Familienverbänden verändern sich in der Regel, sie werden aber nicht weniger wichtig für Menschen, die Eltern und dann Großeltern geworden sind. Viele engagieren sich in einer Art erweiterten Familie in Vereinen oder anderen

Organisationen, wo Menschen mit ähnlichen Interessen zusammenkommen. Die gemeinsamen Interessen dienen als Vehikel, um das eigentliche Ziel, das gemeinsame Verbringen von Zeit, möglich zu machen. Nach der „rushhour" des Lebens kommen viele auf ihre liegen gelassenen, vernachlässigten, früheren Hobbys und Interessen zurück. Das gemeinsame Erleben tritt noch einmal in den Vordergrund. Die Kraft, die das Engagement für gemeinsame Projekte zurückgeben kann, fließt wieder in die einzelnen Leben zurück. Die Erfahrung des Verbundenseins aber bleibt, wenn sich jemand auf diese Erfahrung hat einlassen können.

**Zunehmende Einsamkeit im Alter**
Es gibt einsame, ältere Menschen, die zwar durchaus Kontakte pflegen, zuweilen auch in und zu Gruppen, die aber innerlich immer wieder in einen Raum zurückzufallen scheinen, in dem die Verbindung zu den Anderen und zur Welt abzureißen scheint. Für diese Menschen ist oft der Auszug der Kinder, auch der Abschied aus dem Berufsleben ein schwerer Schritt. Es wird gesellschaftlich wenig reflektiert, wie einschneidend dieser Lebensabschnitt für viele ist, geschieht er doch oft nach über 40 Jahren Kontinuität und Verlässlichkeit des Alltags, die nun wegbricht. Viele Menschen werden krank, manche überleben gar diesen Punkt nicht lange. Waren die heutigen Rentner jedoch bereits vor ihrem „Ruhestand" (einem höchst zweifelhaften Begriff) aktive und gesellige Menschen, dann stehen die Chancen gut, dass zumindest in der Verfolgung der persönlichen Interessen noch eine längere Kontinuität auf sie wartet. Anderenfalls können sich frühe Entbehrungen, Einsamkeitsgefühle und Verzweiflung breitmachen, denn es ist kaum etwas da im Alltag, was ablenken könnte oder die Energie in Anspruch nimmt, die nun frei zur Verfügung ist. Aus psychoanalytischer Erfahrung heraus sind es oft sehr frühe Erfahrungen im Leben, die dann im Alter wieder erinnerbar werden oder, sofern traumarisierend erlebt, auch als „Flashbacks" auftreten können. Wird keine Hilfe bei der Bewältigung dieser Erfahrungen angeboten, muss die dann schon brüchigere Abwehr erneut viel leisten, was aber zur Verhärtung und Verbitterung der Persönlichkeit führen kann.

**Gerade im Alter ist Gruppentherapie Mittel der Wahl**
Die Teilnahme an einer analytischen Gruppenpsychotherapie kann helfen, die schmerzhaft empfundene Kluft zwischen dem eigenen Inneren und den anderen Menschen zu lindern, sie im Hier und Jetzt zu überbrücken. Oft aber geht es darum, die immer noch oder gerade noch einmal besonders hohen Erwartungen an einen selbst zurückzuschrauben und zu sehen, dass das eigene Glas halbvoll und nicht halbleer ist. Eine wohlwollende und nachsichtige Sicht auf sich und das eigene, mitunter schwierige Leben ist schwer erreichbar, wenn das Hadern mit dem Selbst bereits ein lebenslanger Zustand gewesen ist. Indem die anderen Gruppenmitglieder die lebendigen, hoffnungsvollen und versöhnlichen eigenen Anteile repräsentieren können, gibt es die Möglichkeit, diese Projektionen zurückzunehmen und so noch zu einer größeren Selbstakzeptanz und damit mehr innerer Ruhe finden zu können. Insgesamt wird Psychotherapie von älteren Menschen noch immer zu wenig genutzt, gemessen an der Morbidität dieser Altersgruppe

und den Belastungen, die zu schultern sind. Hier bedarf es weiterer Aufklärung
und des Engagements der Gruppenpsychotherapeut*innen.

## 7.5 Abschiedlichkeit leben

Verena Kast (1996) hat in vielen ihrer Bücher das Thema der Abschiedlichkeit thematisiert. Gemeint ist eine Haltung gegenüber dem Leben, die jeden Tag vor dem
Hintergrund der eigenen Sterblichkeit schätzen lernt. Die Einstimmung auf Abschiede von geliebten Menschen und auch auf unsere eigene zwangsläufige Ver-
abschiedung aus dem Leben kann in ihren Augen scheinbar paradoxerweise dazu
verhelfen, ein zufriedenerer und gelassenerer Mensch zu werden. Vor der Perspektive des großen Ganzen werden alltägliche Beschwernisse relativ unbedeutend
und wir sind wieder mehr in der Lage, unsere Ressourcen und Stärken dankbar
schätzen zu lernen. Vor allem das uns mit anderen Menschen Verbindende kann so
intensiver erlebt und genossen werden, denn in dieser Hinsicht sind wirklich alle
Menschen gleich.

**Die Trauergemeinde**
Auch nach dem Ende eines Lebens findet sich meist eine Gruppe von Menschen zusammen. Zuweilen überwältigend viele, manchmal nur einige wenige.
Die Vielfalt der Menschen, die man am Grab eines Verstorbenen antreffen kann,
verweist auf die innere Vielfalt des verstorbenen Menschen selbst, seine verschiedenen Tendenzen, Lebenswelten und zeitlichen Phasen im Lebenslauf. Es
finden sich Vertreter der familiären Herkunft genauso wie bei manchem mehr Vertreter*innen einer interessengeleiteten Wahlverwandtschaft. Gerade Menschen, die
in Großstädten leben, verwurzeln sich im Laufe ihres Lebens in vielfältigsten Beziehungen und Kontexten. Davon können sie, sofern sie gesund und mobil bleiben,
auch im Alter profitieren.

**Das Ende des gruppenbestimmten Lebens**
Gruppen sind daher als plurale, erweiterte Herkunft zu denken. Sie prägen einen
Menschen einerseits und spiegeln andererseits dessen innere Vielfalt wider. Dieser
Prozess ist kokonstruktivistisch zu denken. Es gibt keine Henne und kein Ei, es
ist schwer, sich einen Anfang und einen Auslöser zu denken und vielleicht ist das
auch eher irreführend. Gruppen können Ausgleich und Korrektur bewirken durch
ihr Vorhandensein, sie wirken oft eher im Stillen, als dass sie ihre Werte zu explizit propagieren. Probleme finden sich oft dort, wo sich wenig Öffnung für neue
Gruppen und damit neue Einflüsse zeigt. Die Treue, die zuweilen der Kleinfamilie
gezollt wird, kann sich tragisch gegen das Individuum wenden, wenn damit Be-
harrung wie Stagnation und damit letztlich Destruktion verbunden ist. „Anti-
Group" wäre auch dann wirksam, wenn sogar die Gruppe selbst vermieden wird,
es wäre ein Leben gegen Gruppen – und damit gegen Teilnahme und Teilhabe,
im wahrsten Sinne des Wortes. Partizipation an Größerem wiederum ist letztlich ein spirituelles Bedürfnis, das durch Gruppen eine gewisse Bestätigung und

Beantwortung erfahren kann. Die Hinwendung zu Glaubensgemeinschaften muss dabei nicht dezidiert sein. Jede Gruppenzugehörigkeit geschieht auf der Basis eines geteilten Bedeutungssystems und einer gemeinsamen Erfahrungswelt. Damit finden wir Heimat da, wo wir Gemeinsamkeit erahnen, auf der Basis der in uns verankerten, kollektiven Dimension unserer Psyche.

## Literatur

Lehofer, M (2020) Alter ist eine Illusion. Gräfe und Unzer, München

Erikson, E (1973) Identität und Lebenszyklus. Suhrkamp, Frankfurt/M

Schmidbauer, W (2022) Die großen Fragen des Alterns. Ecowing, Elsbethen

Kast, V (1996) Trauern – Die abschiedliche Existenz. CD. Auditorium Netzwerk, Müllheim

Kruse, A (2015) Wie es gelingt, erfüllt zu altern. Deutschlandfunk: https://www.deutschland-funkkultur.de/altersforscher-andreas-kruse-wie-es-gelingt-erfuellt-zu-100.html

# Teil II
# Gesund werden mit der Gruppe als Ressource

# Die Gruppe als Ressource

# 8

**Zusammenfassung**

Die Frage, die wir uns in diesem Teil des Buches stellen wollen, betrifft die aus den Beobachtungen im ersten Teil ableitbaren Schlüsse für die therapeutische Arbeit. An was kann gearbeitet werden? Wie sollte gearbeitet werden? Was kann als wirksam angesehen werden in analytischen Gruppenpsychotherapien? Hierzu folgen in den nächsten Kapiteln viele Erläuterungen und auch Beispiele. Wenn es schwierige Beziehungen und Gruppenerfahrungen im bisherigen Leben waren, die prägend und hemmend auf die Entwicklung eingewirkt haben, wie können neue Gruppenerfahrungen daran anknüpfen, wie kann die ungute Erfahrung einer Wiederholung traumatischer Erfahrungen vermieden werden? Und woher stammt die Annahme, dass wir alle ein Bedürfnis nach vertrauensvoller Bindung in uns tragen? Wir wollen in allem die Ressourcenorientierung herausstreichen, eine Gemeinsamkeit der Analytischen Psychologie, der zeitgenössischen Traumatherapie und der modernen Verhaltenstherapie, sowie, wie ich denke, auch der Arbeit in Gruppen, sofern sie ihre Wirksamkeit aus Faktoren speist, die vor allem in Gruppen wirksam sein können, aber nur unter bestimmten Voraussetzungen zur Entfaltung kommen. Unter dem Strich kommt man zu dem Fazit: Gruppen funktionieren gut, weil das ganze Leben von uns Menschen in Gruppen stattfindet.

## 8.1 Einladung zum Perspektivenwechsel in der Psychotherapie

Was meine ich nun, wenn ich betone, wie sehr eine Gruppe eine Ressource darstellen kann? Und was meine ich, wenn ich beschreibe, dass Gruppen psychische Ressourcen im Individuum zu wecken imstande sind, sodass konflikthafte Situationen besser bewältigt werden können? Wir werden uns in diesem Kapitel den Konzepten der Analytischen Psychologie annähern, die im Weiteren genauer ausgeführt werden sollen. Es wird deutlich, dass in Gruppen aus dieser Perspektive heraus oft weniger „gemacht" werden muss als gehalten und zugelassen. Die Aufgabe von uns Therapeut*innen gleicht dem Zurverfügungstellen eines Gefäßes für die sich entwickelnden psychischen Prozesse.

In jedem Moment werden in einer Gruppentherapie die in den Kap. 3, 4, 5, 6 und 7 genannten Situationen aus Kindheit und Jugend reaktiviert, vor allem dann, wenn die biografischen Erfahrungen unbefriedigend und emotional belastend gewesen sind. Neben den Ängsten vor Wiederholung einer negativen Erfahrung werden die Hoffnungen auf eine gute Erfahrung aktiviert. Die Anknüpfung an die in bestimmten Punkten angehaltene psychische Entwicklung kann besser gelingen, wenn das Unbewusste der Patient*innen selbst die Führung übernimmt und die Themen und Interaktionen frei gewählt und möglichst nicht von der Leitung beeinflusst ihren Lauf nehmen können. Instinktiv werden dann jeweils jene Erfahrungsmomente integriert, die bis dahin fehlten, entweder identifikatorisch als Zeuge einer Interaktion zwischen Anderen oder „am eigenen Leib" im direkten Austausch mit Anderen und der Gruppenleitung. Das Ausmaß der vorhandenen Ängste bestimmt dabei die Geschwindigkeit der Entfaltung der psychischen Landschaft und ihrer Beeinflussung durch neue, korrigierende Erfahrungen im Gruppenkontext. Dazu kommt natürlich, dass die frühen Erfahrungen betrauert werden können, doch erst dann, wenn die sichere Basis einer neuen Beziehungserfahrung innerlich verankert ist.

### Für jeden ist die Gruppe eine andere Gruppe

Aus dem Gesagten ergibt sich, dass sich die auf je persönliche Weise komplexhaft verstrickten einzelnen Teilnehmer*innen in unterschiedlicher Geschwindigkeit mit je einem anderen Aspekt ihrer emotionalen Situation, etwa ihrer Selbstwertregulierung, befassen, während sie sich nach außen hin scheinbar alle mit demselben Thema beschäftigen. Daher kann man auch sagen, dass die Gruppe im Erleben der Einzelnen eine jeweils andere Gruppe ist. Erst die Summe und dann die Schnittmenge dieser verschiedenen Wahrnehmungen könnten so etwas wie eine realistische Beschreibung der Kompetenzen und Eigenschaften einer speziellen Gruppe bieten.

---

**Beispiel**

Wenn wir auf jene Patientin zurückkommen, die sehr lange Zeit in einer meiner Gruppen zubrachte und die allmählich gelassener mit ihrem belastenden Schicksal umgehen konnte: Für sie war die Gruppe mutmaßlich jene „Umweltmutter" im Sinne Winnicotts oder auch ein Übergangsraum, in dem neue Erfahrungen gemacht werden konnten. Am Anfang stand die Erfahrung, dass die Gruppe als wohlwollend und annehmend wahrgenommen wird. Sie lässt einen so sein, wie man ist, Nachfragen und Insistieren werden in unbewusster Abstimmung der Mitglieder auf ein Minimum reduziert, um zunächst eine vertrauensvolle Grundlage zu schaffen. Dies ist etwas, was man als Therapeut\*in den Gruppenteilnehmer\*innen nicht explizit auftragen muss, es entwickelt sich innerhalb dessen, was sich als Gruppenethik oder Gruppenkodex entfaltet, sicherlich nie ganz unbeeinflusst von den Interventionen der Leitenden. Innerhalb dieses Rahmens entscheidet Jede und Jeder in der Gruppe selbst, wann etwas erzählt wird und wann man sich auf schwierige Themen einlassen kann und will. Dies ist die Grundlage einer im weiteren erfolgreichen Arbeit an der Struktur und an Komplexen und Konflikten. ◄

**Das Problemverhalten kann live in der Gruppe erlebt und verstanden werden**
Gruppen sind im Bereich Psychotherapie eine bislang unterschätzte Ressource, vielleicht auch, weil sie so selbstverständlich in unser aller Leben eine Rolle spielen, dass man ihre elementare psychische Rolle nicht ohne gründlichere Überlegung erkennt. Gruppen sind damit gewissermaßen eine Art „psychische Luft", die wir zum Atmen brauchen. Das Anliegen von Hilfesuchenden bei Psychotherapeut\*innen ist häufig, dass sie *den* einen, *die* eine Ansprechpartner\*in erhalten wollen, bei dem oder der sie sich vertrauensvoll öffnen können. Die Hilfe, die man als Therpeut\*in geben kann, besteht aber oft darin, die Beziehungen der Betreffenden zu klären, ihnen zu helfen, bestehende Verbindungen zu pflegen, neue Kontakte zu suchen und zu knüpfen. Eine Empfehlung für eine Gruppe kann diese Aspekte gleich vor Ort und als Anschauung anbieten. Die Therapierenden werden Zeuge der dann beobachtbaren Schwierigkeiten, sich in sozialen Kontexten kompetent bewegen zu können. Oft ist der genaue emotionale Charakter der sozialen Schwierigkeiten nämlich aufgrund der verdeckenden und widersprüchlichen Schilderungen von Patient\*innen im Einzelsetting weitaus schwieriger zu erschließen. In der Gruppe entstehen ganz andere Gegenübertragungsreaktionen, die dann gewinnbringend für Diagnostik und Interventionen genutzt werden können. Ausgehend von den in diesem Rahmen teilweise sehr prominent sichtbaren Konflikten können probeweise neue Kontakte und neue Verhaltens- und Erlebensformen entstehen, die die bisherigen schwierigen Erfahrungen schrittweise relativieren und auch auflösen helfen. Oft klärt sich im Lauf der Zeit in einer Gruppe, aufgrund welcher fehlgeleiteten Kommunikation, aufgrund welcher Ausstrahlung auf Andere, analytisch gesprochen, aufgrund welcher Übertragungen, Beziehungen der Patient\*innen immer wieder enttäuschend verlaufen sein könnten.

**Was die Gruppe über die Einzelnen verrät**
Dass die Informationen, die im Gruppenkontext über das Verhalten von Patient\*innen zu erhalten sind, oft weit über das hinausgehen, was diese im Einzelsetting zu berichten wissen, liegt zum Teil an der Natur des Unbewussten, das, wie wir heute wissen, zu einem guten Teil aus implizitem Wissen, aus Handlungswissen besteht, das wiederum nicht zum dynamisch verdrängten Unbewussten gehört, sondern einen Wesenszug des Menschen darstellt. Jemand kann also über bestimmte Aspekte seines Erlebens und Verhaltens, gerade in Spannungs- und Konfliktsituationen, die als soziale Situationen charakterisiert sind, gar nicht genau Auskunft geben, da es hierüber (noch) kein Bewusstsein gibt. Auch sind meist zu

starke Affekte im Spiel. Es liegt auf der Hand, dass die Informationen, die man anhand der Beobachtung der Interaktionen in der Gruppe erhält, therapeutisch sehr gut zu gebrauchen sind. Die anderen Gruppenteilnehmer*innen spiegeln und spielen in diesen Inszenierungen immer projizierte Anteile der Indexpatient*innen, bringen etwas zum Ausdruck, was sonst die nahen Angehörigen zu spüren bekommen. Das Verständnis für die Patient*innen kann sich so über die vielen kleinen Interaktionen, über Nachfragen, Kommentare, emotionale Reaktionen insgesamt vervollständigen und verbessern. Im Einzelsetting hingegen fällt eine zu einseitige Darstellung von Anderen oder sich selbst zwar auch mit der Zeit auf. Diese Wahrnehmungen, auch entsprechende Gegenübertragungsgefühle, sind aber schwerer zu verifizieren. In der therapeutischen Gruppe tritt das Verhalten für alle sichtbar und offen zu Tage, was natürlich auch die therapeutisch Tätigen unter Druck setzen kann. Die oft spontanen Reaktionen der anderen Teilnehmer*innen können zwar angemessen, aber zu früh sein, um vom Angesprochenen gewinnbringend verarbeitet werden zu können. Dennoch bildet der Prozess in der Gruppe mehr die Realsituation in der äußeren Lebensrealität der Betreffenden nach. Eine therapeutische Gruppensituation besitzt zwar ebenso wie die dyadische, therapeutische Situation einen teilweise artifiziellen Charakter − vor allem durch die ungewohnten Regeln und Rahmenvereinbarungen −, sie enthält aber mehr Merkmale einer „normalen" sozialen Interaktion in außertherapeutischen Kontexten als die Einzelsituation.

## Multiple Widerspiegelung eigener Anteile

In der Regel befinden sich in einer sog. Slow-open-Gruppe, also einer halboffenen, therapeutischen Gruppe immer auch Mitglieder, die bereits länger Therapie machen. Diese schaffen günstigenfalls gemeinsam mit den Leitenden ein Klima, das die Spontaneität der Rückmeldung Anderer abfedert, sie sozusagen in den Kontext des bereits selbst erfahrenen therapeutischen Prozesses stellt. Es gibt also neben Kritik immer gleichzeitig auch Verständnis für eine geschilderte Position. Die Vielfalt der Erfahrungshintergründe und damit der Perspektiven in einer gegebenen Gruppe ermöglicht es einerseits, dass immer jemand da ist, der eine annähernd ähnliche Erfahrung beisteuern kann und so für Verständnis und Beruhigung sorgt. Andererseits gibt es so auch meist eine komplementäre, ergänzende Position, die zwar vielleicht zunächst als „Kritik" wahrgenommen wird, oft aber von den berichtenden Patient*innen selbst später als projizierter Anteil der eigenen Persönlichkeit anerkannt werden kann. So sind Gruppenteilnehmer*innen zwar einerseits, anders als in der Einzeltherapie, mehr unter Druck, sich mitzuteilen; andererseits werden sie aber auch vorsichtiger „angefasst", da „eine Gruppe weiß", dass die Dinge Zeit brauchen. Dies wiederum bewirkt, dass sich bei den Einzelnen ein Grundvertrauen in die Gruppe als solche, in eine Art Feingefühl oder „Gruppenweisheit" ausbildet, was Vertrauen schafft und zu weiterer Offenheit anregt.

## 8.2 Die Wechselwirkung zwischen Einzelnen und Gruppen

Eine Gruppe stellt somit eine Ressource für Einzelne dar, da alle in Gruppen sozialisiert sind und Gruppen kennen. Sie werden damit auf potenziell gewünschte Erfahrungen verwiesen, die mit großer Wahrscheinlichkeit in der Vergangenheit aber enttäuscht wurden. Daher die große anfängliche Angst bei manchen Patient*innen. Jeder einzelne Mensch besitzt verinnerlichte negative Gruppenerfahrungen, die, so wird befürchtet, sich wiederum bestätigen könnten. Erst langsam entsteht die Zuversicht, dass diese Gruppe eine andere Gruppe sein könnte, dass sie, gehalten und geschützt durch die rahmengebenden Therapeut*innen, eine neue Erfahrung mit Anderen ermöglichen kann, die erleichternd, klärend und sogar befreiend und verbindend erlebt werden kann. Manche Patient*innen benötigen eine lange Einzelbehandlung, manchen genügt diese. Manche benötigen danach eine Gruppenerfahrung, da die Einzelerfahrung die Angst vor Gruppen zuvor ausreichend reduzieren geholfen hat. Und manche Patient*innen, dies ist wohl der strittigste Punkt unter Gruppenanalytiker*innen, benötigen auch im Gruppenkontext zuweilen noch unterstützende Einzelgespräche. Auch, um den inneren Kontakt zum Therapierenden als guter Figur zunächst überhaupt halten zu können. Die Kritik daran nimmt den Gruppengedanken selbst in den Fokus und befürchtet ein Ausweichen vor der Gruppendynamik durch die Inanspruchnahme der Einzelsitzungen. Die Argumente, die dennoch für die sog. Kombinationstherapie sprechen, kommen in Abschn. 10.6. zu Wort.

**Die Gruppe ist eine Ressource im Individuum**
Theoretisch bedeutsam ist auch ein Gedanke, wie er in der Zwischenüberschrift formuliert ist: Elementar ist die Annahme, dass wir nicht bei der Dualität des gewohnten Denkens stehen bleiben und uns auf den Gedanken konzentrieren, dass „die Gruppe" einen direkten Einfluss auf die Einzelnen hat. Die Gruppe erhält ihre psychische Bedeutsamkeit für die Einzelnen erst dadurch, dass sie innerpsychisch als bedeutsam erlebt wird. Die Einzelnen erkennen sich sozusagen selbst als immer schon existente Teile von Gruppen, als eingebettet in ein Netz von Bedeutung, Kommunikation und Austausch. Es sind also letztlich die psychischen Ressourcen oder auch Widerstände der Einzelnen, welche „die Gruppe" erschaffen, sowohl ihre Existenz, ihre Schwierigkeiten wie auch ihre potenzielle Wirksamkeit. „Die Gruppe" existiert damit streng genommen nur im Einzelnen. Die reine Ansammlung mehrerer Menschen zu einem bestimmten Zweck konstituiert nach dieser Sicht noch keine Gruppe und kein Gruppenerleben. Das Gruppenerleben hängt davon ab, ob ich innerlich zulassen kann, eine solche Ansammlung von Menschen als Gruppe und als bedeutsam für mich und meine Bedürfnisse zu erkennen und zu akzeptieren. Gruppen sind also nie per se wirksam. Sind die negativen Vorerfahrungen allzu negativ, kann es sehr schwer sein, Patient*innen in Gruppen zu integrieren und die Gruppenteilnahme zu einer positiven Erfahrung werden zu lassen. Hier kann es zuweilen auch zu Abbrüchen seitens der Patient*innen oder

auch dazu kommen, dass jemand wieder aus dem Gruppenkontext herausgeht, um einzeltherapeutisch weiterzuarbeiten.

**Die Popularität des Ressourcenbegriffs**

Der Begriff der Ressource hat in den letzten anderthalb Jahrzehnten einen starken Aufwind in der Psychotherapie- und Selbsthilfelandschaft bekommen. Im Zusammenhang mit der Traumatherapie geht es dabei oft um die Stärkung von Selbstfürsorge, die Regulation von Selbstwert- und Affekterleben mithilfe von „tools", kognitive und verhaltensgestützte Methoden, die in Selbstanwendung geübt werden und helfen, unerträgliche dissoziative oder Panikzustände und Flashbacks besser handhaben zu können. Auch in der Analytischen Psychologie hat der Gedanke, dass ein Großteil auch der neurotischen Persönlichkeit gesund ist, dass es immer belastbare und vitale Seiten einer Person gibt, eine Grundlage. Gerade der Gedanke, dass das Unbewusste nicht lediglich ein Hort des Unerwünschten und Verdrängten ist, sondern der vitalen Triebe, des Kernselbst, aus dem die Entwicklung der Persönlichkeit heraus zur Entfaltung kommt, ist ein zutiefst von den schöpferischen Möglichkeiten des Menschen überzeugter. Was kritisiert werden kann, ist, dass lange Zeit wenig Augenmerk darauf gerichtet wurde, dass die Individuation des Menschen keine lediglich introvertierte, solipsistische Angelegenheit ist, sondern immer auch in der Auseinandersetzung des Unbewussten mit der Welt der Anderen stattfindet. Hier findet die Analytische Psychologie ihre passende Anwendung innerhalb von Gruppen.

---

**Beispiel**

Ein männlicher Teilnehmer in mittleren Jahren zeigte sich in der Gruppe anfangs oft sehr kämpferisch und schnell angegriffen. Er schilderte auch körperliche Auseinandersetzungen in seinem Alltag, geriet schnell in Konflikte. Als er mithilfe der Gruppe erkennen konnte, dass seine Aggression aus seiner Geschichte mit seinen Eltern verstehbar war, fühlte er sich in diesen Affekten gesehen und angenommen. Dies führte wiederum zu einer Beruhigung und zur gestiegenen Fähigkeit der Selbstkontrolle in konfliktreichen Situationen, auch mit seinen Eltern und Geschwistern. Die Gruppe hatte einen Raum zur Darstellung und Äußerung seiner Wut zur Verfügung gestellt und ihn „ausgehalten". Persönliche Verstrickungen und Verwicklungen, die sich daraus ergaben, konnten bearbeitet werden, da es immer andere Teilnehmer*innen gab, die eine neutralere Position einnahmen und zur Deeskalation und Triangulierung verhalfen. Die Neigung zur Eskalation konnte als Wunsch verstanden werden, mit der eigenen Aggression angenommen zu werden und diese nicht destruktiv und damit schuldhaft erleben zu müssen. In der Folge widmete sich der Patient wieder vermehrt „sublimierten" Aktivitäten wie seinen kreativen und musischen Hobbys und fand darin alternativen Ausdruck für seine Persönlichkeit. ◄

## 8.3 Die Gruppe als Erfahrungsraum für Überpersönliches, Kollektives

Verbundenheit, Nähe und Austausch sind eigentlich die falschen Begriffe, um wiederzugeben, was sich in einer Gruppe Konstruktives tun kann. Sie gehen nämlich davon aus, dass wir als Individuen psychisch getrennt gedacht werden müssen und erst durch Austausch und aktiv herbeigeführte, wechselseitige Kommunikationsprozesse wie verbale Äußerungen wieder in Verbindung kommen können. Die Analytische Psychologie geht darüberhinaus davon aus, dass die Verbindungen unbewusst ohnehin bestehen und dass auch die Austauschprozesse überwiegend unbewusst und auch nicht bewusst oder verbal kommuniziert ablaufen und dennoch als Gemeinschaftserleben in ihren Auswirkungen wirksam sind. Eine archetypische Sichtweise (s. Abschn. 14.5.2.) bringt zudem mit sich, dass wir das Konzept der Finalität in unser Verständnis von Gruppenprozessen einbeziehen sollten (s. Kap. 14). Finalität fragt, „Wo will das hin?", welche Entwicklungen sind im Selbst der Patient*innen und auch im Gruppenselbst angelegt (vgl. Vogel 2017)? Was will und kann sich daher also entfalten in einem Gruppenprozess? Wie Nitsun (2014) beschreibt, ist es gerade das Oszillieren einer Gruppe zwischen konstruktiven und destruktiven Impulsen und Strebungen, das einen kreativen Wandlungsprozess der Teilnehmer*innen in Gang setzen kann. Es versammeln sich also eine ganze Reihe von für Psychoanalytiker*innen ungewohnten Gedanken: zunächst die Annahme der kollektiven unbewussten Verbundenheit, dann die Hypothese einer Finalität, einer die zukünftige Entwicklung des unbewussten Geschehens beeinflussenden Kraft und schließlich die Annahme, dass die Integration destruktiver, gegen die Gruppe zielender Attacken auch zum Erfolg der Unternehmung „Therapiegruppe" beiträgt. Der letztgenannte Gedanke ist vielleicht noch am nächsten an der vertrauten Hypothese, dass die Integration der Aggression ein Hauptziel psychotherapeutischen Arbeitens darstellen sollte.

**Das Gruppenselbst**
Braun (2016) hat expliziert, wie sich in jeder psychotherapeutischen Gruppe im Laufe der Zeit ein „Gruppenselbst" entfaltet und Geltung verschafft. Dieses kann man sich in Anlehnung an die Vorstellung des Selbst in der Analytischen Psychologie als emergenten, selbstregulativen Prozess der Entfaltung neuer psychischer Inhalte und der Aktivierung von Ressourcen vorstellen. Auch diesem Gruppenselbst ist ein Telos, eine Finalität, zu eigen. Abhängig von den einzelnen Teilnehmer*innen, von der Persönlichkeit der Leitenden, den theoretischen Hintergründen und den unbewusst leitenden Annahmen und den Kontextbedingungen der Gruppendurchführung formt sich eine Gruppenidentität heraus, die Einzelne bestimmte Werte und Normen vertreten lässt, die bis dahin noch kein Konsens gewesen sein müssen. Zuweilen gäben sich, so Braun (2016) weiter, Gruppen selbst auch Bezeichnungen, die deren Identität näherungsweise charakterisieren sollen. Wie aus der Sozialpsychologie bekannt, stellt dieser Prozess, der analytisch als Identifikation der Gruppe mit ihrem Unbewussten angesehen werden kann, eine

Stabilisierung der Gruppe nach innen und eine Abgrenzung nach außen dar. Dies ist umso wichtiger angesichts der prinzipiell sehr offenen Ausgangssituation in analytischen Gruppen, die viele Unsicherheiten mit sich bringt. Die neuen Sicherheiten sind aber keine reaktiven Abwehrmechanismen, sondern nehmen kreativ und schöpferisch Bezug auf das im Gruppenunbewussten bereit liegende Potenzial der Teilnehmenden.

**Der ungesteuerte Gruppenprozess**
In der analytischen Gruppenpsychotherapie gibt es keine Vorgaben über Ablauf und Themen. Die Gruppe begibt sich auf eine Reise, es ist ein offener Prozess, man schaut, was geschieht. Dieses Vorgehen hat den Vorteil, dass unbewusste Widerstände und Ängste ebenso am Gruppenprozess beteiligt sind und so ins psychische Geschehen integriert werden können. Das Geschehen oszilliert beständig zwischen dem zunehmenden Sich-Einlassen der Teilnehmer*innen und Rückzugstendenzen, zwischen interessierter Offenheit und Schweigen, zwischen Erkenntnis, Austausch und Konflikten zwischen den Gruppenteilnehmer*innen. Anfangs werden solche Konflikte noch wenig ausgetragen, da der Zusammenhalt der Gruppe zu gering ist, um die Ängste vor einem Auseinanderfallen oder einem Ausgestoßenwerden, wenn man sich unbeliebt machen sollte, beherrschen zu können. Nach und nach werden auch unangenehme Aspekte des eigenen Lebens, dann Spannungen unter den Teilnehmenden thematisiert. Und immer wieder gibt es parallel zu allen konstruktiven Prozessen die Tendenz zu Depression, Destruktion und Negativität, der auch Raum gegeben werden muss (s. Abschn. 12.2.).

**Die verletzte und wiederhergestellte Sensibilität der Gruppenteilnehmenden**
Wenn sich durch den therapeutisch zur Verfügung gestellten Rahmen und das zunehmende Vertrauen in das sich ausbildende „Gruppenselbst" immer mehr die Verletzlichkeit und die Ängste der einzelnen Teilnehmer*innen zeigen können, dann nimmt die Notwendigkeit der Abwehroperationen ab, womit Energie, neuer Antrieb und Motivation für manifeste Veränderung gewonnen wird. Diese Beruhigung bringt eine erhöhte Sichtbarwerdung der Sensibilität aller zum Vorschein. Flaßpöhler (2021) hat gezeigt, dass das Spannungsfeld zwischen Sensibilisierung und Resilienz nicht aufhebbar ist. Vielmehr, und das kann man in gelungenen Gruppenprozessen durchaus zeigen, führt eine Aktualisierung von Verletzlichkeit und Emotionalität paradoxerweise zu einer gesteigerten Selbstwahrnehmung und so auch zu mehr Selbstwertgefühl. Dadurch aber nimmt die Fähigkeit, gesund und adäquat mit Problemen und Anforderungen des Alltags umzugehen, zu. Es bildet sich eine vermehrte Resilienz des Individuums heraus. Sloterdijk (2009) würde auch von einer (sozialen) Immunisierung sprechen.

**Verschiedene, ineinander verwobene Stufen der Gruppenentwicklung**
Die Entwicklung der Einzelnen hängt in Gruppen wesentlich von den Kapazitäten der Gruppe ab. Gibt es bei mehreren Teilnehmer*innen große Ängste vor bestimmten Themen und Affekten, wird es länger brauchen, bis entsprechend Vertrauen aufgebaut sein kann, um darüber bewusster kommunizieren zu kön-

nen. Gruppenteilnehmer*innen besitzen ein unbewusstes Gespür dafür, wo die Widerstände, Ängste und die Abwehr der anderen Teilnehmer*innen liegen und wo diese ihnen hilfreich und nützlich sein können. Dies kann die gemeinsame Abwehr betreffen, aber eben auch die Möglichkeiten, sich entwickeln zu können. Jede Gruppe verfügt mit der Zeit über ein gemeinsames Narrativ ihrer Geschichte. Darin sind die positiven und negativen Erfahrungen abgebildet, die im Verlauf der Gruppenteilnahme gemacht wurden, aber auch die Werte und Ziele, die mit fortschreitender Vertrautheit immer deutlicher das Konstruktive, Hoffnungsvolle und Selbstverantwortliche in aller Leben hervorzukehren versuchen. Wie langsam diese Prozesse ablaufen und wieviel Unsicherheit und Angst dabei ausgehalten werden muss, kann man erahnen, wenn sich nach langen Zeiten des scheinbaren Stillstands jemand „vorwagt" und über bislang gemiedene Konflikte spricht. Oft geht es dabei um Themen wie Trennung, Verlust, unterdrückte Wut und fehlende Anerkennung oder um die Bedürfnisse nach Geliebtwerden oder nach intimer Körperlichkeit. Dabei folgt die Entwicklung sowohl des Einzelnen wie der Gruppe als Ganzes eher einem Auf und Ab: Es gibt Phasen des Fortschritts und der Integration, gefolgt von Phasen der Desintegration und der Angst, manchmal getriggert auch durch Veränderungen wie Neuzugänge und Abschiede in der Gruppe.

Die Erfahrung, dass es in ihrer Gruppe eine nichtbewusste, nichtabgesprochene oder planbare Abfolge von psychisch wirksamen Prozessen gibt, die heilsam wirksam sind, kann die Hoffnung in Patient*innen aktivieren. Dieses Erleben, dass trotz aller Unsicherheit im eigenen Leben und auch inmitten des an sich oft wenig überschaubaren, da sehr vielschichtigen Gruppenprozesses Dynamiken am Werk sind, die konstruktiven, wohltuenden, förderlichen Einfluss auf die psychische Entwicklung der Versammelten haben, ist ein wesentlicher Wirkfaktor von therapeutischen, hier analytischen Gruppen. Es bilden sich größere Gelassenheit, Selbstvertrauen, Zuversicht und auch Resilienz und Belastbarkeit heraus. Hier wird die Gruppe zu einem Ort des „good enough mothering" (vgl. Winnicott 1960).

**Ressourcen anders gedacht**

In der akademischen Psychologie und der Arbeitspsychologie werden die Begriffe der Ressourcen und der Resilienz in einem oft sehr utilitaristischen, neoliberalen Sinn der Ermächtigung des Individuums gebraucht. Davon soll hier aber nicht die Rede sein. Die Ressourcenaktivierung, die in analytischen Gruppen geschieht, passiert durch das teils bewusste, größerenteils aber unbewusst bleibende Erleben der Verbundenheit der Menschen. Es geht darum, sich nicht nur persönlich mit anderen Menschen oder mit eigenen Stärken zu verbinden, sondern sich innerlich als „Mensch unter Menschen" wahrnehmen und erleben zu können. Die vielfältigen Leidensgeschichten und auch positive Erlebnisse, wie sie in Gruppen geteilt werden, lassen die Ubiquität des Leidens und die dennoch bestehende Hoffnung in allen menschlichen Lebenswegen aufscheinen. Man integriert sich sozusagen psychologisch in den Bereich des Allzumenschlichen und findet so eine innere Instanz, die Beruhigung, Verwurzelung und Zuversicht zu spenden in der Lage ist. Nach dem Motto: Wenn mir wichtige andere Menschen meine Erfahrungen teilen können, dann bin ich nicht mehr in dieser Weise allein, wie ich vielleicht vorher dachte. Diese Verbundenheit ist das Ergebnis des Erlebens von Resonanz und Bezogenheit, was auch Psychotherapien im Allgemeinen zu positiven Erfahrungsräumen werden lässt (vgl. Jaenicke 2006).

Es geht also bei der Entdeckung von Ressourcen in Gruppen nicht vor allem darum, Handlungsanweisungen oder Tipps zu erhalten, die man dann nachmacht oder einübt. Man bekommt nicht wiederholt gesagt, dass man in Ordnung ist, und glaubt es dann irgendwann. Dies wäre zu einfach gedacht und funktioniert angesichts der tief verankerten, negativen Introjekte und Glaubenssätze selten. Nein, es geht vielmehr um die allem in Gruppen Gesagten unterlegte Annahme, dass Austausch, Reflexion, Gefühlswärme und Zuversicht Zutaten zu etwas sind, was die Psyche für ihr Wachstum benötigt. Nicht was die anderen Teilnehmer*innen sagen, sondern *wie* sie es sagen und was dabei mitschwingt an Gefühlen und Erfahrung, kann in mir wirksam werden.

**Unerschöpflichkeit der Talente und Interessen**
Schließlich sind die Anderen auch diejenigen, die sich in verschiedenster Form im Unbewussten niederlassen und mich prägen. Ganz zu schweigen von den vielen, im Lebenslauf auch niemals ganz auszulebenden und zu verwirklichenden Talenten und Neigungen eines Menschen. Von der Seite des unbewussten Selbst gesehen, der Ressource des Menschen schlechthin, lebt jeder Mensch immer zugleich im Überfluss und in der Notwendigkeit, eine Auswahl treffen zu müssen. Nicht nur das immer nahende Lebensende kann ein Aufruf an uns sein, ein halbwegs kohärentes Bild des eigenen Lebens zusammenzufügen. Auch Dinge, die nicht gut zusammenpassen, müssen in diesem Bild Aufnahme finden. Dies erfordert eine große Integrationsleistung, Ambivalenztoleranz und vor allem Humor. Menschen lernen das sprichwörtlich halb volle Glas ihres Lebens zu schätzen und gleichzeitig das halb leere Glas leichter auszuhalten. Auch hier können Psychotherapeut*innen und andere Gruppenteilnehmer*innen helfen, indem sie eigene Sichtweisen und Erfahrungen teilen. Die dort festzustellende Ubiquität des Schwierigen kann dieses annehmbarer werden lassen und dies hinterlässt versöhnlichere und belastbarere Menschen.

**Innerlich weniger auf sich allein gestellt**
Das, was Gruppen leisten können, ist eine Art innerer Entfaltung der verborgenen inneren Gruppe im Einzelnen. Es ist die Erkenntnis, dass man selbst Aspekte der Leben der Anderen teilt, ohne identisch zu sein. Man ist verbunden, aber auch getrennt, kann Letzteres dadurch aber besser aushalten. Die oft erst wieder aufzubauende Erlebbarkeit der Dialektik der Gegensätze, die das Leben durch seine Erfahrungen aufstellt, ermöglicht es, einen Raum zu schaffen, in dem Entwicklung wieder aufgenommen werden kann. Neurotische Arretierungen sind oft durch festgefahrene, einseitige Erlebens- und Verhaltensmuster, durch einseitige Sichtweisen auf sich und Andere und die Welt geprägt. Mit anderen Worten: Es ist leichter, man selbst zu sein, wenn man sieht, dass man mit dieser Aufgabe nicht allein ist, auch wenn sie eine je andere ist. Dieser Prozess geht grundsätzlich in Richtung Verlebendigung: Die anfangs beschwerte, depressive oder ängstliche Atmosphäre in

der Gruppe weicht nach und nach einer größeren Offenheit und Flexibilität. Dies ist neben dem Container-contained-Prozess der Gruppe der Durcharbeitung der Übertragung und dem Nachlassen des Regressionsdrucks gedankt. Dass dabei die Entwicklung von Humor eine große Rolle spielt, soll im weiteren ebenfalls Erwähnung finden. Und man kommt schließlich auch mit dem Unaussprechlichen besser klar, wenn man ahnt, dass dies zur Conditio humana gehört und nicht einem persönlich attribuierten Versagen geschuldet ist. So kann die Entdeckung der inneren Uneinigkeit dazu führen, dass die Erfahrung der inneren Gruppe (vgl. Kaes 2009) sich als Erfahrung widerspiegelt, einer unter Anderen in einer Gruppe von Individuen zu sein und sich in einer Spannung zwischen Hoffnung auf Erlösung und Angst vor dem Verfehlen annehmen zu lernen.

## Literatur

Braun, C (2016) Gruppenselbst und Gruppenmatrix. In: Schimkus M, Stuck U (Hrsg.) Selbst, Ich und Wir. Brandes & Apsel Verlag, Frankfurt/M
Flaßpöhler, S (2021) Sensibel. Klett-Cotta, Stuttgart
Jaenicke, C (2006) Das Risiko der Verbundenheit. Klett-Cotta, Stuttgart
Kaes, R (2009) Innere Gruppen und psychische Gruppalität: Entstehung und Hintergründe eines Konzepts. Psyche 63C (3): 281–305
Nitsun, M (2014) The Anti-Group. Routledge, London
Sloterdijk, P (2009) Du musst dein Leben ändern. Suhrkamp, Frankfurt
Winnicott, D W (1960) The theory of the parent-infant relationship. International Journal of Psychoanalysis, 41: 585–595
Vogel, R T (2017) Individuation und Wandlung. Kohlhammer, Stuttgart

# Selbsterfahrungsgruppen

9

**Zusammenfassung**

Wir haben im ersten Teil viel über natürliche Gruppenzusammenschlüsse gesprochen. Gruppen, die aus familiären Hintergründen bestehen, Gruppen, die
aus gemeinsamen Interessen hervorgehen. Neben expliziten Therapiegruppen
gibt es vielerlei Gruppen, in denen Menschen sich selbst besser kennenlernen
wollen, sich selbst entwickeln möchten, sich mit ihren eigenen Möglichkeiten
und Grenzen vertraut machen. Daher sollen diese Gruppen hier kurz vorgestellt
werden. Vor- und Nachteile ihrer Struktur sollen verdeutlicht, Unterschiede zu
therapeutischen Gruppen herausgehoben werden.

## 9.1 Eine weite Definition des Begriffs Selbsterfahrung

Jenseits des Angebotes von Kassenpsychotherapeut*innen, die analytische, tiefen-
psychologische, verhaltenstherapeutische oder systemische Einzel- und Gruppenpsychotherapie durchführen, gibt es auf dem „Markt" für Lebenshilfe und Selbsterfahrung eine Vielfalt von inhaltlich und qualitativ sehr unterschiedlichen Angeboten zur Selbsterfahrung auch in Gruppen. Mit der Encounter-Bewegung der
1960er-Jahre haben sich gerade im Bereich körpernaher und meditativer Praktiken eine ganze Reihe von Angeboten entwickelt, die zwar manchmal, aber nicht
immer auch von ausgebildeten Psycholog*innen geleitet werden. Ich denke etwa
an Gruppen, die Schwitzhüttenerfahrungen anbieten, angelehnt an schamanische
Praktiken, an Gruppen, die sich mit Atemtechniken wie holotropem Atmen oder
auch Elementen aus dem Tantra-Yoga befassen. Für Männer und Frauen ist ein
größerer Markt von geschlechtergetrennten Gruppen entstanden, die die unterschiedlichsten Themenschwerpunkte haben. Oft geht es darum, sich untereinander
auszutauschen und zu stärken und die oft große Abhängigkeit von Partnern

abbauen zu helfen. Manchmal wird sich ausgiebig im mythologischen Bereich bedient, um die Inhalte der Gruppenerfahrungen zu strukturieren. Die Seminare oder Wochenenden heißen dann „der Heiler", „der Krieger", „der König" oder „der Liebende" und befassen sich hier mit den unterschiedlichen Dimensionen des Mannseins. Ein Beispiel sind die Kurse von Peter A. Schröter (2012). Inhaltlich werden häufig Rituale und Übungen durchgeführt, häufig auch als Partnerübungen, in denen die Erfahrung des eigenen Körpers, der eigenen Emotionen im Vordergrund steht, ohne dass diese ausgiebig besprochen werden in Bezug auf ihre Verbindung zur Biografie oder zu den Beziehungen außerhalb der Seminare. So entstehen in diesem Rahmen zwar oft intensive gefühlsgeprägte Erfahrungen, diese können aber oft nur im Kreis der Teilnehmenden geteilt werden und verlieren deshalb nach Ende der Treffen häufig an Effekt und Nachhaltigkeit. Einige Teilnehmer*innen motiviert diese Erscheinung dann dazu, sich zum nächsten Seminar anzumelden, was eine neue Abhängigkeitsentwicklung nach sich ziehen kann, die wiederum meist unreflektiert bleibt.

---

**Beispiel**

Ein junger Mann, der ohne seinen Vater bei seiner Mutter aufgewachsen war, wirkte am Anfang sehr in sich gefangen, versuchte alle Probleme mit Überlegung zu lösen. Er litt an Panikattacken. Mir fiel auf, dass er im Unbewussten, in seinen Träumen, einen sehr bildhaften Ausdruck für seine inneren Konflikte fand, diese Bilder aber anfangs gar nicht als einen Teil von sich, geschweige denn inhaltlich verstehen konnte. Irgendwann absolvierte er während seiner langen Einzelbehandlung ein „Männerwochenende" und konnte einen differenzierten Bericht abgeben über das, was ihm gefallen hatte, und das, was er problematisch dabei fand. Die direkte Erfahrung mit anderen Männern inspirierte ihn dazu, mit Kampfsporttraining zu beginnen und neue Erfahrungen mit sich und seinem Körper- und Selbsterleben zu machen. Mit dem Vater führte er klärende, wenngleich für ihn enttäuschende Gespräche. Allmählich konnte er sich insgesamt gut stabilisieren, lebte bald in einer stabilen Partnerschaft. ◄

---

**Gruppenerfahrungen in themenzentrierten Gruppen während einer Einzeltherapie**

Wie oben beschrieben habe ich zuweilen die Erfahrung gemacht, dass manche Klient*innen eine gute, hilfreiche und triangulierende Erfahrung in solchen Kursen machen konnten. Sie entwickelten dadurch eine noch differenziertere Sicht auf sich selbst, da sie ihre bisherige Therapieerfahrung mit anderen Teilnehmer*innen und einem anderen Therapierenden oder Leitenden teilen und auch erweitern, überprüfen und ggf. relativieren konnten. Als Einzeltherapeut, der von der Potenz von Gruppen weiß, hindere ich Patient*innen nicht an der Teilnahme an solchen Gruppen, sofern sie mir seriös erscheinen und die Patient*innen in der therapeutischen Beziehung sicher gebunden und auch psychisch belastbarer geworden sind. Die Gespräche über die dort gemachten Erfahrungen können die Einzeltherapie sehr bereichern, ähnlich wie die in der Therapiegruppe bei mir gemachten Erfahrungen, die ja auch einen Perspektivenwechsel für die Patient*innen bedeuten. Das von Anfang an multiperspektivische Bild, dass sie so auch vom Behandelnden erhalten, fördert ihre Entwicklung und begrenzt die Regression. Insofern ist das Setting der sog. Kombitherapie (vgl. Abschn. 10.6) ideal für Patient*innen mit strukturellen Defiziten und auch für solche mit milden traumatischen Erfahrungen wie etwa einem kumulativen Bindungs- oder Beziehungstrauma.

Werden die Seminare von ausgebildeten Psychotherapeut*innen geleitet, die zudem approbiert sind, kann man einigermaßen sichergehen, dass regressive Prozesse, die in solchen Gruppenevents zuweilen auftreten, gut aufgefangen werden. Persönliche Erfahrungen mit Kursen und Leiter*innen sind hilfreich. Ist man skeptisch, hört man besser auf die innere Stimme und untersucht mit den Patient*innen, wieso sie gerade jetzt gerade dort hingehen möchten. Diese Untersuchung ist unabhängig davon selbstverständlich, es geht darum, zu verstehen, was außerhalb der dyadischen Situation gesucht wird. Oft genug sind die Suchbewegungen inhaltlich und emotional gut nachvollziehbar und in der Geschichte der Patient*innen begründet. Daher geht es nicht um Verbote oder Tabus, sondern um eine vorurteilsfreie Untersuchung des auftretenden Neugier- und Explorationsverhaltens. Erst danach kann auch der Abwehrcharakter gemeinsam verstanden werden.

**Gefahren und Chancen alternativer körperbezogener Therapien**
Gerade die analytische Psychotherapie bietet so viel fundiertes Wissen, dass man nicht vorschnell eifersüchtig oder abwertend auf andere Wettbewerber schauen muss. Das analytische Wissen hilft, die Inhalte und Formen der auf dem „freien Markt" von Gruppenselbsterfahrung angebotenen Formate angemessen einzuschätzen und bewerten zu können. Dabei ist ein kritischer, aber auch toleranter Umgang mit vielen Verfahren, wie sie etwa aus dem Umfeld der humanistischen Therapieformen entstammen, hilfreich. Hier sind etwa konzentrative Bewegungstherapie, Gestalttherapie, Entspannungsverfahren, körperbezogene Verfahren und Meditationspraktiken zu nennen. Aber auch weniger seriöse Verfahren wie die Männergruppe bei Pro Familia oder die körpertherapeutische Jahresgruppe in bioenergetischer Analyse, die Yogagruppe und die durch archetypische Inhalte geprägten Initiationsrituale indigener Herkunft können subjektiv als hilfreich empfunden werden, – es gibt eine große Vielfalt von Angeboten sowohl innerhalb wie außerhalb der sog. Esoterikszene. Sie finden Interesse bei manchen Patient*innen, oft leiden sie unter strukturellen Problemen. Ein gewisses Qualitätskriterium für solche Selbsterfahrungsmöglichkeiten ist sicherlich eine qualitativ gute Ausbildung der Leiter*innen. Und wiederum gute Gruppenerfahrungen der Teilnehmenden. Gruppen üben einen relativ großen, regressiven Sog aus. Gerade in nichtvorhersehbaren, zieloffen und überraschend verlaufenden Seminaren, in denen die Teilnehmer*innen mit ihren Ängsten konfrontiert werden sollen, kommt es darauf an, dass die Gruppen zugleich eine tragende Funktion erfüllen. Die Erfahrung des Einzelnen, dass Andere in meiner Gegenwart sowohl mein Erleben bezeugen können, wie auch ich teilhabe an den Erfahrungen der Anderen, schafft Verbindungen auf einer elementareren Ebene. Hier werden

Räume vorgeprägt, um bestimmte Erfahrungen machen zu können. Diese können für die einzelnen Teilnehmenden beeindruckend sein, langfristig können sie aber häufig nicht strukturbildend wirksam werden, da zu wenig' Kontakt zum realen Anderen, zu den anderen Teilnehmenden hergestellt werden kann, da alle nach Tagen wieder endgültig auseinandergehen. Damit gelingt letztlich nicht die Verinnerlichung einer verändernd wirksamen Beziehungserfahrung. Häufig werden außerdem die gruppendynamischen Prozesse beim Übergang von der Kleingruppe in die Großgruppendynamik nicht ausreichend beachtet und psychisch labile Teilnehmer*innen werden dann mit ihren Ängsten allein gelassen!

In einer fortlaufenden analytischen Gruppe hingegen lernen sich die Teilnehmenden langsam immer besser und tiefer kennen, was dann zu nachhaltigen Veränderungen führt über Identifikation, die Erfahrung der Einfühlung der Anderen, über Konfrontation, verbesserte Wahrnehmung eigener Gefühle und auch verbesserte Kommunikation derselben.

**Kenntnisse alternativer Verfahren**
Eine gute Kenntnis von alternativen Verfahren, ihrer Gefahren wie auch Chancen, ist für Psychotherapeut*innen hilfreich, denn es passiert nicht gerade selten, dass Patient*innen sich über solche Verfahren informieren und diese auch parallel zu einer Psychotherapie buchen. Dabei ist es besser, die Behandelnden zeigen ein gewisses Interesse, sodass die parallele Selbsterfahrung nicht heimlich absolviert wird. In diesem Fall sind die dort gemachten Erfahrungen auch nicht für die Psychotherapie nutzbar und integrierbar. Auch scheint es im Zusammenhang mit körperbezogenen Herangehensweisen wichtig, zu wissen, welche emotionalen Prozesse bei welchen Sportarten, Bewegungslehren und Meditationspraktiken zu erwarten sind. Gerade intensive, etwa mit Atemarbeit verbundene Praktiken sind eher kritisch zu bewerten, insbesondere für nur wenig strukturierte Patient*innen. In diesem Fall ist auch dezidiert von einer Teilnahme abzuraten!

---

**Beispiel**

Eine Gruppenteilnehmerin, von der ich schon lange nichts mehr gehört hatte, meldete sich wieder bei mir. In unserem „Krisengespräch", das mehr daraus bestand, dass sie mir ihre weitere Lebensgeschichte erzählte, wurde deutlich, dass sie von der analytischen Therapie profitiert hatte. In ihren Augen hatte sie sich jedoch sogar extrem positiv weiterentwickelt, hatte sich mit vielen körperbezogenen und gemeinhin als esoterisch angesehenen Methoden beschäftigt. In einigen Verfahren hatte sie sich ausbilden lassen und führte auf dieser Basis eine Praxis als Heilpraktikerin. Sie wirkte überaus zufrieden und in sich ruhend, dennoch musste ich daran denken, dass sie sich offensichtlich mit ihrem Ich-Ideal vollständig identifiziert hatte. Ich sah, dass sie daher keinen Leidensdruck mehr und auch keine weitere Behandlungsbereitschaft mehr erkennen ließ. ◄

## 9.2    Milieutherapie

Die von dem Psychiater Günter Ammon nach Deutschland gebrachte Form einer vor allem im klinischen Setting angewandten Gruppenpsychotherapie hat sich besonders innerhalb der Fachgesellschaft DAP (Deutsche Akademie für Psychoanalyse) tradiert. Man spricht dort von „Milieutherapie", wenn Patient*innen innerhalb von gruppenanalytischen Settings projektbezogene gemeinsame Aufgaben erhalten. Die sich während der gemeinsamen Tätigkeit in der Kleingruppe entfaltende Dynamik wird regelmäßig in Gruppensitzungen besprochen. Dazu kommen die Kleingruppen in Großgruppensitzungen mit anderen Gruppen zusammen. Den Teilnehmenden soll so auch gezeigt werden, dass alle über konstruktive, für die Gruppe und das Gelingen eines Projektes wichtige Anteile verfügen und diese beisteuern können. Damit ist diesem Gruppenkonzept aus der Behandlung schwererer psychischer Störungen bereits eine moderne Ressourcenorientierung zu eigen. Das Konzept war im Zuge der Bewegung der „dynamischen Psychiatrie" des amerikanischen Psychoanalytikers Menninger konzeptualisiert worden. Ammon begründete mit anderen in München eine eigene Klinik, die bis heute besteht (Klinik Menterschwaige) (https://www.klinik-menterschwaige.de/home/geschichte). Gerade bei sehr chronifizierten Patient*innen, die eine lange Behandlungsdauer benötigen, hat sich dieses Setting gut bewährt.

## 9.3    Selbsthilfegruppen

Die im deutschen Sprachraum vor allem auf Michael-Lukas Moeller zurückgehende Propagierung von Selbsthilfegruppen im psychosozialen Bereich ist nicht zu unterschätzen. In vielfältigsten Gruppen finden Betroffene bundesweit Unterstützung durch andere Betroffene, die sich zu Gruppenleiter*innen weiterbilden haben lassen. Selbsthilfegruppen verstehen sich nicht als Therapie, es gibt keine Leiter*innen in dem Sinne, dass Themen vorgegeben werden. Allein die Struktur und der Rahmen sollten von der leitenden Person vorgegeben und gehalten werden. Auch Moeller ging es darum, dass die von psychischen Problemen betroffenen Menschen ihre Ressourcen entdecken und kreativ nutzen. Die Potenz von Gruppen erkennend, hat er seine Gedanken 1978 in seinem Buch *Selbsthilfegruppen* niedergelegt. Auch darüber hinaus hat sich Moeller sehr viele tiefgreifende Gedanken um Gruppen- und Paardynamiken vor einem systemisch-psychoanalytischen Hintergrund gemacht. Selbsthilfegruppen stellen heute einen wichtigen Pfeiler der psychologischen Versorgung der Bevölkerung dar. Gerade Patient*innen mit schwereren, chronifizierten Störungsformen sind häufig langjährig teilnehmend. Die Leitenden dieser Gruppen sind, wie erwähnt, meist selbst überwiegend genesene Betroffene. Sie zeigen zuweilen ein intensives Interesse an der Gestaltung der Gruppen und auch an Weiterbildung und Supervision durch psychotherapeutische Fachkräfte.

**Anonyme Alkoholiker und Co.**
Eine große Verbreitung finden Selbsthilfegruppen im Bereich der Suchtprävention und -behandlung. Wenn auch heute der zuweilen quasi-religiöse Charakter und die sehr Über-Ich-lastige Struktur mancher Vereinigungen kritischer gesehen wird, sind diese Gruppen gerade für Schwerbetroffene oft eine große Unterstützung. Man kann monieren, dass auf diese Weise sicherlich häufiger ohne eine ursächliche Behandlung im tiefenpsychologischen Sinn eine sehr schädigende Abhängigkeit durch eine neue, weniger schädigende ersetzt wird. Innere, strukturelle Veränderungen sind auf diese Weise weniger erreichbar.

## Literatur

Moeller, M L (1978) Selbsthilfegruppen. Rowohlt, Reinbek
Schröter, P (2012) Die Kraft der männlichen Sexualität – Lebensbilder für Männer. Piper, München

# Therapiegruppen

10

**Zusammenfassung**

Wie funktioniert eine Therapiegruppe und was sind die wichtigsten Bausteine einer gelingenden gruppenpsychotherapeutischen Arbeit? Welche Patient*innen profitieren vor allem von Gruppen? Wie kann man und wann sollte man Einzel- und Gruppentherapie gemeinsam anwenden? Welche Konflikte und Schwierigkeiten können sich daraus ergeben? Diese Fragen sollen in diesem Kapitel vertieft behandelt werden. Wir werden uns zunächst mit den Unterschieden und Trennungslinien, aber auch den Gemeinsamkeiten zwischen Einzel- und Gruppentherapie befassen.

## 10.1 Einzel- und Gruppentherapie

Immer sieht man Patient*innen in der Praxis zunächst in einer Einzelgesprächssituation. Häufig ist es aus dieser vertrauten Situation heraus nicht einfach, Patient*innen zu einer Gruppentherapie zu motivieren. Relativ viele Menschen sind skeptisch und ängstlich, dass sie die Therapierenden dort nicht „für sich" allein haben können, dass sie sich möglicherweise aus Ängsten heraus nicht so weit öffnen können, wie sie meinen, dass sie dies tun sollten. Die früheren Erfahrungen aus Gruppen wie der Herkunftsfamilie sind prägend und haben oft tiefe Wunden hinterlassen, die die Hoffnung auf eine positive, heilsame Erfahrung in Gruppen unter sich begraben haben. Dies ist verständlich und fordert von den Therapeut*innen sehr viel Fingerspitzengefühl: Zum einen geht es darum, diese Ängste anzunehmen und auch den Patient*innen verstehbarer zu machen, zum anderen müssen sie glaubhaft und am besten auch aus eigener Erfahrung vermitteln können, dass und wie Gruppen wirken können. Keinesfalls darf der Eindruck entstehen, dass man Patient*innen in eine Gruppe „abschiebt", weil man sich eine Einzelbehandlung als zu schwer vorstellt. Es braucht im Gegenteil eine Vorstellung im Behandelnden davon, dass die Teilnahme an einer Gruppe ein Plus, ein Geschenk an die einzelnen Patient*innen und auch die bereits Teilnehmenden ist, das ich so, in einer Einzeltherapie nicht anzubieten in der Lage bin. Durch die Vielzahl der Gruppenmitglieder, deren verschiedene Lebenshintergründe, die unterschiedlichen Erfahrungen und die daraus resultierenden, multiplen Perspektiven kann ein fundierter, komplexer Prozess von Identifikationen, der letztlich zu mehr Integration führt, angestoßen werden. Hier bin ich als Einzeltherapeut mit meiner Begrenztheit konfrontiert, muss sie daher anerkennen! Mir sind persönlich eine Reihe von analytischen Gruppentherapeut*innen bekannt, die in jeder Woche mehrere Gruppen leiten, viele tun das mit wachsender Begeisterung und Motivation. Aufgrund der dann vorhandenen unterschiedlichen Zusammensetzung und Charakteristika der einzelnen Gruppen können neue Patient*innen auch gezielter den zu ihnen "passenden" Gruppen zugeführt werden.

### Korrigierende emotionale Erfahrungen in der Gruppenpsychotherapie

Der Glaube an den Mehrwert der Gruppe beinhaltet damit auch die Einsicht, dass Patient*innen in der Gruppe sozusagen in „Realtime" die neuen Erfahrungen machen können, die in der äußeren Lebensrealität für sie oft so schwer zu machen sind. Dies liegt daran, dass die Projektionen, die sonst zu sich ständig wiederholenden, frustrierenden Erfahrungen führen, in einer Therapiegruppe besser aufgefangen und verstanden werden können. Damit wird gleichzeitig durch die Gruppenteilnahme auch der narzisstisch getönten Ansicht entgegengewirkt, dass die im Einzelsetting gewonnenen Erfahrungen allein zu einem veränderten Ich-Erleben und auch Fremderleben führen. Gerade letzteres ist wenig der Fall, wenn die realen äußeren Beziehungen und deren innere Repräsentanzen zu wenig Eingang in die Therapie finden. Letztlich haben es alle Therapeut*innen immer mit Abbildern, mit Erzählungen, mit Interpretationen der Psyche über die „Anderen" zu tun. Psychoanalytiker haben dafür gute Konzepte, die dies abzubilden in der Lage sind. Sie sprechen von „inneren Objekten", von Repräsentanzen. Dennoch gibt es auch eine reale Ebene der Beziehungen, die jedoch in Einzeltherapien zuweilen zu wenig deutlich wird. Das Verhalten der Patient*innen in deren Alltag kann ich nicht beobachten. Es ist oft sehr aufschlussreich, wenn man Patient*innen nach einer Einzelbehandlung oder auch während einer parallel stattfindenden Einzelbehandlung im Rahmen einer Kombitherapie Einzel-Gruppe so ganz anders in ihrem realen Verhalten Anderen gegenüber und im Gruppenverhalten erlebt. Dass dieses dabei natürlich ebenfalls von Übertragungsbereitschaften mitgeprägt wird, ist klar. Wie schwer sich manche von ihnen in Gruppen tun, wird dann überdeutlich und auch die einzelnen Prozesse, die dazu führen, können erst dann genauer untersucht werden, etwa wenn man die Wahrnehmungen der Gruppenteilnehmer*innen zu einem Patienten in einer Gesamtschau betrachtet und daraus auf die verdrängten Anteile in der Psyche des Betreffenden geschlossen werden kann. Hier können wie in einem Brennglas die tiefsten Konflikte überdeutlich zu Tage treten.

## Besserer Überblick über die Außenübertragungen

Auch einer anderen Malaise der Einzeltherapie kann man mit Gruppen gut begegnen: Es kann so nämlich weniger Scheinfortschritte geben. Ich meine die missliche Situation, dass ein Patient im Einzelsetting deutliche Öffnung und Integration zeigt, das äußere Umfeld seiner Beziehungen daheim aber sämtliche Bemühungen konterkariert und oft genug zunichtemacht. Dies führt dann manchmal zu Eskalation und Trennung, im privaten Umfeld oder auch innerhalb der therapeutischen Beziehung, wo vielleicht noch eine Verständigung möglich gewesen wäre. Einzeltherapie kann damit zu dem Missverständnis führen, dass die Stärkung und Stabilisierung der Patient*innen, ihre Befähigung zu mehr Selbstfürsorge und Durchsetzung „gegen" Andere und deren Bedürfnisse gerichtet ist. Da in der Realität jedoch häufig unbewusste Abhängigkeit auch deshalb besteht, da es Bedürfnisse nach unbewusster Abhängigkeit gibt, bleibt diese Schicht weitgehend unbeachtet. Dass es immer um ein verändertes, neues Miteinander mit den vertrauten sozialen Kontakten geht, wird so in einer Gruppe schneller sichtbar und erfahrbar. Gruppenteilnehmer*innen sind in ihren Rückmeldungen und Kommentaren in der Regel gut darin, eine Balance herzustellen zwischen den unterschiedlichen beim „Indexpatienten" wahrgenommenen Strebungen. So werden manche, auch ungewollte und vorschnelle Entscheidungen unwahrscheinlicher.

## Abgrenzung als scheinbares Allheilmittel

Die Betonung des Autonomiepols in den Behandlungen hat eine ganz reale Seite und einen kulturgeschichtlich überformten Gesichtspunkt: Gerade die Emanzipationsbewegung der 1960er-Jahre hat auch im Bereich der Psychotherapie den Glauben an die Bedeutung der Befreiung des Subjekts aus gesellschaftlichen Zwängen massiv befördert. Dies hat selbstverständlich seine Begründung, wenn es um Auflehnung gegenüber Einengung, Bevormundung und Unterdrückung geht. Die Grenzziehung oder auch „Abgrenzung" ist als erster Therapieschritt und als inzwischen geflügeltes Alltagswort ein Meilenstein in der Subjektwerdung. Mit der Lenkung der Aufmerksamkeit auf diesen Aspekt menschlicher Beziehungen wurde bereits viel Leid gelindert. Dennoch muss festgestellt werden, dass dadurch auch die Gesellschaft und die Gruppen in ihr einen überwiegend schlechten Ruf bekamen, an dem sie sich heute noch abarbeiten. Die einseitige Fixierung auf Autonomie, Selbstverwirklichung und Unabhängigkeit führt mittlerweile zu paradoxen Entwicklungen, etwa in der Partnersuche (vgl. Illouz 2016).

Dass das Leben immer ein Miteinander ist, das auch Kompromisse erfordert, die wiederum nicht vor allem als Verzicht, sondern auch als Bereicherung erlebt werden könnten, ist eine Einsicht, die gegenwärtig noch zu wenig Unterstützer*innen findet. Dass Gruppen immer einen Mehrwert bieten, der die Summe des Wissens ihrer Teilnehmer*innen übersteigt, ist noch weniger Allgemeingut. All zu sehr hat der Egozentrismus in unserer Kultur nicht Halt gemacht vor den therapeutischen Schulen und den Erwartungen an diese. Ich und Wir, das Subjekt und seine soziale Einbindung können nur wenig gemeinsam gedacht werden und der Beitrag der Gruppe zur Entwicklung des Einzelnen wird systematisch unterschätzt, auch, wie an anderer Stelle beschrieben, weil Entwicklung oft lediglich als etwas gedacht wird, was *im* Einzelindividuum stattfindet.

### 10.1.1 Gruppenaspekte in der Einzelbehandlung

Welcher Blick der Gruppentherapeut*innen kann die Einzelsitzung bereichern und welche Fragen stellen sich diesbezüglich? Besonders in langen Therapien sollte man sich immer wieder damit auseinandersetzen, ob Patient*innen in der Lage oder willens sind, die in den Sitzungen gewonnenen Einsichten und Fortschritte auch im „realen" Leben außerhalb der Therapie umzusetzen. Manche, besonders schwer depressive und selbstunsichere und auch besonders narzisstische oder schizoid verfasste Patient*innen tun sich gerade hiermit besonders schwer. Wer den Eindruck gewinnt, dass sich in den Beziehungen der Patient*innen nicht wirklich etwas verändert, wenn schwierige Beziehungen zu Bekannten und Freunden unverändert fortbestehen, wenn neue, erfreuliche, bereichernde Kontakte so gut wie nie zustande kommen, dann sollte nachgeforscht werden. Aus dem ersten Teil dieses Buches sollte hervorgegangen sein, dass die biografische Anamnese neben den dyadischen Beziehungen ein Augenmerk auf die „Gruppenhistorie" des Individuums legen sollte. Dies ist nicht nur im Hinblick auf die Eignung für eine etwaige spätere Gruppenteilnahme bedeutsam, sondern ganz allgemein eine Aussage darüber, wieviel Raum der Gruppengedanke im Leben eines Menschen spielt, wie integriert er „in der Welt steht", wie sehr er die „facts of life" im Sinne Money-Kyrles (1971) zu teilen in der Lage ist. Denn die Begrenzungen des Menschenlebens sind offensichtlich besser zu ertragen, wenn sie gemeinsam erlebt und kommuniziert werden dürfen. Die ganze Kulturproduktion der Menschheit, die zu großen Teilen ein Gruppenphänomen darstellt, ist geprägt von diesen Themen und den zahllosen Varianten ihrer Darstellung.

## 10.2  Gruppenfähigkeit

Um die Teilnahme an einer Gruppenpsychotherapie als hilfreich erleben zu können, bedarf es einer gewissen Ich-Stärke. Bin ich mir einigermaßen sicher über meine Position in der Realität, über meine Werte und Gefühle, dann kann ich mich innerlich soweit von zunächst fremden Anderen abgrenzen, um mir dieses vorhandene Ich-Gefühl auch zu erhalten. Gleichzeitig bin ich mir aber auch nur dann sicher genug, um einen weiteren Schritt auf die Anderen zugehen zu können. Neugier auf die Erfahrungen Anderer, die partielle Fähigkeit zu einem Perspektivenwechsel, gar Einfühlung in Andere ist schwer möglich, wenn ich diese Erfahrungen selbst noch gar nicht gemacht habe und sich in meiner Welt daher zunächst einmal psychologisch alles um mich zu drehen hat. Wenn so wenig Identität und Ich-Festigkeit in der Bewältigung der Realität vorhanden ist, bedeutet jeder Kontakt eine Gefahr. Ich könnte mit meiner eigenen inneren Meinungs- und Ortlosigkeit konfrontiert werden, was große Angst vor Selbstverlust auslösen kann.

**Vorbereitung auf die Gruppe im Einzelsetting**
Der Vorschlag an solche Patient*innen, an einer Gruppe teilnehmen zu können, kann daher große Angst auslösen. Sinnvoll ist es dann immer, eine gewisse Anzahl

von stützenden Einzelsitzungen anzubieten, bevor die Gruppenteilnahme erwogen werden kann. Es bedarf guter Vorbereitung, die Ängste müssen angesprochen und untersucht werden. Zuweilen zieht sich diese Therapiephase auch einmal über ein halbes Jahr hin. Auch die Neuerung der Kombinationstherapie lässt dieses Arrangement zu. Die bereits existierenden Gruppenteilnehmer*innen werden im Einzelgespräch vorgestellt, der Gruppenprozess und die Gruppenregeln exemplarisch beschrieben. So können Ängste reduziert werden. Die Beziehung zu den Therapierenden vertieft sich im Laufe der Zeit. Erst wenn die Therapierenden ausreichend als sicheres Objekt wahrgenommen werden, kann es gewagt werden, sich im Beisein dieses Objekts einer Vielzahl „Anderer" zu stellen. Das Wort der „Gruppenfähigkeit" ist aus fachlicher Sicht sehr unbestimmt, soll aber meist die Gefahr maligner Regression beschreiben. Patient*innen, die aufgrund ihrer fragilen psychischen Struktur zu starker Regression und Angst neigen, könnten dann mit heftiger Abwehr, meist Aggression, Abwertung und Kontaktabbrüchen reagieren. Wir werden diese Problematik im Kapitel über die narzisstischen Störungen im Gruppenkontext (Abschn. 11.1) genauer beschreiben. Dabei handelt es sich selbstredend nicht um eine Größe, die absolut zu bestimmen ist. Immer hängt viel von der therapeutischen Beziehung zwischen Patient*in und Leiter*in ab. In jedem Fall ist bei dieser Konstellation viel Aufklärungsarbeit sowohl für die Gruppe wie auch bei den Patient*innen zu leisten. Dies bedeutet, dass der Gruppe die Schwierigkeiten der neuen Patient*innen erklärt werden wie auch den problematischen Patient*innen die Funktionsweise und die Prozesse in der Gruppe.

**Beispiel**

Eine Mittdreissigerin, die sich in Beziehungen und auch am Arbeitsplatz vor dem Hintergrund ihrer Bedürftigkeit immer sehr abhängig von Anderen gemacht hatte und oft ausgenutzt wurde, äußerte anfangs große Skepsis gegenüber der Gruppe. Als sie nach einiger Zeit in die Gruppe kam, zeigte sich rasch, dass sie das, was sie zuvor in der dyadischen Beziehung zu mir erhofft hatte, nun von unterschiedlichen Teilnehmer*innen erhielt: Aufmerksamkeit, Interesse, Wohlwollen. Auch die Wertschätzung der Anderen für ihre eigenen Beiträge bewirkten, dass sie sich mit der Zeit hin zu mehr Ich-Stärke und Unabhängigkeit entwickeln konnte und die vorher konflikthafte Inszenierung eigener Bedürftigkeit bei gleichzeitigem Ressentiment angesichts der gefühlten Unterlegenheit deutlich zurücktrat. Ihre depressive Symptomatik bildete sich parallel zurück. ◄

**Die Schopenhauer-Kur**

Irvin Yaloms Romanfigur Philip, eine stark narzisstisch akzentuierte Persönlichkeit, wird in *Die Schopenhauer-Kur* von Yaloms Alter Ego, Julius, trotz erheblicher Zweifel in eine Therapiegruppe aufgenommen. Yalom lässt Julius die Erkenntnis kolportieren, dass das allererste Kennenlernen in einer neuen Gruppe meist viel weniger unangenehm und emotional schwierig ist, als es die meisten in ihrer Phantasie befürchten (vgl. Yalom 2005). Aufgrund der anfangs großen

Projektionen, die wegen des Mangels an konkreten Erfahrungen getätigt werden, kommt es zu einer eher angenehmen realen Erfahrung.

Als Gruppenfähigkeit könnte man in einem Perspektivwechsel auch die Fähigkeit einer Gruppe bezeichnen, mit neuen Mitgliedern angemessen umgehen zu können. Es finden eine Vielzahl von Abgleichungsprozessen statt, wenn ein neues Mitglied in die Gruppe kommt. Eine Gruppe, die schon länger zusammen ist, hat genug Feingefühl, um neue Mitglieder vorsichtig zu begrüßen. Die Gruppe spürt, welche Ängste beim Neuling vorhanden sind und fragt in der Regel am Anfang nur so viel nach, wie nötig. Sie lässt genug Freiraum, um sich in der Gruppe zu orientieren und zunächst etwas „Modelllernen" möglich zu machen. Dies funktioniert wieder einmal über die schon oft erwähnten, immanenten und eher selten verbalisierten Aspekte der Gruppenarbeit. Ein neues Mitglied wird nicht endlos belehrt und aufgeklärt „wie das hier läuft", sondern die Gruppe schafft und bietet Gelegenheit, zuzuhören und zuzuschauen, um sich abschauen zu können, wie der Umgang und die Werte in der Gruppe bestimmt sind. Wenn sich der Gruppenprozess frei entfalten kann, dann zeigen sich die Beziehungsstörungen und Übertragungen im Hier und Jetzt. Sie werden aber meist nicht so bald gedeutet, sondern es wird von Anderen in der Gruppe direkt darauf reagiert. Dies unterscheidet die analytische Gruppe stark von der klassischen Analyse, etwas weniger von einer dialogisch ausgerichteten, intersubjektiven Beziehungsgestaltung in der Analyse. Dabei geht es auch für Yalom um „interpersonales Lernen". Die herbeigeführte Klärung führt zu einer neuen Erfahrung und so zur intra- und interpersonalen psychischenVeränderung (vgl. Arndt, Peer et al.: 2011. Psychosomatik und Psychotherapie, S. 150).

## 10.3   Der Einfluss der einzeltherapeutischen Denkweise

Ein anderes Problem zeigt sich oft erst in der gruppenanalytischen Praxis: In der Anwendung der gruppentherapeutischen Konzepte rekurrieren viele Therapeut*innen bisweilen auf einzelanalytische Konzepte, nutzen nicht immer die Potenz, die etwa in Gruppendeutungen liegen kann. Gerade Dalal (1998) moniert, dass bereits Foulkes in seinen Anwendungsbeispielen allzu oft klassisch psychoanalytische Ideen versucht habe anzuwenden, obwohl er zuvor die Begrenztheit ihrer Anwendungsmöglichkeiten für d ie Gruppenanalyse festgestellt hat. Vielleicht liegt das an den besonderen Anforderungen an die Leiter*innen von psychotherapeutischen Gruppen. Gruppen sind komplex und vielschichtig und auf unterschiedlichsten Ebenen psychologisch bedeutsam. Neben der Realebene der erwachsenen Menschen, die sich mit ihren Problemen auseinandersetzen wollen, gibt es zunächst die Übertragungsebene alter Beziehungsmuster, die reinszeniert werden (wollen). Je nach Zusammensetzung der Gruppe und auch dem Selbstanspruch der Leiter*in können Gruppensitzungen zeitweise als sehr anstrengend erlebt werden. Auch als Therapeut*in komme ich in einen Sog, ein regressives Erleben, wenn es um Themen geht, die frühe, wenig gut benennbare Inhalte betreffen. Wenn man es pointiert formuliert, dann kann es vorkommen, dass auch die Leitenden in einer Gruppe einer Anti-Group-Dynamik (s. Abschn. 12.2) aufsitzen können, dann nämlich, wenn sie der Gruppe keine kreativen Lösungen, kein Wandlungspotenzial zugestehen können, zu wenig Vertrauen in die Gruppe selbst haben und daher versuchen, alles selbst zu steuern und zu kontrollieren, indem rasch und viel gedeutet wird. Dies wird von den Gruppenteilnehmer*innen meist postwendend mit Gegenentwicklungen, Rückschritten und zum Teil subtilen Aggressionen beantwortet.

Zusammengefasst und vereinfacht könnte man sagen, dass vor allem Deutungen, die die persönliche, biografisch verankerte Psychodynamik betreffen, eine „Einzelarbeit vor der Gruppe" darstellen und weniger ein auf die Gruppe als Ganzes bezogenes, deutendes, verstehendes Arbeiten kennzeichnen. Habe ich eine Gruppe vor mir, sollte ich meine einzeltherapeutische Haltung zum Wohle der Gruppe ablegen.

## 10.3.1 Abgrenzung und Individuation

Wie weiter oben bereits angedeutet, weisen verschiedene neuere Erkenntnisse der psychotherapeutischen Praxis und Theorie daraufhin, dass wir uns Individuation bislang wohl zu individualistisch oder besser zu narzisstisch gedacht haben. Die unsere Kultur prägenden Vorstellungen über die Art und Weise, wie Autonomie erreicht werden und was sie umfassen sollte, haben auf gewisse Weise auch vor den therapeutischen Schulen nicht Halt gemacht. Nicht verwunderlich, doch darf man fragen, wie man auf diese Weise einem falsch verstandenen Selbstverwirklichungsgedanken bei vielen Patient*innen angemessen begegnen soll. Und dies gilt sowohl in der Psychoanalyse wie auch der Analytischen Psychologie! Das Grundthema in der Anfangsphase der Mehrzahl von Psychotherapien ist nach meiner Erfahrung der Wunsch nach vergrößerter Abgrenzungsfähigkeit. Man will lernen, nein sagen zu können, man will mehr „zu sich finden", „mehr auf die eigene Stimme" hören. Dies ist nie falsch, es ist jedoch schwierig, dies als oberstes Motto anzuerkennen, da ja die Bedürfnisse der Anderen genauso legitim sein können und unsere Patient*innen sich von diesen anderen Menschen gleichzeitig auch gebraucht fühlen wollen. Zuweilen stimmt auch die Selbstwahrnehmung als unterwürfig und zurückhaltend überhaupt nicht mit dem manifesten Verhalten gegenüber dem Behandelnden überein! Es ist immer ein individuelles Vorgehen nötig, wobei es hier großes Fingerspitzengefühl braucht. Geht es um Therapieziele, so sollte bald deutlich werden, dass Individuation immer auch eine Entwicklung zu anderen Menschen hin meint. Abgrenzung geschieht immer *im* Kontakt mit Anderen und kann sicherer und gelassener gelingen, wenn man der überdauernden Verbundenheit mit den Anderen sicher sein kann.

Das Neinsagen in der Gruppe als wichtiger Abgrenzungsakt ist ausdrücklich erwünscht. Das Nein zur Gruppe muss gründlicher hinterfragt werden.

## 10.4    Unterschiede Einzelanalyse – Gruppenanalyse: Die Gruppe deutet

Dass psychische Entwicklung etwas ist, das sich nicht nur auf das Individuum bezieht und von seinen Widerständen und seiner Abwehr abhängt, hat C. G. Jung gut beschrieben, indem er davon ausging, dass Psyche etwas ist, in das wir eingeflochten sind. Er sprach von der „objektiven Psyche" als dem Teil, in dem die nicht selbst erworbenen, sondern angeborenen, kollektiven Anteile der Psyche verortet werden (vgl. Jung 1995). Psyche kann in seiner Psychologie nicht als etwas angesehen werden, das sich quasi „im Kopf" des Betreffenden ereignet, eine Ansicht, wie sie zuletzt vor allem durch die Erkenntnisse der Hirnforschung unterstützt zu werden schien. Psyche ist überall und wir partizipieren an ihr. Dies verweist auch indirekt immer auf den Gruppengedanken, obwohl dies von Jung nicht so intendiert war. Giegerich (2012) hat diese Erkenntnis sehr ausführlich und differenziert zur Darstellung gebracht. Im Kern geht es um die Überschätzung dessen, was wir wissen können, wenn wir vom Unbewussten und von der Seele sprechen. Allzu schnell neigen wir auch in der psychoanalytischen Profession dazu, von Einsichten ins Unbewusste zu sprechen, davon, dass Unbewusstes bewusst geworden sei. Schaut man sich die Ergebnisse von Behandlungen an, so scheint diesem Sachverhalt zuweilen am wenigsten Bedeutung beizumessen sein. Die Veränderungen, über die Patient*innen berichten, sind eher solche, die von einer veränderten inneren Positionierung ausgehen lassen, einer gewachsenen Fähigkeit, in sich selbst zu vertrauen und die eigenen Entscheidungen mehr von dieser neu oder wieder entdeckten inneren Stimme leiten zu lassen. Eher unerfreulich ist es für jene Menschen, die von vielerlei Einsichten in ihre psychischen Mechanismen zu berichten in der Lage sind, in deren tatsächlichem äußeren Leben aber manchmal reichlich wenig Veränderung oder Entwicklung stattfindet. Dies lässt einen als jungianisch geprägten Analytiker daran denken, dass die Veränderungen, die durch Gruppen und in Gruppen erlebbar sind, häufig auf die Partizipation an archetypischen Wirkfaktoren wie dem Erleben der Dazugehörigkeit beruhen. Offenbar wird zuweilen das, was unter Einsicht verstanden wird, zu einseitig interpretiert. Auch der britische Gruppenpsychoanalytiker Dalal (1998) hat eindrücklich beschrieben, wie gruppeneigene Wirkfaktoren jenseits von „Einsicht" maßgebend für Veränderungsprozesse sein können. Auch Heinz Kohuts "Wie heilt die Psychoanalyse" (1984) zeigt sich kritisch gegenüber der klassischen analytischen Auffassung. !!!Bitte in Literatur aufnehmen, weiss nicht, wie das geht!!! Verlag, Ort: Suhrkamp, Frankfurt.

### Öffnung des Einzelsettings und des Gruppensettings gegenüber Variationen

Vor diesem Hintergrund scheint es sinnvoll zu sein, ähnlich wie in der Einzelanalyse, das Verhalten einer Gruppe als Ganzes zu betrachten und Störungen (durch Einzelne) auch immer als Symptom für das unbewusste Geschehen in der Gruppe zu verstehen. Es gibt Kolleg*innen, die die Position vertreten, dass der Rahmen der Gruppe als Wesentlich erachtet werden sollte, was Konsequenzen für die Durchführbarkeit von paralleler Einzelarbeit („Kombinationstherapie") hätte. Hierfür gibt es Argumente, die aber m. E. auf einen relativ eng geführten Übertragungsbegriff zurückgehen. Meiner Erfahrung nach entfalten sich Übertragung und Widerstand auch in dem Setting einer Kombinationstherapie, wenn sie sich auch verkomplizieren können. Ähnlich wie in der Diskussion um die intersubjektive Wende in der Psychoanalyse, scheint m. E. noch zu wenig anerkannt zu sein, dass ein Teil der professionellen therapeutischen Beziehung immer auch die Realbeziehung, die dialogische, erwachsene Seite der Beziehung, einen Einfluss auf die vielschichtige therapeutische Beziehung und auch auf den Genesungsprozess hat. Wie wir aus der Diskussion um die „now-moments" (vgl. Stern 2018) wissen, stellen zuweilen außerhalb des Rahmens stehende Interventionen einen entscheidenden Impuls für Veränderungen in Behandlungen dar. Ich spreche dezidiert nicht von Regelverletzungen und Übergriffen! Eher habe ich die komplizierte Realität von unterschiedlichsten Patient*innen mit unterschiedlichsten Voraussetzungen für die Gruppenpsychotherapie oder -analyse im Auge, auf die ich als Behandler auch unterschiedlich reagiere. Neutralität im Sinn gleicher Reaktionen auf alle halte ich für eine kaum realisierbare Forderung. Damit geht es aber z. B. um das „Containing" des Leiters, seine Fähigkeit, unausgesprochene, auch noch unbewusste Aspekte des Geschehens auszuhalten und in sich zu (be)halten und nach und nach zu „verstoffwechseln". Nach und nach übernimmt die Gruppe diese Funktion, wenn ein Entwicklungsprozess in Gang kommt. Natürlich spielt dabei auch eine Rolle, welche Persönlichkeit, welche Erfahrungen mit Gruppen, welche Übertragungen, welche Ansprüche an ihre Arbeit Analytiker*innen haben. Lesmeister (2017) hat dieses Begehren des Analytikers einer kritischen Analyse unterzogen.

## 10.5 Kombinationstherapie

Kommen wir schließlich zum strittigen Diskussionspunkt in der heutigen Gruppenanalyse und -therapie: der Möglichkeit zur Kombinationstherapie. Seit einigen Jahren gibt es in der Richtlinien-Psychotherapie die Möglichkeit, Gruppentherapie und Einzeltherapie gemeinsam anzubieten und parallel abzurechnen. Seit kurzem können sogar tiefenpsychologisch fundierte und analytische Psychotherapie kombiniert werden. In auf den Einzelfall angepasstem Umfang werden neben der kontinuierlichen, in der Regel wöchentlichen Gruppe Einzelsitzungen durchgeführt, meist zur Unterstützung, wenn die Patient*innen zu wenig strukturelle Voraussetzungen haben, um von der Gruppe ausreichend profitieren zu können. Ist etwa die Neigung zur Projektion krankheitsbedingt zu groß, wird eine Gruppe schnell als bedrohlich und feindselig, mindestens als sehr fremd erlebt. Den Behandler*innen kommt dabei die Rolle von Unterstützenden und Mittlern zu. Der triangulierende Raum zwischen den Settings kann Entwicklung begünstigen. Die Behandler*in wird in den verschiedenen Settings verschieden erlebt, was die Akzeptanz der unterschiedlichen „Seiten" der Behandelnden erleichtert und damit auch die innere Flexibilität und Frustrationstoleranz des Behandelten vergrößert. Durch das differenziertere und umfassendere Bild vom Therapierenden werden auch eigene divergierende Aspekte der eigenen Persönlichkeit mehr in den Blick genommen. Übermäßiger, abwehrender Idealisierung in der Einzeltherapie wird dadurch ebenfalls begegnet. Das Therapiesetting Kombitherapie hat daneben den Vorteil, dass es die Realität besser abbildet. Wir alle sind immer gleichzeitig allein und in (mehrere) Gruppen involviert. Mal geht es nur um uns, mal geht es darum, unseren Platz unter Anderen und in der Welt zu finden. Und diese beiden Aspekte können so gemeinsam betrachtet und verstanden werden, gerade in ihrer Unterschiedlichkeit und Wechselwirkung.

## 10.6  Dyadische und triangulierte Beziehungen in der Kombinationsbehandlung

Gruppentherapeut*innen, die sich den Ideen, Theorien und der Praxis der Gruppentherapie oder -analyse verschrieben haben, tun sich, wie oben bereits angeschnitten, zuweilen schwer, sich auf die Kombinationsbehandlung einzulassen. Durch das unterschiedliche Gewähren von Einzelsitzungen schaffe man unterschiedliche Voraussetzungen für die Teilnehmer*innen, verwässere die Methodik und das, was analytische Gruppentherapie leisten kann. Zudem verändere sich möglicherweise das Unbewusste der Gruppe. Ich würde entgegnen, dass das Unbewusste der Gruppe dadurch mit Sicherheit verändert wird, doch es ist dann eher ein Spiegel der sozialen äußeren Realität. Ich würde das eher als Chance, denn als Risiko ansehen. Wenn verschiedene Teilnehmer*innen an einer Gruppe unterschiedlich häufig Einzelsitzungen erhalten, *kann* dies Neid und Missgunst erzeugen. Wird diese Situation aber offen verhandelt, dann kann diese Unterschiedlichkeit auch besser auszuhalten gelernt werden. Die künstliche Situation der Einzelanalyse mit einer zuweilen falsch verstandenen Abstinenz und der Reinheitsvorstellung einer ungestörten Entfaltung der Übertragung, die meines Erachtens aus dem naturwissenschaftlichen Ideal der Psychoanalyse stammt, wird von manchen auf Gruppen übertragen. Indem man Störvariablen versucht auszuschalten, die jedoch nie auszuschließen sind, und indem auch eine gegenüber den tatsächlichen realen Lebensbedingungen künstliche Situation versucht wird zu erschaffen, verschreibt man sich aber einem hohen Ideal.

Gewiss wird die Regression begrenzt, wenn man das interaktive und soziale Verhalten in den Mittelpunkt stellt. Meiner Erfahrung nach wirken die neuen Erfahrungen in diesen Dimensionen jedoch auf intrapsychische Strukturen wie Frustrationstoleranz, psychische Belastbarkeit, Bindungsfähigkeit und die Fähigkeit zu Humor zurück. Im Endeffekt kann mit paralleler Einzel- und Gruppenarbeit sowohl einer zu großen Symbioseangst im Einzelsetting, aber auch im Fall, dass die Gruppe als Ganze als potenziell verschlingend empfunden wird, erfolgreich triangulierend begegnet werden. Damit werden Ängste nicht geleugnet, sondern es wird eine entwicklungsfördernde und unterstützende Umgebung bereitgestellt, die Patient*innen hilft, aus ihren inneren Verstrickungen über alternative Erfahrungsbildung herauszufinden. Oft ist es dann erst möglich, in der Rückschau die früheren Arretierungen und neurotischen Fixierungen genauer zu erkennen und auch biografisch zu benennen. Damit aber wird auch die Ablösung von introjizierten Objekten erleichtert und ein positiver Einfluss auf die innere Strukturbildung ausgeübt.

**Gruppentherapie als Erfahrung der sozialen Verfasstheit des Selbst**

Die verschiedenen Lebenswege und Persönlichkeitsstrukturen und die daraus resultierenden Differenzen sind in Gruppen immer vorhanden. Sie benötigen auch unterschiedliche Behandlungswege. Es gibt keine Methodik, die für alle die Richtige sein kann, nicht einmal mit demselben Störungsbild. In der Praxis bedeutet das, dass ich auch in Gruppentherapien auf alle Teilnehmenden anders reagiere, je nach den inneren Voraussetzungen und der individuellen Psychodynamik. Will ich aus der Überlegung der technischen „Reinheit" oder aus dem Anspruch heraus, dass die Gruppentherapie, wie sie heute existiert, das Ende der Entwicklung darstellt, arbeiten, bin ich in einem Konstrukt gefangen. Etwas Ähnliches wäre die frühere Einstellung von Therapeut*innen, dass während einer Analyse keine lebenswichtigen Entscheidungen zu fällen seien. Diese Ermahnung macht zwar Sinn, da man sich seiner Regression bewusst sein sollte. Dennoch stellt jedwede Art von Therapie immer nur einen Ausschnitt im Leben des Einzelnen dar. Und die therapeutischen Methoden, auch die analytische, entwickeln sich weiter! Für die einzelnen Teilnehmer*innen gibt es Lebensbereiche, die relativ unbeschadet neben neurotischen Kompromissen bestehen, Lebensbereiche, die durchaus als gesund angesehen werden können. Oft ist es sogar eher ein Symptom denn eine Wahrheit, wenn Patient*innen nur Probleme in ihrem Leben sehen und ihre gesunden Anteile viel zu wenig Gewicht erhalten. Hier kann Gruppentherapie einiges geraderücken und die gesunden Anteile stärken und so die neurotischen abschwächen helfen. Es ist gerade diese korrigierende Erfahrung, die wesentlich zu Therapieerfolgen in Gruppen beitragen kann.

Wie viele individuelle Therapiewege, wie viele kreative Kombinationsmöglichkeiten in der therapeutischen Praxis heute nutzbar sind, zeigt die Arbeit von Türk (2020). Gerade bei den häufig strukturell schwerer beeinträchtigten Patient*innen sind die Möglichkeiten der Kombinationsbehandlung nutzbar und werden offenbar inzwischen auch häufiger angewandt. Es ist diagnostisch überaus aufschlussreich, zu studieren, wie unterschiedlich sich Patient*innen im Einzelkontakt und im Gruppenkontext verhalten und auch wie sie sich dort selbst erleben. Gerade an den Schnittstellen der beobachtbaren Unterschiedlichkeit des Erlebens und Verhaltens, auch in der Gegenübertragung, kann eine Menge diagnostisch und therapeutisch verwertbares Material zu Tage gefördert werden. Die Reaktionen auf die unterschiedlichen Anforderungen aus dieser therapeutischen Realität können gemeinsam beobachtet, begleitet und verstanden werden.

## 10.7 Schwierige Fälle: Wenn Einzeltherapie nicht genügt

Als gleichzeitiger Einzel- und Gruppenanalytiker macht man zuweilen die Erfahrung, dass bestimmte Patient*innen, vor allem solche mit schwereren narzisstischen Pathologien, in der therapeutischen Dyade schnell und oft über lange Zeit mit einem Abwehrkampf gegen zu viel Nähe und die damit befürchtete Überwältigung beschäftigt sind. Kommen solche Patient*innen in eine Gruppe, sieht man, wie schwer sie sich tun, in echten Kontakt mit Anderen zu treten, und man bekommt ein nochmals klareres Gefühl für die Tragik ihres sozialen Lebens. Viele von ihnen machen sich systematisch unbeliebt mit abstrakten, häufig auch selbstentwertenden Äußerungen, mit denen sie Kritik zuvorkommen wollen. Ihr Kontrollbedürfnis ist überwältigend, vermutlich die Weitergabe von traumatischen eigenen Erfahrungen der Überwältigung durch die Bezugspersonen. Ihre Äußerungen wirken schnell lebensfern, sie erzählen nicht wirklich aus ihrem alltäglichen Leben, denn nichts scheuen sie so sehr wie das Ankommen in der Mittelmäßigkeit, die sie anderen gern unterstellen. Entsprechend strahlen sie Arroganz und Überheblichkeit aus, was bei anderen Gruppenteilnehmer*innen schnell auf Ablehnung stößt und so die Vorurteile der derart narzisstisch strukturierten Patient*innen wiederum verstärkt. Hier ist sehr viel Feingefühl und Moderation seitens der Gruppenleitung von Nöten.

---

**Beispiel**

Ich habe im Lauf der Jahre einige junge Männer zunächst einzeltherapeutisch behandelt, die unter ganz erheblichen narzisstischen Defiziten litten. Ihr mangelndes Selbstwertgefühl, was gleichbedeutend war mit einem schwierigen sich Verorten in der Realität und mit Bindungsproblemen, auch in Bezug auf Arbeitstätigkeiten, wurde von ihnen in der Regel durch sorgsam verborgene Phantasien von eigener Größe und Bedeutsamkeit versucht zu kompensieren. Auf dem Grund dieser Dynamik wiederum lauerte eine gewaltige Wut und viel Hass, die sich in der Gegenübertragung, also der Wahrnehmung der Patient*innen durch die Therapierenden, in Form von Langeweile, Müdigkeit und Unzufriedenheit widerspiegelten. Ich entschloss mich irgendwann bei mehreren dieser Patienten dazu, im Anschluss an die Einzelanalyse eine analytische Gruppe zu beantragen, als Kombinationsbehandlung mit gelegentlichen Einzelsitzungen zwischen den Gruppen. Es zeigte sich in der Gruppe auf bislang nicht spürbare Weise die narzisstische Abwehr dieser Patienten. Sie wirkten arrogant, ignorierten die Kontaktangebote der anderen Gruppenteilnehmer*innen weitgehend. Ähnlich strukturierte Mitpatient*innen wurden angefeindet. Durch die Auffächerung der Übertragung und die vorhergehende und parallele Einzelbehandlung hatten die Patienten jedoch meist so viel Frustrationstoleranz und eine geringere Kränkbarkeit entwickelt, dass sie sich auch mit den teils ärgerlich werdenden Gruppenmitgliedern auseinandersetzen lernten. Ihre Wut beruhigte sich, sie kamen mit der Zeit recht gern in die Gruppen, sprachen dann zunehmend einfühlender über sich und mit den Anderen. ◄

Diese Veränderungen könnte man erklären, indem man annimmt, dass soviele positive Introjekte aufgebaut werden konnten, dass die Affekt- und Selbstregulation soweit verbessert werden konnte, dass zumindest die größten Affektstürme der „narzisstischen Wut" besser ausgehalten werden konnten. So wurden sie für sich selbst auf oft bislang ungewohnte Weise mit ihrer eigenen Aggressivität konfrontiert. Langsam gelang es vielen, die Fremdwahrnehmung mit ihrer Selbstwahrnehmung besser abzugleichen. Gelingt dies nicht, kann es geschehen, dass Patient*innen abrupt die Gruppe verlassen, oder es kommt zu heftigen verbalen Auseinandersetzungen. Um zu verstehen, wie es dazu kommen kann und auch um möglichst zu vermeiden, dass es soweit kommt, müssen wir uns noch tiefergehender mit dem Phänomen des Narzissmus auseinandersetzen, wie er vielen heutigen Psychodynamiken zugrunde liegt (vgl. Kap. 11)

## Literatur

Dalal, F (1998) Taking the group seriously. Jessica Kingsley Publishers, London
Frischenschlager, O (2011) Arndt, P, Klingen, N: Psychosomatik und Psychotherapie. Psychotherapie-Wissenschaft, 1(2), 145. https://psychotherapie-wissenschaft.info/article/view/235 (Stand: 16.9.2023)
Giegerich, W (2012) What is Soul? Spring Journal Books, New Orleans
Illouz, E (2016) Warum Liebe weh tut. Suhrkamp, Berlin
Jung, C G (1995) Gesammelte Werke, 9/1. Walter, Düsseldorf
Lesmeister, R (2017) Begehren, Schuld und Neubeginn. Psychosozial Verlag, Gießen
Money-Kyrle, R (1971) The aim of psychoanalysis. International Journal of Psychoanalysis 52: 103–106
Stern, D (2018) Der Gegenwartsmoment. Brandes & Apsel Verlag, Frankfurt/M
Türk, D (2020) Einzel- und Gruppenpsychotherapie als Kombinations- und Verbundtherapie – ein Erfahrungsbericht aus der Praxis. Gruppenpsychother. Gruppendynamik 56: 151–171
Yalom, I (2005) Die Schopenhauer-Kur. btb-verlag, München

# Spezielle Patient*innengruppen

11

**Zusammenfassung**

In diesem Kapitel werden die Voraussetzungen und die speziellen Behandlungsinterventionen bei schwereren psychischen Störungsformen in Gruppen besprochen. Dies betrifft neben narzisstisch strukturierten Patient*innen traumatisierte Patient*innen und auch suchtgefährdete Patient*innen. Dabei ist das angenommene Setting, dass diese Patient*innen in gemischten, analytischen Gruppen mit anderen Störungsformen behandelt werden. Besondere Schwierigkeiten und Varianten sollen untersucht werden. Es zeigt sich, dass unter bestimmten Voraussetzungen auch schwerere Persönlichkeitsakzentuierungen oder -störungen durchaus in diesem Rahmen eine Besserung an Symptomatik und einen Zugewinn an Struktur erreichen können.

## 11.1 Narzisstische Patient*innen in Gruppen

Behandelt man narzisstische Patient*innen in Gruppen, macht es einen Unterschied, ob man jüngere Patient*innen oder ältere vor sich hat. Im mittleren Alter sind die psychischen Strukturen bereits oft so verfestigt, dass das Preisgeben von Größenphantasien, die Auseinandersetzung mit Endlichkeit und Begrenzungen, wie sie für diese Menschen ansteht, solche Scham und Kränkungswut auszulösen imstande ist, dass eine Gruppenteilnahme sowohl für die Betroffen wie für die anderen Gruppenteilnehmer*innen ziemlich anstrengend sein kann. Schließlich geht es für diese Menschen darum, die bis dato aufrechterhaltene Weltsicht aufzugeben, quasi sich selbst gegenüber „zuzugeben", dass sie bislang auf dem falschen Dampfer waren. Die unbewusste Ansicht des narzisstischen Menschen, jemand ganz Besonderes zu sein, stammt nicht aus einer besonderen Bosheit oder Arroganz, auch wenn das oft so wirken kann. Er kann vielmehr nicht annehmen, dass andere ihn so, wie er oder sie ist, mögen, akzeptieren, mit ihm oder ihr Gemeinsamkeiten teilen wollen.

**Beispiel**

Ein jetzt mittelalter Patient hatte bereits seit Kinder- und Jugendtagen eine abfällige, abwertende Haltung gegenüber gleichaltrigen Geschlechtsgenossen an den Tag gelegt. Er lernte, zurückgezogen in seinen Gedankenwelten zu leben, und kam nur wenig in realen Kontakt, war auch kaum in Gruppen oder Vereinen, machte keinen Mannschaftssport. Diese Haltung war eine internalisierte Identifikation mit dem Aggressor, denn er selbst wurde von seinen Eltern sehr einseitig und wenig empathisch gesehen. Immer hatte er das Gefühl, dass er Rollen oder Bildern der Eltern entsprechen sollte, weniger, dass seine eigenen Bedürfnisse, Emotionen und Ideen einen Wert zugesprochen bekamen. Diese Entwicklung führte ihn schließlich auch in einen sozialen Beruf. Mit diesem verband er die Vorstellung, dass er sich dort nicht „klassisch männlich", sondern eher mit „weichen" Idealen identifizieren konnte, wie mit Empathie, Sensibilität, aus seiner Sicht eher feminin konnotierter Durchlässigkeit und Phantasietätigkeit. Dies war ein weiterer Versuch, sich den Zuschreibungen von außen zu entziehen, führte aber erwartungsgemäß auch zu Problemen. Erst sehr allmählich konnte der Patient diese Psychodynamik durchdringen und seine innere Misere und Not besser annehmen, was half, seine narzisstischen Größenvorstellungen deutlich zu relativieren. ◀

Es ist ein oft sehr langsamer und mühsamer Prozess für diese Patient*innen, wenn sie allmählich merken, dass sie ihre Bemühungen, bewundert zu werden, herunterfahren und einfach nur da sein können. Es ist denn auch der größte Erfolg in der Behandlung von narzisstischen Menschen, wenn diese sich mit ihren persönlichen Gaben und Schwächen als mittelmäßige, normale Menschen annehmen lernen und die anderen in einer Gruppe nicht ständig mit ihren sowieso unerfüllbaren Bedürftigkeiten quälen müssen. Es ist immer dasselbe: es ist eigentlich alles schon da. Es wird immer klarer, dass nichts zu tun ist, man ist Teil einer Gruppe, man gehört dazu, man braucht sich weder kleiner noch größer zu machen, als man ist. Das kann für jemanden, der wenig positive Erfahrungen in und mit Gruppen in der Kindheit gemacht hat, ein tiefgreifendes, umwälzendes Erlebnis sein. Plötzlich wird deutlich, was immer gefehlt hat. Und es ist bitter, anzuerkennen, dass man selbst lange viel getan hat, um zu vermeiden, dass man es vielleicht nachträglich bekommt. Die narzisstische Wut, die durch die Kränkung unerfüllter Wünsche entsteht, ist in der Regel gut darin, Andere zu vergraulen und sich nachhaltig unbeliebt zu machen. So befindet sich der narzisstische Mensch in einer Spirale, aus der er selbst kaum herausfinden kann. Ich habe meine Erfahrungen mit narzisstischen Patient*innen in Gruppen bereits andernorts ausführlicher beschrieben, will hier nur die wichtigsten Punkte festhalten (vgl. Münch 2016).

## Die Dynamik der narzisstischen Störung

Der Narzissmus ist eine gute Größe zur Beschreibung unseres je unterschiedlichen Verhältnisses zu Gruppen. Pathologischer Narzissmus und gesundes Gruppenerleben schließen sich geradezu aus. Woran liegt das? Neville Symington (1999), ein australischer Kollege, hat narzisstische Entwicklungen damit in Verbindung gebracht, dass sich diese Menschen dem „Lebensspender" verweigerten. Er verstand darunter eine unbewusste Weigerung, sich nicht von Anderen abhängig machen zu können. Gefürchtet wird der Verlust der Autonomie und Selbstbestimmtheit. Dadurch aber geht auch die Verbindung zu vitalen inneren Antrieben und Emotionen, also der eigenen Lebendigkeit in großen Bereichen verloren. Das Leben wird zu etwas Gewolltem, Gemachtem, was den Alltag zu etwas sehr Anstrengendem machen kann. Diesen Menschen fehlt die Erfahrung, dass sie in Gegenwart und im Austausch mit Anderen gesehen, wahrgenommen und wertgeschätzt werden und keineswegs etwas verlieren, sondern eher etwas dazugewinnen können, wenn sie sich in Gruppen bewegen. So finden sie auch letztlich nie Ruhe und Entlastung von ihren inneren Kämpfen, die sich alle um das Thema Anerkennung, Selbstwert und Existenzangst drehen. Noch schwieriger ist für sie, dass sie akzeptieren lernen, dass sie immer und überall in Gruppen eingebunden und abhängig sind von anderen Menschen.

## Der Narzissmus der Gesellschaft

So schließt sich ein Kreis: Die postmoderne Gesellschaft fördert Narzissmus im Sinne von Selbstverwirklichung und eines „Me-First-Denkens" (vgl. Illouz 2016; Maaz 2014; Hardt 2019). Zugleich stellt sie Mittel wie Therapien bereit, die dieser Neigung begegnen und sie abmildern sollen. In den (Einzel-)Behandlungen tritt dabei das Paradox zutage, dass Patient*innen oft darüber klagen, sich zu wenig durchsetzen, sich zu wenig artikulieren oder gar wahrnehmen zu können. Dies muss zunächst sehr ernst genommen werden, denn meist leiden Patient*innen darunter, dass sie tatsächlich zu wenig von ihren frühen Bezugspersonen gespiegelt und empathisch begleitet wurden. Dies führt im Weiteren in der Regel zu einer Umkehr der Sorge: Die Kinder werden „parentifiziert", während sie eigentlich selbst in großer emotionaler Not sind. Dies wirkt sich dauerhaft schädigend auf die Persönlichkeitsstruktur aus. In der Einzeltherapie zeigen sich diese Menschen daher verständlicherweise oft sehr bedürftig (depressive Verarbeitung) oder auch anspruchlich (narzisstische Verarbeitung). Sie wollen ihr Gegenüber, die behandelnde Person, nun ganz für sich. Daher stehen sie der Gruppentherapie zu Beginn meist sehr ablehnend gegenüber. Sie haben die Vorstellung, dass sie nun wiederum, wie damals bei den Eltern, problembehafteten Menschen und deren Geschichten zuhören und diese aushalten sollen, ohne Gelegenheit zu haben, sich dazu zu verhalten und Stellung zu nehmen. Beides macht Angst: die Befürchtung, dass sich die persönliche Geschichte wiederholt und keine Veränderung stattfindet, aber auch die Gelegenheit zur Positionierung, zum sich Zeigen macht Angst. Denn damit haben diese Menschen keine Erfahrung. Sie müssen befürchten, dass Andere ihre Gefühle, und darunter fallen auch aggressive Gefühle, nicht annehmen und aushalten können.

**Alternative Erfahrungen**

Genau hier setzt die Möglichkeit an, mit einer Gruppenteilnahme eine alternative Erfahrung in der Realität machen zu können. Langsam und in kleinen Schritten kann sich zeigen, dass die eigenen Befürchtungen sich nicht bewahrheiten müssen und dass mit den Mitteilnehmer*innen ein ganz anderes, konfliktfähigeres, aber daher auch vertrauensvolleres Verhältnis aufgebaut werden kann. Wie kann nun dieses Vertrauen hergestellt werden, obwohl die narzisstischen Patient*innen es einem doch ganz erheblich erschweren, sie zu mögen und gern mit ihnen zu arbeiten? Mindestens drei Größen sind m. E. entscheidend:

a) Negative Capability – der auf den englischen Dichter John Keats (1817) zurückgehende Begriff, der die Fähigkeit zum Aushalten von Ungewissheit und Nichtwissen beschreibt. Der Begriff wurde von Bion aufgegriffen und in die Psychoanalyse eingeführt.

b) Geduld – als Psychoanalytiker*in, die oder der zuweilen Behandlungen über einen sehr langen Zeitraum, meist über mindestens 3–4 Jahre durchführt, ist die Beobachtung, dass Veränderungen oft lange Zeit benötigen, eine alltägliche Erfahrung. Vor allem auch im Zusammenhang mit narzisstischen Störungen von Patient*innen und in Gruppenprozessen trifft dies zu: Wenn das Unbewusste der Patient*innen genügend Zeit hat, sich zu entfalten, und nicht durch die Befürchtung einer baldigen Beendigung der Behandlung in den Rückzug gedrängt wird, dann entfalten sich oft lange Jahre verdrängte, unbewusste Inhalte und Konflikte, die dann in den therapeutischen Beziehungen sichtbar werden. Auch Missbrauchserfahrungen werden immer wieder erst Jahre nach Aufnahme einer Therapie erinnert.

c) Humor – gerade im Zusammenhang mit der Behandlung des Narzissmus ist Humor eine entscheidende therapeutische Variable. Die hohe Kränkbarkeit der narzisstischen Menschen lässt diese auch zu sehr humorlosen Menschen werden. Was wiederum der Fähigkeit zur angemessenen Bewältigung der Realität und auch der Ausstrahlung auf andere Menschen nur abträglich ist. Passiert es also, dass ein solcher Patient (über sich) lacht und Humor in sein Affektrepertoire integriert, dann ist viel gewonnen. Die Humorlosigkeit und der falsche Ernst der eingebildeten eigenen Überlegenheit sind das genaue Gegenteil davon.

---

**Beispiel**

Gerade bei traumatisierten Patient*innen fehlt oft eine sog. psychische Haut, was sie sehr vulnerabel für Verletzungen in regrediertem Zustand macht. Somit kann eine Gruppe auch potenziell retraumatisierenden Charakter haben. Ich habe es manchmal bei Patient*innen erlebt, dass sie von Gruppen in einem stationären Kontext, die vielleicht von noch nicht ausreichend erfahrenen Kolleg*innen geleitet wurden, sehr verärgert und verstört berichteten. Eine

Patientin erzählte mir, dass sie zu Äußerungen quasi gezwungen worden sei, obwohl sie sich sehr unwohl gefühlt habe. Leider ist es kein seltener Ausnahmefall, dass Gruppen in Kliniken von Menschen geleitet werden, die weder ausreichend Selbsterfahrung noch Gruppenleitungserfahrung haben, doch das sollte sich durch die Weiterbildungsreform für Psychotherapeut*innen, in der obligatorisch eine Gruppenausbildung enthalten ist, bald ändern. ◀

## 11.2 Trauma und Gruppe

In Gruppen werden Patient*innen durch die Geschichten der Anderen, aber auch durch Nachfragen nach ihren eigenen unerwähnten Erlebnissen an ihre Verletzlichkeit und auch Endlichkeit erinnert, gerade für traumatisierte und narzisstische Patienten oft kaum aushaltbare Aspekte. Am Beginn jeder Gruppe ist Angst, auch bei den Leitenden. Eine Gruppe braucht erst eine psychische Haut, sie muss sich „schließen", bevor sie als schützend wahrgenommen werden kann. Dies erinnert wiederum an die Analogie der Imagination der Gruppe als mütterlicher, schützender Raum.

**Traumata in der analytischen Einzel- und Gruppentherapie**
Die Auswirkungen des schützenden und inspirierenden Charakters von Gruppen zeigen sich konkret in der zunehmenden Interaktion der Teilnehmenden, ihrer ebenfalls zunehmenden Offenheit, die so weiter gefördert wird in den Anregungen zur Selbstreflektion und genaueren Wahrnehmung der Kommunikation und Interaktion in der Gruppe. Durch die Erkenntnis, gemeinsame Problemthemen zu teilen und auch den entstehenden Willen und den Optimismus, sie zusammen besser lösen zu können, kommt der Gruppenprozess allmählich in Gang. Dabei werden anfängliche, „naive" Vorstellungen von der Art und Weise, wie eine Gruppe hilfreich wirksam ist, nach und nach verwandelt. Man nimmt Abstand von der Erwartung, dass man konkrete Handlungsanweisungen und „Tipps" bekommen wird, und kommt in einen Prozess des gegenseitigen Erzählens, Befragens und beginnt zu ahnen, dass die Antworten auf die inneren Fragen in ganz anderer Form zustande kommen könnten als ursprünglich gedacht. Traumapatient*innen benötigen einen besonders geschützten Raum. Insofern benötigen sie auch eine gewisse Stabilität und Belastbarkeit, bevor sie in eine analytische Gruppe aufgenommen werden können. Anders verhält sich dies in den in Kliniken häufig angebotenen themenbezogenen geschlossenen Gruppen, die oft sehr strukturiert ablaufen, zuweilen auch psychoedukativen Charakter haben. Unterstützende Einzelsitzungen sind hier meist in jedem Fall notwendig. Franziska Hennigsen (2012) hat überzeugend gezeigt, dass analytische Einzelpsychotherapie sehr wirksam in der Behandlung schwerer Traumatisierungen sein kann. Es wäre wünschenswert, wenn es eine entsprechende Untersuchung für die analytische Gruppenpsychotherapie geben könnte.

## 11.3    Suchtkranke Patient*innen in Gruppen

Wenn man sich an die ambulante psychotherapeutische Behandlung von sucht-
gefährdeten oder -kranken Menschen heranwagt, gibt es einige Punkte zu be-
achten. Abgesehen davon, dass in diesem Fall eine Abstinenzzeit von mindestens einem Jahr einzuhalten ist, bevor eine Richtlinien-Psychotherapie beantragt
werden kann, stellt gerade das in der eigentlichen Suchtarbeit beliebte Format
der Gruppentherapie einige Hindernisse in den Weg, die oft zu wenig beachtet
werden. In Deutschland wird zwischen Suchttherapie und Psychotherapie unterschieden. Von schwerer suchtkranken Menschen wird verlangt, dass sie zunächst
eine längere Entwöhnungsbehandlung in einer Spezialeinrichtung absolvieren.
Diese kann auch ambulant durchgeführt werden, nicht aber in einer Praxis. Danach können sich diese Patient*innen, ebenso wie jene mit mittelschweren bis
leichteren Problemen, also auf der Ebene eines Substanzmissbrauchs etwa, an
eine ambulante Psychotherapiepraxis wenden. Besteht ein abstinenter oder nach-
gewiesen kontrollierter Umgang mit dem Suchtmittel, kann theoretisch auch eine
Gruppenpsychotherapie ein Mittel der Wahl sein. Gerade die von suchtkranken
Menschen gesuchte Stabilität in Form von Ritualen, einer vertrauten Umgebung
und einer Sicherheit wie Geborgenheit spendenden Umgebung können Gruppen
mit der von ihnen ausgehenden Qualität positiv beantworten.

**Die Gruppe als Symbol für die stabile, versorgende Mutter**
Den Hintergrund für die Dynamik von Suchtkranken, aber generell allen oral be-
dürftigen Patient*innen bildet folgende Situation in der Primärfamilie: Die häufig strukturell defizitären Menschen haben oft wenig bis keine kontinuierliche
Bindungserfahrung. Sie sind häufig materiell eher verwöhnt, aber emotional sehr
vernachlässigt. Die große Anziehungskraft der Suchtstoffe kommt u. a. aus den
immensen unbewussten Sehnsüchten nach früher oraler Versorgung und zuweilen
auch vorgeburtlichen, paradiesisch assoziierten Zuständen. Die in ihrer frühen
dyadischen Beziehungserfahrung enttäuschten und unbewusst oft sehr wütenden
Menschen sind jedoch von Gruppen schnell überfordert. Die oft wechselnden Teilnehmer*innen und zuweilen auch wechselnden Therapeut*innen in der Suchtarbeit konstellieren dabei jene unstete, wenig sichere Bindungskonstellation, die
als Ausgangspunkt der Problematik der Patient*innen angesehen werden muss.
Eine Gruppenfähigkeit respektive eine ausreichende Fähigkeit zur Triangulierung
kann aber bei Menschen, die oft kaum eine hinreichende innere Subjekt-Objekt-
Trennung herbeiführen und halten können, noch nicht funktionieren. Damit ist gemeint, dass viele suchterkrankte Menschen ihre Mitwelt und ihre Mitmenschen als
nicht ausreichend von sich getrennt wahrnehmen. Ihre Mangelerfahrung an konkreten Interaktionspartner*innen, an einem „Gegenüber", bewirkt ein enormes
Misstrauen gegenüber jeweils neuen Bezugspersonen, sodass zunächst die dyadische Erfahrung im Vordergrund der Behandlung steht. In aller Regel bedarf es also
zunächst eines längeren Einzelkontakts, um eine ausreichende Stabilität der Beziehung herzustellen.

**Die Gruppe in Konkurrenz zum Suchtmittel**

Zudem gilt es in diesen Behandlungen, eine regelmäßige Überprüfung der Abstinenz mittels Blutwerten sicherzustellen. Dies stellt aber im psychotherapeutischen Bereich einen Sonderfall dar. Die meisten analytischen Kolleg*innen haben aufgrund schlechter Erfahrungen mit der Abstinenzfähigkeit und auch der mangelnden Mitarbeit in den Gruppen und der allgegenwärtigen Rückfallgefahr zu wenig Motivation, diese Patient*innengruppe zu behandeln. Einige Patient*innen mit einer sekundären, weniger ausgeprägten Neigung zum Substanzmissbrauch dagegen konnte ich kennenlernen. Sie profitierten von den Gruppen, konnten aber meist nur wenig an ihrer Thematik arbeiten, da sie den anderen Gruppenteilnehmer*innen fremd war. Alle meine frühen Versuche hingegen, schwerer erkrankte Suchtpatient*innen, nach entsprechender Abstinenzzeit und mit glaubhafter Motivation, in einer Gruppe zu behandeln, sind letztlich mit Rückfällen und Abbrüchen gescheitert. Hier sollte man die Indikation ernst nehmen und von einer verfrühten Behandlung absehen, auch wenn einen Patient*innen auf sehr eindringliche und gekonnte Weise für sich einnehmen können. Vielleicht gelingt die gewünschte Triangulierung, die Auseinandersetzung mit mehr als zwei unterschiedlichen Akteuren in der Gruppe, auch deshalb oft so schlecht, da das Suchtmittel als Teil der Persönlichkeit erlebt wird. Damit sind aber zwei Positionen der drei psychischen Akteure bereits besetzt: mit dem Patienten und dem Suchtstoff. Gerade eine Gruppe überfordert die Betreffenden dann schnell.

## Literatur

Hennigsen, F (2012) Psychoanalysen mit traumatisierten Patienten. Klett-Cotta, Stuttgart

Hardt, J (2019) Psychoanalyse im Widerstreit mit der digitalen Welt. Psyche 73,9: 826–851

Illouz, E (2016) Warum Liebe weh tut. Suhrkamp, Berlin

Maaz, H J (2014) Die narzisstische Gesellschaft. dtv, München

Münch, V (2016) Der narzisstische Patient in der Gruppe. In: Schimkus, M, Stuck, U (2016) Selbst, Ich und Wir. Brandes & Apsel Verlag, Frankfurt/M

Symington, N (1999) Narzissmus. Psychosozial-Verlag, Gießen

# Gruppenentwicklungen

12

**Zusammenfassung**

Ein Gruppenprozess ist kein gradliniger Prozess. Und die Entwicklung der Gruppe ist etwas anderes als die Entwicklung der einzelnen Gruppenteilnehmer*innen in ihr. Dabei verschränken sich beide Dimensionen, vor allem wenn es sich um eine halboffene Gruppe handelt. Die einzelnen Phasen der Gruppenentwicklung, von den anfänglichen Ängsten und Projektionen hin zu mehr Vertrauen und Zuversicht, aber auch hin zu mehr Konfliktfähigkeit, sind relativ gut beschrieben (vgl. Yalom, Theorie und Praxis der Gruppenpsychotherapie. Klett-Cotta, Stuttgart, 2016). Es gibt jedoch auch destruktive Entwicklungen in Gruppen, die Beachtung verdienen (vgl. Nitsun, The Anti-Group. Routledge, London, 2014). Keine Gruppe ist ein Selbstläufer und wird allein förderliche und kreative Aspekte zur Entfaltung bringen. Immer geht es auch um die Akzeptanz des Schattens, die Akzeptanz von Einsamkeit, von Leere, von Wut und Zerstörungslust. Wir werden das Konzept der „Anti-Group" kennenlernen und wie gut es sich dazu eignet, die Polarität der Entwicklung in und von Gruppen zu beschreiben. Verschiedenste Ängste, die um Kränkungen, Scham und Sexualität kreisen können, müssen zunächst anerkannt werden, bevor sie den Gruppenprozess weniger stark blockieren. Kommunikation ist etwas, das jede Gruppe aufs Neue entwickeln und aufbauen lernen muss, immer mithilfe der persönlichen Ressourcen und auch Grenzen ihrer Mitglieder. Jenseits aller Widerstände gibt es auch archetypische Kräfte, die einen positiven Einfluss auf den Gruppenprozess haben. Diese Kräfte und die Frage, wie sie die Leitung einer Gruppe nutzen kann, sollen in Kap. 14 und 15 vertiefend untersucht werden.

© Der/die Autor(en), exklusiv lizenziert an Springer-Verlag GmbH, DE, ein Teil von Springer Nature 2024
V. Münch, *Gruppenerleben als Ressource,* Psychotherapie: Praxis,
https://doi.org/10.1007/978-3-662-68245-6_12

## 12.1    Der Verlauf von Gruppen

Vor kurzem habe ich eine neue Gruppe ins Leben gerufen. In der ersten Sitzung waren alle, inkl. des Therapeuten, nervös. Die Unsicherheit wurde in verschiedenen Inszenierungen, Themen und Situationen deutlich: Zum einen testeten gleich mehrere Teilnehmer*innen den Rahmen, indem sie aus unterschiedlichen Gründen zu spät in die Gruppensitzung kamen. Die zwei Teilnehmer, die ich für die ängstlichsten und am schwersten Erkrankten hielt, setzten sich neben mich, so als ob sie Sicherheit suchten. Auf unterschiedliche Weise wurde dann thematisch das Bild einer Mutter beschworen, die für Kinder da zu sein hat. Übertragen auf die Gruppe stellte diese sich die Frage, ob man hier genug bekommen konnte. Die Frage des Vertrauens stellte sich ebenso. Sie wurde mit der noch paranoiden Phantasie umschrieben, dass man nicht sicher sein könne, ob nicht jemand die Gruppe mit seinem Handy abhört. Daraufhin wurden auch die diesbezüglichen Gruppenregeln noch einmal zusammengefasst (Handys aus!), aber auch die Thematik widergespiegelt. Ein weiterer Aspekt dieser initialen Gruppensitzung war die Angst, abhängig zu werden von der Hilfe der Anderen oder vom Therapeuten. Sie wurde daran deutlich, dass jemand sein Handy die ganze Zeit der Sitzung über in der Hand behalten musste. Damit konfrontiert brachte er beim nächsten Mal einen Stein mit, mit dem er stattdessen seine Hände beschäftigte, um seine immensen Spannungen abzubauen. Bald begann er zu erzählen... Die Gruppe versuchte sich selbst zu beschwören: Wir schaffen das schon, es ist schwer, aber es wird sich wohl lohnen. Schließlich wurde deutlich, wer in der Gruppe zu diesem Zeitpunkt die meiste Unterstützung brauchte, ein Patient erzählte eine kurze persönliche Vignette. ◀

## 12.2    Die Anti-Group

Ein Konzept, mit dem man versucht, destruktive Prozesse in Gruppen besser zu verstehen, ist das der „Anti-Group" des kürzlich verstorbenen britischen Psychoanalytikers Morris Nitsun (2014). Ihm geht es um die Akzeptanz dieser Impulse und Kräfte und die beständige Arbeit an der Aggression, die sich oft auch unterschwellig in Gruppen negativ auf deren Entwicklung auswirken kann. Letztlich brauche man als Leiter*in ein Verhältnis zu diesen destruktiven Kräften, um der Gruppe und den einzelnen Gruppenteilnehmer*innen darin einen Prozess der Transformation zu ermöglichen. Allzu oft würden Gruppenprozesse als zu einseitig günstig, entwicklungsfördernd und insgesamt eher idealistisch gezeichnet. Genau diese einseitige Idealisierung sei es aber, die dann bis hin zum Zerfall von Gruppen führen könne. C. G. Jung hat diese Dynamik als Gegensatzprinzip beschrieben: Wenn eine vorhandene Kraft zugunsten einer anderen unterdrückt wird, verstärkt dies unbewusst und im Endergebnis des Handelns der Betroffenen den Einfluss der unerwünschten Kräfte. Will also eine Gruppe der Leitungsperson zu sehr gefallen und mit „Fortschritten" und neuen Einsichten „belohnen", so geht dies auf Kosten der Integration der gegen die Leitungsperson vorhandenen Ressentiments und Übertragungen. Lernen die Teilnehmer*innen aber die Schattenaspekte ihres psychischen Lebens nicht ausreichend kennen, sind sie für deren unbewusst steuernden Einfluss nicht sensibilisiert und müssen sich dem Wiederholungszwang fügen.

**Das Zusammenwirken der konstruktiven und destruktiven Kräfte**
Nitsun interessiert sich dafür, wie positive, konstruktive und verbindende Kräfte einerseits und destruktive, spaltende, also negativ konnotierte Kräfte andererseits in Gruppen koexistieren und zusammenwirken, um ein angemessenes, realistisches therapeutisches Ziel zu erreichen. Er geht davon aus, dass man sich immer im Spannungsfeld zwischen diesen Kraftpolen befindet. Auch den als negativ konnotierten Gefühlen gesteht er zu, dass sie dazu beitragen, eine Gruppe beieinander zu halten. Werden diese ausreichend gut gehalten, ausgehalten und kommuniziert, ist dies eine Chance für die Teilnehmenden, ein vollständigeres Erfahrungsbild auch von ihrer je eigenen inneren Welt mitzunehmen. Auch Smith und Berg (1988) gehen davon aus, dass es keine Gruppen ohne Konflikte geben kann und Progression und Regression im Wechsel stattfinden, es gebe immer Vereinzelung *und* Anschluss, Bindung *und* Entfremdung. Einerseits macht eine Gruppe die einzelnen Schicksale in Gruppen bis dahin sichtbar, andererseits bietet sie immer die Chance auf eine neue Gestaltung eben dieses Schicksals, da sich ein erweiterter, vertiefter Blick darauf einstelle, wenn die unterschiedlichen Perspektiven zusammenkämen. Aber dennoch stellt sich das Problem, dass Gruppenphänomene weniger greifbar, unvorhersehbarer, mehrdeutiger erscheinen, als dies uns oft lieb ist. Dies ängstigt nicht nur Patient*innen, sondern auch viele von uns, wie der relativ geringe Anteil von Gruppenanalytiker*innen zeigt.

---

**Beispiel**

In der Anfangsphase einer meiner frühen Gruppen waren gut die Hälfte der Teilnehmer*innen deutlich depressiv, was nach meiner Annsicht darauf zurückzuführen war, dass viele in ihrer Kindheit schwer traumatisiert worden waren. Ich hatte weniger darauf geachtet, ob hier und da auch bereits positive Gruppenerfahrungen vorgelegen haben könnten, bevor ich die Gruppe begann. Im ersten halben Jahr erwies es sich dann als zum Teil äußerst schwer, die Gruppe zu einem auch nur halbwegs konstruktiven Arbeiten zu motivieren. Meist begegnete ich einem undurchdringlich erscheinenden Schweigen, ausgelöst durch Ängste und Misstrauen. Niemand war bereit, den Anfang zu machen und etwas von sich und seiner Lebenssituation preiszugeben. Ich begegnete diesem Widerstand mit einer Art Psychoedukation und auch Gruppendeutungen, die das Verständnis für die aktuelle Gruppensituation verbessern sollten. Schließlich entzündete sich eine Diskussion am Thema „Ausfallhonorar". Es wurde Ärger und Unwillen geäußert. Danach schien sich etwas gelöst zu haben und es wurde mehr erzählt. Es war sehr viel Empathie und Geduld vonnöten, bevor diese Gruppe

„laufen lernte", die Teilnehmer*innen also von sich aus in Kontakt mit anderen zu treten bereit waren. Hier benötigte ich viel von dem, was häufig als integrierende Funktion des Leiters beschrieben wird: Ich versuchte zu erläutern, zu vermitteln, Resonanz zu zeigen in einer schwierigen Situation, die wohl der Atmosphäre vieler der Elternhäuser entsprach, wie sie von mehreren Teilnehmer*innen empfunden worden war. Unbewusst kreierten diese Menschen ihre Kindheitssituation in der Gruppe aufs Neue. Die Aggression musste sich auch zunächst konstellieren und zeigen. Die Abwehr entsprang der anfänglichen Identifikation mit dem Aggressor und verhinderte zunächst, dass neue konstruktivere und heilsame Erfahrungen gemacht werden konnten. ◄

Es gibt viele Anzeichen für die Präsenz der sog. Anti-Group-Tendenz: Verbale Angriffe auf den Leiter, die Leiterin oder andere Gruppenteilnehmer*innen, häufiges Fernbleiben, zuweilen auch somatische Krankheiten sowie Therapieabbrüche sind Zeichen davon, dass einzelne Teilnehmer*innen Träger dieser in jeder Gruppe grassierenden Anti-Stimmung werden. Wichtig ist es in solchen Situationen, den Einzelnen auch als Träger von in der Gruppe aktualisierten Wünschen und Ängsten zu begreifen und keine Sündenbockdynamik zuzulassen. Gesunde und den Anti-Group-Impuls eher integrierende Gruppen reagieren integrativ auf das Ausagieren: sie zeigen Überraschung, Enttäuschung und Ärger, wenn jemand überraschend die Gruppe verlassen möchte, gehen dann aber oft rasch wieder zum Tagesgeschäft über. Dies mag gesund sein, aber es wird so auch das Erleben von Verlust und Verlassenheit vermieden. Passt ein Mitglied gar nicht in die Gruppe, kann ein Abbruch auch zur Festigung des Zusammenhalts führen. Gruppen verstehen oft sehr gut selbst, ob es sich um einen Verlust oder einen Gewinn handelt, wenn jemand abbricht. Generell gilt: Enttäuschung und Frustration in der Gruppe werden besser eingefangen, wenn man die Unvermeidlichkeit von solchen Ereignissen und damit Widersprüchen und Begrenzungen betont. Die Anti-Group wäre nach Bion (1991) ein Versagen des „container-contained" auf Gruppenebene. Aufgrund zu starker Angst in der Gruppe regrediert diese auf entwicklungsgeschichtlich frühere Abwehrmechanismen. Individuelle, nichtintegrierte Aggression wird so leichter kanalisiert und die Anti-Group verleiht ihr Ausdruck, indem sie diese individuelle Aggression auf die Gruppe selbst leitet. Solchermaßen regredierte Gruppen besitzen kein kreatives, konstruktives Potenzial mehr. Da Bions Gruppensicht hier reichlich negativ ausfällt, ist im Weiteren zu fragen, was es an konstruktiv wirksamen Gruppenmerkmalen gibt. Denn eine förderliche Gruppendynamik ist weit mehr als das Fehlen archaischer Abwehrvorgänge. Wenn wir genauer hinschauen, dann vollzieht sich der Prozess in der Gruppe nicht nur zwischen den Polen Konstruktivität und Destruktivität, sondern auch zwischen der in Therapien und auch Beziehungen immer gegebenen Polarität von An- und Abwesenheit. Kommen Gruppenteilnehmer*innen mit dem Gefühl in Kontakt, die Gruppe, etwa in den Ferien, zu vermissen, sich nach der Gruppe verlassen und allein zu fühlen, dann ist eine Bindung am Entstehen.

**Winnicotts Incommunicado: Bereiche des Nichtmitteilbaren**

Der Widerstand gegen das Sich-Öffnen kann neben der Dynamik der Anti-Group auch andere Gründe haben. Winnicotts (1988) Konzept des „Incommunicado" weist darauf hin, dass es in jedem Menschen einen Bereich gibt, über den jemand weder gewillt noch fähig ist, Auskunft zu erteilen. Dieser innerste Bereich des Selbst muss zuweilen für die Betreffenden selbst unbewusst bleiben. Wichtig ist, dass dies nicht als zu überwindender Widerstand angesehen werden muss und damit jeder Druck auf Patient*innen hin zur Selbstöffnung unangemessen wäre. Es geht nicht um den Bereich des Unbewussten, der als das dynamische Unbewusste angesehen wird. Es geht mit Lesmeister (2009) darum, den Respekt vor dem Widerstand des Patienten nie aus dem Auge zu verlieren. Die Intensität und Rigidität des aggressiven Ausdrucks von Einzelnen muss innerhalb von Gruppen reguliert und kommentiert werden. In der Regel führt das dann auch zu einem gestiegenen Gefühl dafür, dass die Gruppe ein Ort für Wachstum und Sicherheit werden kann. Meine Erfahrung ist, dass sich eine gewisse Erleichterung einstellt, wenn sich in einer Gruppe stellvertretend kritisch über das Verhalten eines Anderen geäußert wird. Meist werden Patient*innen zur Zielscheibe solcher Kritik, wenn sie sich entweder a) selten bis nie beteiligen, b) sich häufig beklagen und langatmig erzählen, aber danach kaum auf die Einwände der Anderen eingehen oder c) sich vor allem mit „Ratschlägen" zu den Problemen Anderer äußern. All diesen Reaktionen ist gemeinsam, dass sich die Betreffenden damit einer direkten emotionalen Beteiligung und Bezogenheit auf das Gegenüber entziehen. Es kann zum Teil heftige Aggression auslösen, wenn entsprechende Komplexe bei den „Belehrten" getriggert werden. In der haltenden, tragenden Umgebung einer funktionierenden Gruppe ist die Aufklärung dieser Dynamik jedoch hilfreich und führt alle einen Schritt weiter. Diejenigen, auf die aversiv reagiert wird, erkennen die Aggression im günstigen Fall als etwas Eigenes, Abgewehrtes, die Gruppe erlebt sich als mutig in der Konfrontation im Vertrauen auf die tragende Matrix der Beziehungen in der Gruppe.

**Die Abwehr der Gruppenleitung**

Auch Gruppenleiter*innen haben Anti-Group-Anteile. Nur sollten sie diese kennen. Sonst könnte es sein, dass einzelne Gruppenteilnehmer*innen genau diese destruktiven Tendenzen ausagieren. Nachdem ich zuweilen erleben musste, wie Kolleg*innen, die früher noch Gruppen geleitet hatten, diese Tätigkeit irgendwann aufgaben, begann ich mir Gedanken über die Ursachen zu machen. In den Schilderungen war das Arbeiten in der Gruppe überaus mühselig aufgrund der Destruktion der Teilnehmenden. Mit der Zeit gewann ich den Eindruck, dass sie selbst keinerlei Motivation mehr hatten, Gruppen anzubieten, da sie beständig gegen die Abwehr der Patient*innen zu arbeiten schienen. Auf der Seite der Therapeut*innen war eine fast zwanghaft erscheinende Identifikation mit dem positiven, konstruktiven Pol festzustellen. Sie schilderten sich so, als würden sie von der Gruppe andauernd entwertet und „aufgefressen", ohne dass sie etwas zurückbekamen. Vielleicht war hier eine unverstandene Anti-Group-Dynamik am Werk.

Wenn in Gruppen hingegen oft über Andere, die Gesellschaft, geschimpft wird, frage ich auch bald, was die Gruppe eigentlich konkret so wütend macht. Meist finden sich dann viele nähere Auslöser, die sich noch dazu als verstehbarer und beeinflussbarer entpuppen. Finden gehäuft Abbrüche statt, wie einmal am Anfang meiner Gruppenarbeit, dann versäumte ich zunächst, diese aggressiven Akte als Ausdruck der Dynamik der Gruppe und damit auch der Anderen zu deuten. Erleichtert stellte ich fest, dass die Gruppen dennoch weiterarbeiteten. Gruppendeutungen können im Kontext der Verarbeitung aggressiver Gefühle entlastend sein. Die Gruppe als solche kann somit die Einzelnen aus persönlichen Schuldgefühlen herausführen, wenn aggressive Strebungen als allgemein verbreitet und nicht verwerflich anerkannt werden. Zugleich führen auch Gruppendeutungen in einem weiteren Schritt auf die Spur der je verschiedenen persönlichen Quellen von Unzufriedenheit und Groll.

## 12.3   Fehlgeschlagene Kommunikation

Bei Traumapatient*innen kann sich viel Angst vor dem Aussprechen von belastenden Erfahrungen zeigen, da oft wenig reale gute Erfahrung mit Anderen besteht und sehr viele unbewusste Phantasien entwickelt wurden. Die körperliche Nähe, die Präsenz der Anderen, vor der man in einer Gruppe vielleicht nicht in dem Maß zurückweichen kann, wie man das in seinem Alltag gewohnt ist, zu arrangieren, – auch das kann viel Stress in einer Gruppentherapie auslösen. Verbale Kommunikation macht außerdem Angst, es gibt die Angst vor dem ausgesprochenen Wort, das eine Art Endgültigkeit zu haben scheint. Hinzu kommt, dass manche Worte begrenzt bleiben müssen: Es gibt Unaussprechliches jenseits der funktionierenden Abwehr: Dinge, die man als am Werke ansehen muss, aber stillschweigend akzeptieren muss. Es gibt bei jedem zu jedem Zeitpunkt Unsagbares, Undenkbares. Dies mitzubedenken ist für die Gruppenleitenden bedeutsam. Aber auch die Gruppenteilnehmer*innen gewinnen oft erstaunlich schnell eine intuitive Sicherheit im heiklen Umgang mit traumatisierten und sehr empfindsamen Mitpatient*innen. Manche Teilnehmer*innen sind tragisch verstrickt in ihrer Unfähigkeit, angemessen zu kommunizieren. Sie projizieren psychische Inhalte, erzeugen bei Anderen Ablehnung und Verwirrung und können so keine wirkliche Begegnung und Entlastung durch den Kontakt erfahren. Dann muss man die Situation manchmal unterbrechen. Manche Patient*innen, die die Einzelsitzung noch ertragen, kommen in der Gruppe sehr stark unter Druck. Für sie ist es falsch, wenn sie das Gefühl haben, in jedem Fall reden zu müssen. Zunächst geht es meist um Präverbales, das einfache Dasein. Letztlich, so Nitsun (2014), gehe es in Gruppen auch primär um Einstimmung, um „atunement" – ein wichtiger Begriff aus der Forschung zur frühen Kommunikation zwischen Mutter und Kind. Er beschreibt die Bedeutung der Fähigkeit von Bezugspersonen, sich auf ein Kind und seine Emotionen einschwingen zu können, in Resonanz zu gehen. Ohne eine ausreichende Versorgung in dieser Beziehung bleibt ein kleiner Mensch innerlich verwaist und muss dennoch mit seiner inneren, emotionalen

Welt irgendwie klarkommen. In Gruppen, so Nitsun, passiere bereits auf dieser Ebene sehr viel. Sind aber in einer Gruppe zu wenig Teilnehmer*innen, die sich angemessen einfühlen können, weil sie ebenso depriviert sind, so kann dies auch retraumatisierend wirken. Dann kann es sein, dass sich jemand beklagt, immer nur kritisiert zu werden, und die Gruppe so hilflos macht und außer Gefecht setzt. Auch dies ist letztlich ein Anti-Group-Effekt.

Auf einer tieferen Ebene geht es im Gruppenprozess immer zunächst um die Übersetzung von nichtmetabolisierten, psychischen Inhalten hin zu bewussteren, versprachlichten Einheiten, zuweilen aber auch vorrangig um das Containment. Thematisch geht es dabei in Anlehnung an die kindliche Entwicklung zunächst um Abhängigkeitsbedürfnisse und Ängste vor Vereinnahmung, dann um Autonomie und Durchsetzung eigener Interessen, schließlich um das Aushalten einer Mehrpersonenperspektivität, der Triangulierungsfähigkeit, die in Zusammenhang mit dem ödipalen Grundkonflikt gesehen werden kann und deren Nichterreichen stark mit blockierter innerer Kreativität und Produktivität in Zusammenhang steht.

> **Beispiel**
>
> Eine Gruppenteilnehmerin erzählte mir in einem Einzelgespräch von einem sexuellen Übergriff in ihrer Jugend. Sie fand jedoch nie den Mut, über dieses Erlebnis in der Gruppe zu berichten. Dennoch zeigte sie sich zunehmend selbstbewusster und resilienter in ihren Außenkontakten und auch im Gruppenkontext. Die Reaktionen der anderen Gruppenteilnehmer*innen auf sie ließen mich vermuten, dass diese auf unbewusstem Weg über ein Wissen über das verfügten, was in der betreffenden Einzelsitzung besprochen wurde. Diese Entwicklung zeigt, dass es bei weitem nicht immer darum geht, dass alles ausgesprochen werden muss, um verändernde Kraft zu entfalten. Durch den veränderten Blick des Behandelnden könnte sich auch ein Raum geöffnet haben, von dem die Patientin profitierte. Möglicherweise war es bedeutsam für sie, sich einmal mit der übertragenen Vaterfigur gegen die als fordernde Mutter wahrgenommene Gruppe mit einem Geheimnis abgrenzen zu dürfen. Ihre Biografie jedenfalls legte diesen Gedanken nahe. ◄

## 12.4 Ängste und ihre Abwehr in Gruppen

In therapeutischen Gruppen zeigt sich in der Anfangszeit häufig eine hohe Idealisierung der Leitenden. Die Teilnehmer*innen regredieren auf frühe Wunschvorstellungen, dadurch werden die Reaktionen emotionaler und auch kindlicher. Bion (1991) vertrat die These, dass es vor allem die Ängste der Teilnehmer*innen vor eigener Fragmentierung und Auslöschung sind, die in unstrukturierten Gruppen ausgelöst und auch psychisch mit typischen Abwehrmechanismen bekämpft werden. Diese elementaren Ängste lösen unbewusst zum Teil heftige Aggressionen aus, die wiederum auf die Gruppe als solche projiziert werden, da sie von den Einzelnen als schwer aushaltbar erlebt werden. Die Gruppe wird zum bedrohlichen und verfolgenden Objekt. In dieser postkleinianischen Sicht, die sowohl Bion wie auch in der Folge Nitsun vertreten, ist das Auftreten von Anti-Group-Phänomenen auch ein Ergebnis von in die Gruppe projizierten, aggressiven Teilobjekten, also unerträglichen, eigenen inneren Anteilen der Teilnehmer*innen. „Das Böse" wird nicht mehr nach außen projiziert (die Gruppe schimpft über andere Gruppen), sondern wird in der Gruppe selbst vermutet. Ebenso können verdrängte Bilder der Urszene (die Eltern haben Sex) als Aggression wahrgenommen werden, so die Phantasien prägen und den Gruppenprozess beschweren.

**Alle können sich auch als hilfreich und kompetent erleben**

Es ist bekannt, dass diese heftigen Reaktionen zum Teil von einem Gruppenrahmen begünstigt werden, der dem Leitenden eine sehr exponierte und abstinente Rolle zuschreibt. Meiner Erfahrung nach unterscheiden sich Gruppen stark, je nachdem wie aktiv und authentisch die Leitenden in ihr präsent ist. Für die Förderung eines verlebendigenden Gruppenprozesses als solchem ist m. E. eine Kombination aus regressiven, reaktualisierenden und progressiven, konstruktiven Impulsen hilfreich. Genau hier kommt einem jedoch der Grundcharakter einer Gruppe zu Hilfe: Da die Teilnehmenden alle verschiedene Erfahrungen mitbringen und an jeweils anderer Stelle ihrer Psyche als verwundet oder bereits weiterentwickelt angesehen werden können, ist die Chance auf Hilfe und Unterstützung durch jeweils Andere auch in schwierigen Momenten größer. Die jeweils unterschiedlichen Nöte verweisen komplementär immer auf je unterschiedliche Ressourcen zur Bewältigung von psychischen Spannungen. Auf deutsch: Jeder kann in einem anderen Bereich als „Fachmann" oder „Fachfrau" eigene positive Erfahrungen beisteuern. Gerade dieser Prozess ist typisch für eine funktionierende Gruppe. Am Anfang einer sich noch wenig vertrauten Gruppe hingegen schließen sich an Klagen zuweilen einfach die Klagen der Anderen an. Unbewusst werden somit natürlich die Therapeut*innen als phantasierte allmächtige Helfergestalten angesprochen. Es geht um die Wut der Verlassenen und Unterversorgten. Die Vergangenheit wird psychisch wiederbelebt.

**Unbewusster Neid**

In der kleinianischen Psychoanalyse wird dem unbewussten Neidaffekt eine große Rolle beim Zustandekommen von psychischen Spannungen zugeschrieben. Dies kann auch zu den beschriebenen Anti-Group-Erscheinungen führen. Neid kann sich auf intellektuelle oder äußerliche Merkmale richten, oft ist er auch Ausdruck von unterschiedlicher sozialer Herkunft (vgl. Dalal 1998). Teilnehmer*innen, die sich schwerer entwickeln, können andere mit Fortschritten um diese beneiden. Letztlich geht es darum, diesen Neid zu thematisieren und zu akzeptieren. Schließlich kann Neid auch ein Hinweis auf bislang nichtbeschrittene Entwicklungswege enthalten (vgl. Kast 1996). Oft kommen dann Schamaffekte auf. Neidvermeidung kann auch durch eine negative therapeutische Reaktion verursacht werden. So wird Entwicklung verhindert, da ansonsten Neid bei Anderen, sei es in der Gruppe oder im Außen, aufkommen könnte. Außerdem wird der oft beneidete Therapeut so unbewusst zu bestrafen versucht.

**Beispiel**

In einer stationären suchttherapeutischen Einrichtung erlebte ein Kollege, wie sich eine destruktive Dynamik entfaltete und darüber die ganze Einrichtung zu Fall kam. Die unterschiedliche Bezahlung von Psycholog*innen, Ärzt*innen auf der einen Seite und von sog. Ex-Usern, also ausgebildeten früheren Drogenabhängigen, auf der anderen Seite, generierte heftigen Neid und Hass. Die Psychologen wurden subtil benachteiligt, von Informationen abgeschnitten, nicht ins Team integriert. Als sich ein Konflikt zwischen Patient*innen und Behandler*innen zuspitzte, stellte sich heraus, dass viele der nichtakademisch ausgebildeten Kräfte der Einrichtung über Jahre Patient*innen narzisstisch, sexuell und auch monetär missbraucht hatten. Es bestanden sexuelle Beziehungen zwischen Therapeut*innen und Patient*innen, gegenseitige Abhängigkeiten, die jedwede Behandlung zur Farce werden ließen! Bestand die Gefahr, dass diese Machtverhältnisse aufgedeckt werden könnten, wurden die schwächeren Patient*innen in großem Stil aus der Einrichtung „geworfen", oft auch einfach auf der Straße ihrem Schicksal überlassen. Die Einrichtung wurde bald geschlossen, da dies ihren Ruf gänzlich ruinierte. ◄

## 12.5 Interpersonale Verwicklungen und Schamangst

Wie schon erwähnt, präferieren viele Menschen Einzel- anstelle von Gruppenbehandlung. Sie schützen sich damit davor, sich in der Gruppe mit ihren Wünschen nach Nähe und Verbindung zu offenbaren und auch enttäuscht werden zu können. Auch wird so versucht, eine Art Wiedergutmachung für eine enttäuschende Eins-zu-eins-Beziehung in der Kindheit zu erhalten. Die Vorstellung von komplizierten Beziehungen, von Durcheinander und (geschwisterlicher) Konkurrenz und die Notwendigkeit, in der Gruppe teilen zu müssen (Teilhabe zu haben als „Teilnehmer*in"), können diese primären Wünsche noch verstärken. Oft richten sich die Wünsche nach Exklusivität der Beziehung auf die Leitenden, sie werden durch Übertragungen verstärkt. Werden diese Wünsche nun letztlich enttäuscht, kann dies Anti-Group-Reaktionen verstärken. Die Gruppe wird mit dem verlassenden, enttäuschenden Primärobjekt identifiziert. Prognostisch günstig sind zumindest eine Basis an guten primären Beziehungserfahrungen, am besten sogar in Gruppen (Kindergarten, Freunde, Schule). Sodann ist es bedeutsam, dass schon bald nach Beginn der therapeutischen Gruppe dort auch positive Erfahrungen gesammelt werden können. Sei es, dass das Containing und die Moderation der Phantasien und Affekte durch die Leitungsperson geleistet werden, sei es, dass sich auch Koalitionen unter den Teilnehmenden bilden, um Angst zu reduzieren. Wenn ein Gruppenmitglied aufgrund seiner sozialen Sonderstellung kaum in Austausch mit den Anderen kommen kann, kann sich auch eine Sündenbockposition daraus entwickeln. Daher versucht man für gewöhnlich, immer mindestens zwei Menschen mit engeren thematischen oder biografischen

Ähnlichkeiten aufzunehmen (Arche-Noah-Prinzip). Zuweilen entspricht dies auch einer psychopathologischen oder typologischen (vgl. Kap. 15) Einordnung.

## 12.6  Sexualität

Nach Nitsun kann auch die unbewusste Abwehr von mit der Urszenenphantasie verbundenen Affekten eine Anti-Group-Dynamik auslösen. So würden jeweils die Phantasien über die Einheit der Familie, die Vorstellungen von Geschlechtlichkeit und entsprechende Sexualängste sowie Phantasien über deren kreative oder destruktive Qualitäten geweckt. Der Autor rekurriert vor allem auf individualpsychologische und zudem klassisch psychoanalytische Vorstellungen und berücksichtigt hier nicht die vielen anderen relevanten Gruppenbildungen. Zumindest ergibt sich daraus, dass auch den Leitenden eine entsprechende Offenheit gegenüber diesen Themen zu eigen sein sollte, damit arretierte Phantasien und Vorstellungen in Bewegung kommen können. Das Thema Sexualität ist das Schwierigste in Gruppen, da viele archaische Vorstellungen über Aggression damit verbunden sind. Sexualität hat etwas Irritierendes, Entgrenzendes, Ängstigendes, was viele Menschen dann regressiv verarbeiten. Wenn eine Gruppe sehr auf das „antilibidinöse Ich" fixiert ist, weil sie Angst vor starken Affekten hat, dann ist sie jedoch auch der für ein Wachstum notwendigen Energie beraubt.

> **Beispiel**
>
> Männliche Patienten, die als Kind Gewalt des Vaters gegenüber der Mutter erleben mussten, tun sich oft sehr schwer mit der Identifizierung mit dem Männlichen, Väterlichen, aus Angst, dass sie dann ebenfalls ihre Täteranteile nicht mehr unter Kontrolle haben könnten. Wenn der Vater verbal oder körperlich übergriffig gewesen ist, will man auf keinen Fall „so sein", vermeidet damit aber oft auch die eigenen assertiven, selbstbehauptenden Lebensäußerungen, was zu „versandenden" Biografien führen kann. Dahinter steht eine zu sehr schambesetzte, gehemmte Persönlichkeitsentwicklung. Manchmal führt diese Dynamik zur generellen Vermeidung von Kontakten und besonders partnerschaftlichen Beziehungen. In Gruppen können sukzessive Anregungen und Beispiele Anderer dazu beitragen, dass sich diese Abwehr nach und nach lösen kann. ◄

## 12.7  Ideale und deren Uneinholbarkeit

Ein Hauptkennzeichen des Narzissmus (vgl. Abschn. 11.1) ist das zu hohe Ich-Ideal der Betroffenen. Dazu tragen auch die Bedingungen der heutigen Gesellschaft bei. In einem Podcast der SRF-Reihe „Sternstunden der Philosophie" spricht die Philosophin Isolde Charim (2023) vom Ich-Ideal als dem „Statthalter der Gesellschaft in unserer Psyche", was die Psyche unter einen nie da gewesenen

Druck setze, da es nun nicht mehr darum gehe, sich gegen äußeren Druck und Bedrohung zu wehren, sondern gegen einen Anteil der eigenen Person. Hierzu lässt sich vorab feststellen, dass die dazu notwendige Entidealisierungsarbeit der Behandlung quasi en passant beständig in einer Psychotherapiegruppe stattfindet. Dies betrifft sogar die Leitenden, insofern sie sich aufgrund nie kompletter Kenntnis der Patient*innen auch immer illusionäre Vorstellungen von diesen machen müssen, bevor der Prozess sie eines Besseren belehrt. Auch betrifft dies insbesondere den je individuellen Weg, den Patient*innen wählen, wenn es darum geht, wie sie mit ihren Problemen und Belastungen sowie Konflikten umgehen, nachdem sie diese in den Behandlungen thematisiert haben. Oft genug überraschen die Entwicklungen, die in Therapien angestoßen werden, auch die Therapeut*innen selbst. Und dies ist gut so. Denn dann können diese sich über gewachsene Entscheidungsfähigkeit und vermehrte Lebensfreude ehrlich mitfreuen und müssen nicht ihre Enttäuschung darüber verbergen, dass die Patient*innen nicht den von ihnen vermuteten Weg einschlagen.

Das notwendige Scheitern an den Idealen, so Charim weiter im oben erwähnten Podcast, führe dazu, dass das Ich immer wieder auf seine Unzulänglichkeit verwiesen werde. Das prägende Gefühl der Zeit sei aber, dass man „mehr werden" müsse. Auch Peter Sloterdijk (2009) hat sich in seinem Buch *Du musst Dein Leben ändern* bereits ausführlich mit der Thematik befasst. In diesem Konfliktfeld bewegen sich auch unsere Patient*innen, jenseits aller je individuellen Ausformung dieser Thematik.

**Die Gruppe erlebt sich selbst als schöpferisch**
Neben Konkurrenz und Rivalität entsteht in Gruppen durch das gemeinsame Bezeugen der emotionalen Realität der Anderen die für viele neue Erfahrung, dass Konstruktives und Vertrauensbildendes sich aufbaut. Zugespitzt gilt sogar: Je intensiver die Bearbeitung der negativ konnotierten Emotionen verläuft, desto mehr Vertrauen kann aufgebaut werden. Die gegenseitige Erforschung der Sensibilität führt zu gesteigerter Resilienz (vgl. Flaßpöhler 2021). Dadurch kann auch das Selbstwertgefühl, das Gefühl des Eigenwertes, wieder oder zuweilen erstmals entstehen. Dieses ist dann nicht identifiziert mit den Heilsversprechen einer von Quantifizierung und Rankings abhängigen Welt sozialer Medien. Der Vergleich untereinander umfasst in der Therapiegruppe unweigerlich die sonst verborgenen Ebenen des Verdrängten und Unbewussten. Dieses wird von der Gruppe wahrgenommen und meist in verträglicher Form zurückgespiegelt, sodass sich für die Einzelnen nach und nach eine andere, umfassendere Perspektive ergibt, – auf die Anderen, die Welt und vor allem auf sich selbst.

---

**Beispiel**

Dass die Wirkung einer Gruppe sich zuweilen auch ganz still vollziehen kann und dennoch auf tiefergehende Prozesse der Entidealisierung verweist, kann man auf unterschiedliche Weise immer wieder entdecken: Eine Patientin, die sich lange skeptisch gegenüber einer Gruppenteilnahme geäußert hatte und die sich äußerst scheu in der Gruppe zeigte, begann sich irgendwann für Andere zu interessieren. Dies war zunächst nur in ihrem Blick und mit einem gelegentlichen Schmunzeln sichtbar. Irgendwann ließen auch ihre Äußerungen deutlich werden, dass sie sich, entgegen dem äußeren Eindruck, durchaus mit den Erzählungen der anderen Gruppenteilnehmer*innen befasste. Die bis dahin überwältigende Überzeugung, dass das Leben der Anderen ihr nur wenig zu bieten habe, wurde vorsichtig neu sondiert. Es wurde deutlich, dass die Patientin sich aus großer innerer Angst heraus nach außen eine abwehrende, kühl wirkende „Schale" zugelegt hatte. Hintergrund waren traumatische Erlebnisse, Gewalt, Flucht und narzisstischer Missbrauch. ◄

## 12.8    Treffen der Gruppe außerhalb des therapeutischen Rahmens

Als ich in den 1980er-Jahren an meiner ersten analytischen Gruppe teilnahm, machten wir es uns zur Gewohnheit, nach der Therapie zum Griechen zu gehen. Zwar wurde das von der Analytikerin nicht gern gesehen, es wurde aber auch nicht explizit verboten. Vielleicht hätten wir es trotzdem gemacht? Die nachfolgenden Verwicklungen unter den damaligen Teilnehmer*innen sprechen aus heutiger Sicht aber dafür, dass es eines strengeren Rahmens bedurft hätte.

In meinen eigenen Gruppen handhabe ich das Thema so, dass ich es anspreche und versuche, zu begründen, weshalb es wichtig ist, alles, was außerhalb der Therapiesitzung zwischen den Teilnehmer*innen geschieht, wieder in die Gruppe zu holen, um es dort besprechbar zu machen. Wenn ich dann sehe, wie die Gruppenteilnehmer*innen auf dem Platz vor der Praxis zusammenstehen, während ich nach Hause gehe, dann muss ich einerseits meine Eifersucht aushalten, andererseits auch tolerieren, was sie da tun. Inzwischen freue ich mich, dass sich die Gruppenmitglieder miteinander wohlzufühlen scheinen, einiges von dem, was sie verbindet, ist, denke ich, diesen Momenten der Begegnung zwischen „Tür und Angel", vor oder nach der Gruppensitzung, zu danken. In den Gruppensitzungen selbst ist dagegen die Macht der Übertragung und der drängenden und widersprüchlichen Gefühle mit Händen zu greifen. Auch diesen Kontrast kann man entsprechend deuten.

**Reflexion statt Kontrolle**
Letztlich muss ich mir als Therapeut*in zugestehen: Ich bin außerstande, alles zu kontrollieren und muss es auch gar nicht, denn in der Regel sind es konstruktive, kreative Impulse, die ausgetauscht werden, Gesten der Mitmenschlichkeit, der Nähe. Die dann in den Sitzungen unter dem Einfluss von Dynamik, Übertragung und Widerstand auch wieder in den Hintergrund treten. Aber mein Eindruck ist, dass es die Gruppe leichter machen kann, wenn man den Eindruck gewinnen kann, dass die Anderen alle auch lauter normale Leute sind und nicht nur Menschen mit schweren Problemen. Ich denke an mehrere jahrzehntelange Freundschaften, die aus meinen eigenen Gruppenselbsterfahrungen erwuchsen. Heute kann ich sehen,

dass auch die „strenge" Therapeutin nicht alles auf dem Schirm haben konnte. Dies hatte sowohl Vor- wie auch Nachteile.

**Keine Angst vor Gruppen**

Der Drang zum Austausch ohne die Therapeut*innen ist wenig verwunderlich, denn in kaum einem anderen Kontext zeigen sich Menschen so offen und verwundbar und haben ähnlichere Ziele für sich: weniger leiden, weniger Symptome, sich selbst verstehen, sich selbst annehmen lernen. Auch meine Gruppenteilnehmer*innen kennen oft lange Zeit keine anderen Menschen als eben die „Problembeladenen" aus ihrer Gruppe (neben den Problembeladenen aus ihrem Umfeld), bevor sie sich langsam mehr in der Welt umzusehen beginnen. Es kann sich auch ereignen, dass sich Gruppenteilnehmer*innen zusammentun und ihre Gruppentherapeut*innen kritisieren. Wenn Einzelne sich zu angreifbar fühlen, versuchen sie, auf diese Weise Koalitionen einzugehen. Meist lassen sich diese Entwicklungen gut deuten und auflösen, wenn die Angst geringer geworden ist. Mir ist klar, dass es jenseits jeder Vollständigkeitsphantasie immer eine Illusion bleibt, „alles" von Patient*innen erfahren zu können. Immer müssen sie aus Gründen der Selbstachtung und des Selbstschutzes tief unbewusste Gedanken ihrer selbst verbergen, auch vor mir, ungeachtet aller Möglichkeit der Einfühlung. Knausgard (2020) beschrieb dies im Roman *Aus der Welt* mit den Worten: „Aber der Gedanke ist schön: dass es Dinge an uns gibt, die wir für einzigartig halten und deshalb keiner Menschenseele erzählen. Dinge, die wir alle kennen und zu denen wir alle schweigen." (ebd., S. 59). Wie und warum Patient*innen so unterschiedlich in Gruppen reagieren und warum es wichtig ist, viele unterschiedliche Menschen mit unterschiedlichsten Thematiken in einer Gruppe zu versammeln, ja auch unterschiedliche Generationen, werde ich in Kap. 14 und 15 genauer versuchen zu umreißen.

All diese Gedanken zu den Gruppenprozessen können einem die nötige Gelassenheit geben, die für die Gruppenarbeit wichtig ist. Mit Mattke und Strauß (2009) geht es für Teilnehmende, aber auch für die Leitenden gleichermaßen auf unterschiedlichen Ebenen darum, „keine Angst vor Gruppen" mehr haben zu müssen.

## Literatur

Bion, W R (1991) Erfahrungen in Gruppen. Fischer, Frankfurt/M

Charim, I (2023) Wie narzisstisch ist unsere Gesellschaft? Podcast Sternstunden der Philosophie vom 14.1.2023, https://open.spotify.com/episode/3RdAZOJYIqOA0DVy7UZIJR?si=B9B F8C9B-B08B-4433-908D-F71B2FF58399&utm_source=system-ua-share&nd=1 (Stand: 17.09.2023)

Dalal, F (1998) Taking the group seriously. Jessica Kingsley Publishers

Flaßpöhler, S (2021) Sensibel. Klett-Cotta, Stuttgart

Kast, V (1996) Neid und Eifersucht. Walter, Düsseldorf

Knausgard, K O (2020) Aus der Welt. Luchterhand, München

Lesmeister, R (2009) Selbst und Individuation. Brandes & Apsel Verlag, Frankfurt/M

Mattke D, Strauß B, Reddemann L (2009) Keine Angst vor Gruppen. Klett-Cotta, Stuttgart
Nitsun, M (2014) The Anti-Group. Routledge, London
Sloterdijk, P (2009) Du musst Dein Leben ändern. Suhrkamp, Berlin
Smith K K, Berg D N (1988) Paradoxes of Group Life. Jossey-Bass, London
Winnicott, D W (1988) Human nature. Free Association Books, London
Yalom, I (2016) Theorie und Praxis der Gruppenpsychotherapie. Klett-Cotta, Stuttgart

# Gruppenleitung

**13**

**Zusammenfassung**

Die Rolle der Gruppenleitung für die Gruppendynamik soll ausführlich dargestellt werden. Dabei kommt es stark auf die persönliche Gleichung der Leiter*innen an. Wie sehen die eigenen Gruppenerfahrungen aus? Unterschiedliche Haltungen zur Gruppe können den Gruppenprozess massiv beeinflussen, wie wir bereits in Kap. 12 gesehen haben. In Gruppen dreht sich vieles unbewusst um die Leitenden, die Fantasien über ihn oder sie, wie sie sich im Laufe der Zeit verändern. Wichtig ist die „negative capability" (vgl. Bion, Attention and Interpretation. Routledge, London, 1984) der Leitungspersonen, die Fähigkeit, Verbindungen zu stiften, der Glauben an das, was Gruppen zu bieten haben, was sie erreichen können. Dazu gehört aber auch, dass Gruppenleiter*innen sich ihrer eigenen Angst und Begrenzung stellen und sich interkollegial austauschen und fachlich weiterbilden.

Ohne Leiter*in keine Gruppe. Es fängt dabei an, dass sich ausgebildete Gruppentherapeut*innen ein Herz fassen müssen, auch eine Gruppe zu beginnen. An dieser Schwelle scheiterten bislang die meisten (!) Gruppentherapeut*innen. Erst in jüngerer Zeit hat sich, offenbar auch durch die deutlich bessere Honorierung und den Wegfall der Antragspflicht, einiges zum Positiven verändert.

**Beispiel**

In meiner Tätigkeit als Psychotherapeut ist es mir immer wieder passiert, dass ich Kolleg*innen kennenlernte, die ihre Tätigkeit als Gruppentherapeut*innen entweder aufgaben oder nie begonnen haben. Sie zogen sich auf die ihnen weniger kraftzehrende, möglicherweise vertrauter erscheinende Arbeit der Einzeltherapie zurück. Es war schwer, darüber in ein kreatives Gespräch zu kommen, ich vermute als Ursache viel Unbehagen, Scham und Frustration. ◄

## 13.1 Die verbindende Funktion der Leitenden

Foulkes (z. B. 1974) sprach vom Gruppenleitenden als dem Conductor, weniger als dem Leader. Die Leitenden sollten keine Vorgaben machen, keine autoritäre Führung anbieten, da dies die Prozesse in Gruppen in unanalytischer Weise blockieren würde. Damit wollte er auch zum Ausdruck bringen, dass Leitende immer wieder das Verstehen von Gruppenprozessen erleichtern sollten, indem sie vor allem Gruppendeutungen tätigen. Leider ist das in der Praxis manchmal wenig der Fall, sowohl bei Foulkes selbst, wie die Literatur zeigt (vgl. Dalal 1998), wie auch in der Beobachtung des Autors. Wenn man aktiv Verständnis äußert für Verunsicherung und vorübergehende Regression oder Desintegration in der Gruppe, kann das sehr hilfreich sein. Hier erinnere ich mich auch an die stabilisierende und integrierende Funktion eines Blitzlichts, das eine meiner Gruppen immer in solchen Übergangsphasen einführte. Den durch Spannung und Widerspruch bis hin zur Abwertung sich äußernden Schwierigkeiten ist auch immer eine Chance inne, es gibt immer auch prospektive Facetten. C. G. Jung (vgl. Vogel 2008) hat dies in dem Konzept der Finalität aufgegriffen. Als Leiter*in kann ich an bereits erzielte Fortschritte erinnern oder sie fokussieren, wenn sie nicht bewusst sind. Dies entspricht einer gemessen am klassischen analytischen Vorgehen nicht in allem abstinenten Arbeitsweise. Dieses auch als „Re-Framing" bekannte Vorgehen aus Familien- und systemischer Therapie lobt z. B. Teilnehmer*innen, die eine negative Einstellung zur Gruppe zeigen, als mutig, da sie auch für die anderen etwas ausdrücken. Es gibt also wirklich etwas Positives im Negativen!

## 13.2 Die Gruppe-Objekt-Relation der Leitenden

Nitsun (2014) vertritt die These, dass schwierige Situationen, die in Gruppen entstehen, zuweilen ihren Ursprung in unbearbeiteten Anteilen der Leiter*innen haben können: Möglicherweise wählt ein Leiter seinen Job, weil er selbst so seine Gruppenthemen bearbeiten will. Hinter Konstruktivität lauert dann versteckte Abwertung und unbewusste Aggression. Dies kann dazu führen, dass auch Patient*innen in eine Gruppe aufgenommen werden, bei denen starke Zweifel an der Sinnhaftigkeit eines solchen Schritts angemessen wären. Dies betrifft insbesondere ausgeprägt narzisstische, aber vor allem antisozial strukturierte Persönlichkeiten mit erheblichem Aggressionspotenzial. Hier sollte man sich nicht von der oft vordergründig freundlichen und angepassten Persona des Patienten beeindrucken lassen und im Zweifel die Gruppe vor der Belastung durch solche Patient*innen schützen. Eigene unverarbeitete aggressive Strebungen der Therapeut*innen, auch solche, die gegen Gruppen als solche gerichtet sind, können zu unbewussten Identifikationen mit diesen Patient*innen führen. Der unbewusste Leitsatz sähe dann etwa folgendermaßen aus: „Wenn die Gruppe kaputtgeht, dann hat sie es nicht anders verdient." Es sei einmal mehr an die Notwendigkeit der Aufnahme von Gruppenteilnehmer*innen erinnert, die genügend gesunde, normal-neurotische Anteile haben, um integrativ im Sinn der Gruppenkohäsion wirken zu können. Auch können solche Patient*innen geduldiger mit den genannten schwierigen Patient*innen umgehen, ihnen mehr Zeit geben, sie, stellvertretend für die ganze Gruppe, „aushalten".

**Die Passung Leiter*in – Patient*in**
Mit dem Einfluss der Leitung kommen wir in ein sehr heikles Terrain. Ich vertrete die These, dass jede Gruppe auf unbewusste Weise leiterzentriert ist, zum einen, da die Teilnehmer*innen bewusst von den Leitenden ausgewählt werden, zum anderen aber, und dies ist der wichtigere Punkt, repräsentieren die verschiedenen Patient*innen durchaus gewisse Anteile der Therapeutenpersönlichkeit. Die persönliche Gleichung muss es möglich machen, dass auch der Behandelnde sich mit den Problemen der Patient*innen genügend identifiziert, mit anderen Worten, dass er oder sie die Konflikte zumindest teilweise aus eigener Anschauung kennt, sich von den Themen und Narrationen der Patient*innen berühren lässt. Somit „bekommen" verschiedene Therapeut*innen verschiedene Patient*innengruppen und zwar weniger diagnosegeleitet, sondern auf subtilere, unbewusstere Weise von der Passung der jeweiligen Grundpersönlichkeit bestimmt.

Ein weiteres, Gruppen bisweilen stark unterscheidendes Merkmal ist, dass die Gruppenprozesse aufgrund der beschriebenen Patient*innen-Therapeut*innen-Passungen je anders verlaufen, sowohl inhaltlich wie auch dynamisch. Es gibt, ähnlich wie in Einzeltherapien, nicht *den* exemplarischen Verlauf einer Gruppe. Einmal abgesehen von vorgeprägten typischen Verunsicherungen in Anfangs-, Krisen- oder Endphasen ist die entscheidende Frage, inwieweit die Leitung davon abgehalten werden kann, eigene Anteile so in Gruppenteilnehmer*innen zu projizieren, dass diese damit verkannt werden. Die dabei wirksame, projektive Identifikation kann insgesamt positive und negative Effekte haben, in jedem Fall entsteht Beziehung. Manchmal müssen die therapeutisch Tätigen in sich Anteile der Patient*innen zum Leben erwecken, also Eigenes einbringen (nicht geäußert und am besten bewusst), um überhaupt echtes Interesse aufzubauen und die Patient*innen auf diese Weise davon profitieren zu lassen. Ein Teil dieses gemeinsamen Prozesses ist damit immer auf allen Seiten in gewissem Sinn egoistisch.

---

**Beispiel**

Es kann frappierend sein, wie sehr Gruppen die Emotionen und Themen der Gruppenleitenden aufnehmen und verarbeiten. Als ich selbst aufgrund eines Todesfalls in Trauer war, sagte ich meinen Gruppen davon nichts. Dennoch konnte ich beobachten, dass die Themen Abschied, Trauer und auch Neubeginn auf eine mehr oder weniger direkte Weise sehr dominant in den Gruppen wurden. Meine Schlussfolgerung war einerseits, dass unbewusste Austausch-vorgänge meine Situation für die Patient\*innen spürbar gemacht hatten, andererseits wertete ich dieses Phänomen als eine Chance. Als die Patient\*in-nen merkten, dass ich selbst mit diesen oft schwierigen Emotionen zu tun hatte, ergriffen sie die Gelegenheit und brachten ihre analogen Themen ein (vgl. Frick 2005). Auch dies ein Beispiel für das unbewusste Zusammenspiel und eine Va-riante des Zusammenwirkens der sozialen Prozesse in Gruppen. ◀

## 13.3   Die Angst und die Hoffnung des Gruppenleiters

Ralf Zwiebel (2018) hat sich in seinen Büchern viel mit der Angst des Psycho-analytikers vor seinen Patient\*innen beschäftigt. Es ist auch sein Verdienst, dass wir heute offener über unsere eigenen Gefühle, unsere Subjektivität und deren Grenzen und Schattenaspekte zu sprechen in der Lage sind. Denn wenn ich vor meinen Patient\*innen ein falsches Bild versuche zu erzeugen und nicht authen-tisch bleiben kann, kann ich auch wenig erreichen. Und das im doppelten Sinn des Wortes. Therapeutisch Arbeitende sehen sich täglich mit durch kindliche Ent-täuschungen und Frustrationen überformten Wünschen nach Wunderheilungen und unrealistischen Veränderungen konfrontiert. Dabei bedeutet Therapie in wei-ten Teilen, dazu zu motivieren, sich mit dem Gegebenen auseinanderzusetzen und sich so annehmen zu lernen, wie man nun einmal ist. Angesichts dieser Selbst-akzeptanz setzt dann meist eine Veränderung ein.

**Enttäuschungen sind vorprogrammiert**
Es ist eine Binsenweisheit bei therapeutisch Tätigen, dass sie diejenigen Vor-stellungen der Patient\*innen, die mit illusionären oder unrealistischen Ver-änderungsideen verbunden sind, zu enttäuschen haben. Dafür wissen sie, dass Patient\*innen auf andere, ihnen meist noch unbekannte Weise Profit aus einer Therapie ziehen können. Das gilt umso mehr für die Gruppe: Wie erwähnt habe ich erlebt, dass sich Kolleg\*innen dazu entschlossen haben, gar keine Gruppen-therapie mehr anzubieten, weil sie sich den teilweise wütend artikulierten An-sprüchen ihrer Patient\*innen kaum zu erwehren wussten. Hier können wir eine Gefährdung für Therapeut\*innen erkennen: Aufgrund des eigenen hohen An-spruchs, auf bestimmte Weise hilfreich zu sein, bildet sich eine Identifikation mit den unrealistischen Erwartungen der Patient\*innen. Mann oder Frau gerät dann immer tiefer in eine Spirale der Rechtfertigung und Selbstüberforderung. Hinzu kommt, und hier kommt wieder die Gruppe in Form des Gruppenselbst (vgl. Braun 2016) ins Spiel, dass es eine Überforderung darstellt, als Gruppen-leiter\*in immer den Überblick über alle Übertragungs- und Projektionsebenen der Teilnehmer\*innen haben zu wollen. Die Gewissheit, dass die Gruppe selbst-steuernde Fähigkeiten hat und zwar auch zum Guten, hilft den Leitenden un-gemein. Auch eine nicht rein widerstandsorientierte Sichtweise der Abwehr der Teilnehmer\*innen kann dazu beitragen, dass sich die Selbstheilungskräfte jedes Einzelnen konfigurieren. Vorausgesetzt, dass ich an das Potenzial glaube, das eine Gruppe für die Einzelnen in ihr haben kann.

**Beispiel**

Ein jüngerer Gruppenteilnehmer wurde anfangs von der Gruppe eher „bemuttert" und es wurde viel Geduld und Verständnis für seine „jugendlichen Eskapaden" gezeigt. Später wurde ihm, entlang seines eigenen gewachsenen Selbstvertrauens, auch mehr Selbstverantwortung abverlangt, wenn es etwa darum ging, dass er sich verantwortlich in Partnerschaften verhält. Deutlich für den Betreffenden wurde ihm anhand der Spiegelungen der Anderen auch, dass er eine starke Neigung zur Selbstbezichtigung und zum Selbstzweifel hatte und erst allmählich selbstbewusster auch die Schwächen und Neurosen der Anderen genauer erkennen und benennen konnte. Es wurde deutlich, dass er das Milieu der Gruppe für sich genutzt hatte, um einerseits über seine Emotionen und Gedanken zu reflektieren, andererseits weniger in seinem Leben kontrollieren zu müssen, eben aufgrund seines gewachsenen Vertrauens in die eigenen Regungen und spontanen Entscheidungen. ◄

Ich kann darauf vertrauen, dass die Gruppenteilnehmer*innen freundlich und verbindlich mit sich und miteinander umgehen werden, wenn sie zuvor die Werte der Gruppe in sich aufgenommen haben. Auch ohne komplettes Verständnis (dieses ist bekanntermaßen meist erst post-hoc erschließbar und auch dann nur bruchstückhaft) der komplexen Übertragungs-Gegenübertragungs-Vorgänge zu einem gegebenen Zeitpunkt befindet sich eine Gruppe immer in einem kreativen, durch unbewussten und bewussten Austausch geprägten Prozess. Dieses Vertrauen in das, was Jung die anordnende, archetypische Gestalt des Selbst nannte, kann die Ängste der Leitenden vor der Gruppe und deren Unbewussten regulieren helfen. Dem Leitenden kommt eher die Rolle eines Zeugen, eines Moderators, eines Katalysators zu. Archetypisch gesehen ist dies die Rolle des Tricksters, des Vermittlers zwischen den Bereichen des Bewusstseins und des Unbewussten, mythologisch in der Figur des Hermes dargestellt. In diesem Fall der Anordnung der Thematiken und Konflikte durch die Gruppe gehen wir von der Aktivität des „Gruppenselbst" aus. Die Leitenden wissen hoffentlich um die kreativen und destruktiven Kräfte, mit deren vielgestaltigen Ausformungen sie es immer aufs Neue zu tun haben werden. Der oft als Integrationsprozess verstandene Prozess in Einzel- und auch Gruppentherapien wird dadurch erleichtert, dass die Integration bereits zuvor im Analytiker zu leisten ist, in Form seiner Annahmen über die Inhalte des zu Integrierenden und das Wissen um die potenzielle Möglichkeit des Gelingens.

## 13.4 Leiter*innen brauchen Gruppen

Die Leitenden in einer Gruppe sind immer auch ein Teil derselben, sie existieren nicht außerhalb dieser Gruppe. Es gibt es keine Gruppe ohne Leitende und keine Leitenden ohne Gruppe. Die Involviertheit der Leiter*in bedingt, dass man sich zuweilen schwertut, sich von der Stimmung und Atmosphäre in einer Gruppe wieder freizumachen. Es dauert häufig deutlich länger, wieder „herauszutreten" aus dem Kreis der Gruppe, als dies nach einer Einzelsitzung der Fall ist. Dies liegt auch an der archetypischen Wucht vieler Traumata und Abwehrmechanismen, die unterschwellig mit starken Emotionen verknüpft sind.

Diese Involviertheit bedeutet auch, dass die Leitenden, gerade weil sie nach der Gruppe mit eigenen Empfindungen und Fragen und auch Zweifeln allein zurückbleiben, weiteren Gruppen angehören sollten, um sich dort entlasten und reflektieren zu können. Wir sprechen von Supervisions- und Intervisionsgruppen. Oft kennen sich Kolleg*innen schon Jahrzehnte, sodass eine sehr vertrauensvolle und persönliche Atmosphäre vorhanden ist, die es erleichtert, über die zuweilen beschämenden oder verunsichernden Vorgänge in den eigenen Gruppen zu berichten. Analytische Gruppen sind genauso wenig wie Einzelsitzungen planbar und das sollen sie auch nicht sein. Dadurch aber wird jede Sitzung zu einer Tabula rasa und es können sich immer wieder überraschende Wendungen ergeben. Eine andere immer wieder gewählte Option ist es, Gruppen gemeinsam mit Kolleg*innen zu leiten. Noch stärker, als dies in der Einzeltherapie der Fall ist, ist es bedeutsam, an welchen sozialen Gruppen der Leitende teilhat, in welche sozialen Kontexte er oder sie selbst eingebunden lebt. Die Verwurzelung und Zufriedenheit, die sich aus einer solchen positiven Verbundenheit entwickelt, nährt und unterstützt die Arbeit, weil sie dabei hilft, sich innerlich rückzubinden an Menschen und Situationen, die Halt geben.

## Literatur

Bion, W (1984) Attention and Interpretation. Routledge, London
Braun, C (2016) Die therapeutische Beziehung. Kohlhammer, Stuttgart
Dalal, F (1998) Taking the group seriously. Jessica Kingsley Publishers, London
Foulkes, S (1974) Gruppenanalytische Psychotherapie. Klotz, Neulingen
Frick, E (2005) Sich heilen lassen. Echter, Würzburg
Nitsun, M (2014) The Anti-Group. Routledge, London
Vogel, R T (2008) C. G. Jung für die Praxis. Kohlhammer, Stuttgart
Zwiebel, R (2018) Von der Angst, Psychoanalytiker zu sein. Klett-Cotta, Stuttgart

# Wie wirken Gruppen?

# 14

**Zusammenfassung**

Was heilt in Gruppen? Diese Frage gestaltet sich nicht nur auf den ersten Blick noch schwieriger als die Frage nach der Wirkung von Einzeltherapien. Denn letztlich stellen Gruppen eine weit komplexere Situation des mitmenschlichen Kontaktes dar. Ihnen geht manches Charakteristikum der eher alltagsfernen, künstlichen Situation des Einzelsettings ab. Wir wollen der Frage nachgehen, was Veränderung bewirkt. Auf welchen Ebenen ereignet sich überhaupt Veränderung? Was kann man darunter verstehen? Ist psychische Veränderung durch eine „Heilung durch Liebe" möglich, wie schon Freud bemerkte, oder wirkt die Integration von Schattenaspekten und Negativität, was eher an Jung denken lässt? Ist es das Teilen gemeinsamer Grundlagen von Erfahrung, das die gewünschte Entidealisierung der eigenen Vorstellungen befördern kann? Und wie stehen Interventionswege wie Deutung und Amplifikation in diesem Zusammenhang da? Gibt es darüber hinaus andere Kräfte, die in Gruppen wirksam sein können?

## 14.1 Heilung durch Liebe?

Man mag sich der bereits von Freud geäußerten Ansicht anschließen, dass die „Heilung eine durch Liebe ist", wie er 1906 in einem Brief an C. G. Jung schrieb (vgl. Freud und Jung 1974, S. 13). Diese bereits vor über hundert Jahren getätigte Feststellung erstaunt umso mehr, als es Freud bei vielen anderen Gelegenheiten darum ging, die therapeutische Beziehung strengen Regeln zu unterwerfen, auch, damit es nicht zu einer Wiederholung der Entgleisungen kommen sollte, die den Ruf der noch jungen Psychoanalyse sehr in Misskredit gebracht hatten. Die Gründerväter der Psychoanalyse einschließlich C. G. Jung, dem Begründer der

Analytischen Psychologie, der sich ab 1913 von Freud abzusetzen begann (vgl. Bair 2005), konnten sich vor allem auf ihre Selbstanalyse stützen. Damit aber waren sie gefährdet, die therapeutischen Beziehungen zu ihren Patient*innen nicht ausreichend zu schützen. Die Folge war, etwa in der Beziehung von C. G. Jung mit seiner Patientin Sabina Spielrein, einer späteren Analytikerin, dass übergriffiges und mit heutigen ethischen Maßstäben keinesfalls übereinstimmendes Verhalten auftrat.

**Strenges analytisches Über-Ich und Übergriffe**
Die auf Freud folgende Generation der immigrierten US-amerikanischen Analytiker entwickelte strengere und rigidere Regeln für die Behandlung als Freud selbst, vielleicht eine Folge dieser anfänglichen Missstände und Grenzverletzungen. Damit wurde aber vermutlich vor allem das analytische Über-Ich gestärkt, angehende Analytiker unterwarfen sich nach außen strengen moralischen Kodizes, was dadurch legitimiert wurde, dass man so die Qualität der Behandlungen sichern und verbessern wollte. Doch wie sich in späteren Jahrzehnten zeigen sollte, führte diese Identifikation mit einer überstrengen Idealbildung dazu, dass auch die Frustration der Analytiker*innen stieg. Wie die Archive etwa des Ethikvereins (vgl. Schleu 2021) nahelegen, kam und kommt es zu Übergriffen oder Missbrauch sowohl sexueller Natur wie auch in Form von narzisstischem Machtmissbrauch. Was lange noch zu wenig besprechbar war, beschreiben Quindeau und Schmidbauer (2017) dem Sinne nach so, dass es die haltende und widerspiegelnde Liebe in der Psychotherapie sei, die persönlichen Wandel initiieren könne. Diese Form der Liebe habe aber nichts zu tun mit erotisch-sexueller Liebe, dem Verlangen.

**Der Wandel des Bildes von der Subjektivität der Analytiker*innen**
Was bei der Untersuchung der Wirkweisen von Psychotherapie aus dem Fokus geriet, war der Anteil der Beziehung in einer analytischen Dyade, der nicht übertragungsbezogen und -verzerrt war, sondern quasi auf Augenhöhe stattfand, manche sprechen auch von der Realbeziehung. Erst die intersubjektive Wende, initiiert durch die relationale Weiterentwicklung der Selbstpsychologie und anfangs vor allem in den USA und England beheimatet, rückte die therapeutische Beziehung und darin vor allem die lange vernachlässigte Subjektivität des Analytikers vermehrt ins Zentrum ihrer Überlegungen. Die damit verbundene Selbst-Entidealisierung der analytischen Profession und damit die Reflexion der Schattenaspekte der analytischen Behandlung hatte massive Auswirkungen auf das Selbstverständnis der meisten Analytiker*innen. Innerhalb dieser theoretischen Strömungen wurden dann auch zunehmend Stimmen lauter, die die Realbeziehung mehr in den Fokus rückten und auch deren heilsame Wirkung begannen zu untersuchen. Autoren wie Knoblauch (2014), Jaenicke (2021), Orange et al. (2015) oder auch Moeller (vgl. Krause-Girth 2007) erörterten jeweils andere, persönliche Aspekte der notgedrungenen psychischen Verwicklung mit Patient*innen. Konzepte, wie die lange verfemte Beschreibung einer „korrigierenden emotionalen Erfahrung" als Therapieziel in heutigen Kassenanträgen, wurden „hoffähig", der

Realbeziehungsanteil innerhalb der analytischen Beziehung fand mehr Beachtung. Überlegungen zur Dialektik von Technik und Kunst in der therapeutischen Beziehung (vgl. Lesmeister 2005) machten klar, dass es ganz unmöglich war, einerseits der Aufforderung zur Empathie nachzukommen, andererseits sich selbst und die eigene Entwicklungsgeschichte, eigene Werte, eigene Emotionen weitgehend aus den Überlegungen, die zu Deutungen führen konnten, heraushalten zu wollen.

Moeller (vgl. Krause-Girth 2007) brachte in seinen Überlegungen zur Gruppenpsychotherapie bereits in den 1970er-Jahren die „Liebe" wieder ins Spiel. Darauf wies in letzter Zeit u. a. Stuck (2016) hin, der davon in seinem „Plädoyer für den Gruppengedanken in der Analytischen Psychologie" sprach. Maßgeblich seien die kollektiv geteilten psychischen Vorgänge im geteilten „intermediären" Raum der Gruppe. Die Themen und Reaktionen der Gruppenteilnehmer*innen werden dann als nur je eine Variation, eine Ausprägung und Widerspiegelung dieser alle mehr oder weniger betreffenden Menschheitsthemen und -konflikte begriffen. Eine Sichtweise, die hilft, von der *ausschließlichen* Betrachtung des individuellen Leides abzusehen und seine Kontextbedingungen mit zu reflektieren. Dazu hat Hirblinger (2023) kürzlich eine interessante theoretische Arbeit zur Mehrschichtigkeit des Subjekts, das mit seinen Problemen immer auch zu gesellschaftlichen Prozessen in Beziehung gesetzt werden sollte, veröffentlicht.

**Was bedeutet die Vorstellung einer Heilung durch Liebe?**
Grundlage der hier gemachten Überlegungen ist, dass sich die affektiv konnotierte Beziehung zwischen Gruppenteilnehmer*innen innerhalb des Raumes, wie er auch durch die Gruppenregeln gegeben ist, frei entfalten kann. Die Erfahrung zeige, so z. B. Stuck (2016), dass es zu Annäherung und Sympathie komme, auch wenn parallel Animositäten und Konflikte aufträten. Moeller (vgl. Krause-Girth 2007) hebt den Aspekt der Liebe im Sinne von Agape oder Caritas hervor (z. B. die Liebe des Gruppenanalytikers zur ganzen Gruppe). Stuck (2016) kommt in seinem Plädoyer zu dem Schluss, dass es die Bedeutsamkeit der überwiegend guten intersubjektiven Erfahrungen sei, die die Wirksamkeit von analytischer Gruppentherapie ausmache. Die behauptete inhaltliche Konvergenz zwischen Analytischer Psychologie und dem Gruppengedanken ist jedoch nicht selbsterklärend: Nach Jung steht nämlich Individualität dem Kollektivgedanken gegenüber. Individuation in der Analytischen Psychologie bezeichnet die Differenzierung der eigenen psychischen Position gegenüber dem Gesellschaftlichen und Kollektiven. Seit einiger Zeit gibt es eine innerjungianische Auseinandersetzung über dieses Thema (vgl. Otscheret und Braun 2005). Es wird festgestellt, dass Individuation nicht automatisch in die Vereinzelung führt, sondern letztlich in einen intensiveren Kollektivzusammenhang, da die Subjektwerdung des Anderen bedarf.

**Psychische Entwicklung des Einzelnen als Produkt der Gruppenerfahrung**
Der Gruppenprozess und seine Wirkweise auf die Entwicklung des Individuums wird ganz genau betrachtet: Stuck (2016) spricht von einer auf unbewusster Ebene ablaufenden Konstruktions- und auch Dekonstruktionsbewegung. Er sagt: „Im Verständnis des Anderen bildet sich die eigene seelische Position." (Stuck

2016, S. 47). Vorläufiges Fazit der Autoren in dem Sammelband *Selbst, Ich und Wir* (2016) ist: Jungsche Konzepte (innere Reifung, Individuation, Zugang zu transzendenten, archetypischen Inhalten) sind gut kompatibel mit der Gruppenerfahrung, in der ein Austausch aller auf unbewusster Ebene ermöglicht wird. Das Bild, das sich die Analytische Psychologie von der Landkarte der Seele (vgl. Stein 2000) macht, erweitert auch die Perspektive auf Gruppen. Es beinhaltet die Annahme, dass alle an einem therapeutischen Prozess Beteiligten, also Therapeut*in und Patient*in oder in einer Gruppe die Teilnehmer*innen, unbewusst verbunden gedacht werden können, nämlich über die Annahme eines kollektiven und sozialen Unbewussten. Foulkes sprach für die Gruppenpsychotherapie vom „sozialen Unbewussten" und bezog sich dabei explizit auf Ideen des Soziologen Norbert Elias. Diese Konzepte werden in jüngerer Zeit nicht nur in der Gruppenanalyse, sondern etwa auch im sog. Social Dreaming weiterentwickelt und angewandt. Es ist kein Zufall, dass es offenbar vor allem gruppentherapeutische Konzeptionen sind, die den Gedanken von der „Heilung durch Liebe" weiterzudenken in der Lage sind. Wird bei Freud oder Schmidbauer der Gedanke der Einfühlung, des Mitgefühls und der geduldigen, hingebungsvollen Arbeit unter Einhaltung bestimmter Rahmenbedingungen großgeschrieben, geht die Idee der Funktionsweise von Gruppen noch einmal darüber hinaus.

Dazu bedarf es der Annahme gemeinsamer archetypischer Grunderfahrungen, die Menschen in Gruppen miteinander abgleichen können. Dies geschieht nicht nur auf einer verbalen, sondern vor allem auf einer impliziten, kollektiven und atmosphärischen Ebene. Dadurch, dass die Gruppenteilnehmenden sich auf diese Weise im jeweils Anderen selbst (realistischer) sehen lernen, sei es in Abgrenzung oder Identifikation, entsteht psychische Struktur und die Festigkeit, die man mit der Ausbildung eines „Ichs" für die Realitätsbewältigung benötigt.

## 14.2  Deutung oder Amplifizierung?

Die klassische Psychoanalyse ging davon aus, dass eine Behandlung dann erfolgreich sein kann, wenn es gelingt, diejenigen unbewussten Motive und Triebabkömmlinge zu identifizieren, mit deren Verdrängung ein neurotischer Patient in der Regel beschäftigt ist. Deren Bewusstmachung führe zur Einsicht und dadurch gewinne das Individuum mehr Freiheit über sein Erleben und seine Handlungsspielräume. Wo „Es" gewesen ist, sollte das „Ich" herrschen. Mit dem Unbewussten verhält es sich aber nach aller Erfahrung der vergangenen 120 Jahre Psychoanalyse nicht immer genau so. Oft entziehen sich wichtige Erinnerungen, es zeigen sich ganz erhebliche Verzerrungstendenzen in der Erinnerungsarbeit. Narzisstische und andere Widerstände gegen Deutungen, die zum Verständnis des Erkrankten über sich selbst beitragen sollten, erreichen des Öfteren nicht ihren Adressaten. Mit den Ursachen dafür befassen sich mehrere bedeutsame Theorieansätze (vgl. Kohut 1976; Kernberg 2009). Der Ansatz der Analytischen Psychologie wäre es, anzunehmen, dass das Unbewusste immer nur partiell und immer nur indirekt zugänglich ist. In Therapien kann es folglich nur darum gehen, einen möglichst guten Zugang und Kontakt zu diesen Schichten der Persönlichkeit aufzubauen, ohne zu erwarten, dass einmal Bewusstgewordenes für immer im Bewusstsein bleibt. Ähnlich einem Suchscheinwerfer wirft das suchende und urteilende Bewusstsein immer nur einen Lichtstrahl in einen bestimmten, ausgewählten Bereich, während anderes im Dunkel bleibt. Verändert sich der Fokus des Scheinwerfers, fallen wieder andere Phänomene auf, andere fallen dagegen in die Dunkelheit zurück.

### Das Unbewusste als Ressource

Das mutet insgesamt Sisyphos-artig an und bedeutet letztlich, dass das Leben eine fortwährende Bemühung um Bewusstheit darstellt. Doch dies ist gleichzeitig auch nicht allzu tragisch. Denn die Erfahrung, etwas vorher Unbewusstes anschauen zu können, wie mittels eines Traums, und es auf sich wirken zu lassen, hat, oft auch ohne dezidiert in Worte gefasst werden zu können, eine nachhaltige Wirkung. Dies zeigt sich vor allem in Behandlungen, die kreative und imaginative Verfahren in Kombination mit analytischer Psychotherapie anbieten (z. B. Sandspieltherapie, aktive Imagination, subjektstufige Traumanalyse). Einige dieser Verfahren können auch im Gruppenkontext Anwendung finden. In der Analytischen Psychologie nimmt man an, dass das Unbewusste sich nicht nur aus verdrängten Inhalten und Emotionen generiert, sondern eine *Ressource* darstellt, die Bilder und auch Lösungswege bereitzustellen in der Lage ist, wenn man denn die Aufmerksamkeit darauf lenkt. Dies ist freilich eine andere Blickrichtung als die der klassisch aufdeckenden Psychoanalyse.

### Unbewusste Prozesse zur Entfaltung bringen und gemeinsam bezeugen

Meine Erfahrung als Einzel- und Gruppentherapeut, aber auch meine eigene Selbsterfahrung und viele Kontakte zu Kolleg*innen und Freund*innen weisen darauf hin, dass das ruhige gemeinsame Erleben und Anschauen dessen, was ist, verändernd wirksam ist. Wie dieser Prozess im Einzelnen aussieht und wie man sich diese Transformationsprozesse vorstellen kann, darüber wurde viel geschrieben. So spricht Winfred Bion (1997) von „Faith in O", Christopher Bollas vom Verwandlungsobjekt, um Transformationsprozesse zu konzeptualisieren. Im Sinn von Bollas (2011) wäre eine Gruppe ein „multidimensionales transformatives Objekt". Transformation ist kein Selbstläufer in Psychotherapien: Mir sind leider persönlich auch Mitmenschen bekannt, die zum Teil jahrelange, wenn nicht jahrzehntelange eher klassisch orientierte Psychoanalysen gemacht haben, und die dennoch große Schwierigkeiten haben, das über sich Erfahrene und Erlernte im Alltag und der Lebensbewältigung für sich gewinnbringend umzusetzen. Dies mag an einer zu kognitiv gebliebenen Einsicht liegen, an einer nicht ausreichend tiefen Bindungserfahrung in der Behandlung und auch dem strukturellen Unvermögen, manche Affekte an sich heranzulassen. Dennoch gibt die Vielzahl von solchen „Fällen" Anlass zu Zweifeln, ob sich mithilfe von „Einsicht" und „Deutung" allein psychologische Veränderungen herbeiführen lassen. Frage ist vielmehr, spätestens seit der sog. intersubjektiven Wende, die auf theoretische Einflüsse aus dem angloamerikanischen Raum zurückgeht, ob nicht der Einfluss der realen Begegnung und eine dort gewonnene korrektive emotionale Erfahrung mit einem resonanten Gegenüber und insgesamt das bis dahin unbekannte mentale „Set" der Therapeut*innen dazu beigetragen hat, dass sich deutliche Veränderungen abzeichnen.

**Der veränderte Umgang mit Deutungen**

Die mehr kriegerische Metaphorik der frühen Theoriebildung, die sich bis in die Deutungssprache hinein zeigte, hat sich stark zurückentwickelt. Es wurde erkannt, dass sich gerade narzisstisch strukturierte Patient*innen oder Borderliner*innen durch Abwehrdeutungen sehr angegriffen fühlen können und so eher noch der Widerstand verstärkt wurde. Mittlerweile werden auch in Gruppen vielerlei strukturelle Störungen erfolgreich behandelt, auch mit psychodynamischen Ansätzen. Es kommt ebenso darauf an, welche Definition von Deutung man hat. Alles in allem kann man heute feststellen, dass Deutungen aus unterschiedlichen Gründen weniger Bedeutsamkeit zukommt (vgl. Jaenicke 2021). Biografische und damit gesättigte Deutungen treten zurück zugunsten „ungesättigter", offenerer Deutungen (vgl. Will 2016). Vielen Gruppenautoren geht es mehr um ein Verbinden, Re-Framen, (vielleicht Amplifizieren?) und Integrieren. Man weiß heute: Deutungen in Gruppen können auch „Anti-Group-Verhalten" triggern. Geweckt wird etwa der Neid auf die (allwissenden?) Leitenden und Hass wegen der Inhalte der Deutungen. Gruppendeutungen, wenn sie umfassender und verständnisvoller formuliert sind, können hingegen integrativ wirksam sein. Nitsun (2014) berichtet von einem Beispiel, in dem er den disziplinlosen, achtlosen Umgang der Gruppe mit Regeln und mit dem Rahmen und damit untereinander mit dem Verhalten der Eltern der Teilnehmer*innen in Verbindung brachte und so eine unbewusste Identifizierung der Gruppenteilnehmer*innen mit deren Eltern aufdeckte.

---

**Beispiel**

Ein knapp 40-jähriger Teilnehmer einer Gruppe präsentierte eingangs eine starke Verwicklung in seiner Beziehung. Er schien sehr bemüht um Kontakt zu seiner Partnerin, die jedoch wenig darauf einging. Es zeigte sich eine Wiederholung der enttäuschenden Beziehung zur depressiven Mutter. Nach einiger Zeit zeigten sich stärker konflikthafte Gefühle gegenüber dem Leiter. Ohne dass diese Konflikte und Beziehungskonstellationen ausgiebig biografisch gedeutet wurden, entwickelte der Patient sich innerlich weiter. Offenbar profitierte er von dem offenen, nichtwertenden, annehmenden Zuhören und Kommunizieren in der Gruppe. Nach längerer Zeit entschloss er sich, die Beziehung zu beenden, nicht ohne innere Kämpfe und Schuldgefühle. Auch die Beziehung zum Leiter und zu anderen Männern in der Gruppe entspannte sich. Man muss eine innere Triangulierung annehmen, die der Patient in der Gruppe durch die Gruppe vornehmen konnte, denn zum einen wurde die enge Identifizierung mit der Mutter gelockert, zum anderen wurde die ödipale Rivalität mit dem Vater reinszeniert und identifikatorisch bearbeitbar. Weder die Wiederholung der Mutterbeziehung in der Partnerschaft noch der Charakter der Rivalität zum Gruppenleiter wurden jedoch explizit von der Gruppe oder vom Leiter thematisiert. Dies alles zeigt, wie sinnvoll die Annahme eines die Entwicklung in Gang setzenden Selbst oder eines dabei hilfreichen Gruppen-Selbst ist. Über die neue, die inneren Annahmen erweiternde oder korrigierende Erfahrung eines mitfühlenden, freundlich konfrontierenden und reziproken Austauschs in der Gruppe werden psychische Strukturen einem Wandel unterzogen. Die Persönlichkeit des Patienten wirkte dadurch integrierter und gereifter, er gestaltete sein Leben aktiver und reflektierter als zuvor, veränderte in Berufs- und Privatleben für ihn unpassende Situationen und entwickelte neue kreative Interessen, fand auch eine neue Partnerin. ◄

Schmidbauer (2023) berichtet ebenfalls über gute Erfahrungen mit amplifizierenden Interventionen, gerade bei narzisstisch getönten Problematiken. Er spricht vom „Plaudern", dem scheinbar unverfänglichen Gespräch, in das man sich einlassen können sollte, denn hier wittere der (meist männliche) Patient keine Überwältigung und vor allem keine Kränkung, hier erlebe er sich überwiegend als Herr der Geschehens. Man komme quasi durch die Hintertür, so verstehe ich Schmidbauer, „normalisiere" seine Patient*innen durch das scheinbar normale Gespräch. Voraussetzung dafür ist, dass man sich auf die Abwehr der Patient*innen einlässt und auch das eigene therapeutische Über-Ich zeitweise suspendiert.

## 14.3 Wie passiert Veränderung?

Um Entwicklung zu ermöglichen, braucht es (mit Jung gesprochen) die Erfassung der Schattenaspekte, auch ein Bewusstsein für die „Anti-Group" (vgl. Abschn. 12.2). Erkennt man dies an, gibt es bessere Chancen, dass eine Gruppe sich autonom und selbst-regulativ entwickelt. Die Idee für das Veränderungspotenzial liegt in der Foulkes´schen Vorstellung der Matrix verborgen: Hier treffen viele Leben, und durch sie die Kultur, ihre Geschichte und Mythologie aufeinander, ebenso Vergangenheit, Gegenwart und Zukunft. Dies ist die transpersonale Potenz der Matrix. Wie kann aber Aggression (gerade auch Hass) so gehalten und verwandelt werden, dass es insgesamt zu förderlichen, integrativen und nicht zu destruktiven Entwicklungen kommt? Nitsun (2014) ist der Meinung, dass die „Störung" durch Anti-Group-Impulse zu Auflösung, aber auch zu vorübergehender Deregulierung führen kann, woraufhin neue Strukturen aufgebaut werden können, die belastbarer und integrierter sind als vorher. Für ihn geht es immer um ein Wechselspiel von destruktiven und konstruktiven Kräften. Eine zu große idealisierte Einseitigkeit könne dagegen am Ende zu totalitären Verhältnissen führen.

> **Beispiel**
>
> Drei verschiedene Gruppenteilnehmer*innen werden in einer Gruppe nacheinander mit ihrer Verhaltensweise und Wirkung auf die Anderen konfrontiert: Es ist für die Anderen sehr schwer, ihren oft ausladenden und detailreichen

Erzählungen und Berichten zu folgen. Auch für den Leitenden ist oft lange sehr wenig spürbar und das Zuhören ist anstrengend, erweckt eher aversive Gefühle. Die Gruppenteilnehmer*innen reagieren zunächst, wie gewohnt, geduldig. Häuft sich eine solche Situation, gibt es immer jemand, der irgendwann die Geduld verliert und mit heftigerem Affekt konfrontiert: dass es schwer sei, der Erzählung zu folgen, warum es eigentlich gehe und ob es den Anderen auch so gehe, dass sie wenig bis nichts spürten. Es ist für die Angesprochenen oder Kritisierten sehr wichtig, dass die Gruppe dies auf der Basis des warmen Interesses für ihr Gruppenmitglied tut. Es kommt aufgrund der hohen Kränkungsgefahr der in diesem Fall eher narzisstischen Mitpatient*innen sehr auf die Wortwahl an. Die Kritik löst neben Überraschung oft zunächst tatsächlich Ärger aus. Man fühlt sich unterbrochen, gestört, nicht verstanden. Dieser Ärger der ursprünglich Erzählenden ist aber essenziell, denn es ist der eigentliche Affekt, der verdrängt wurde, was zu der so farblos erlebten Erzählung führte. Die Gruppenmitglieder fordern eigentlich nur ein, was im Unbewussten des Betreffenden bereits konstelliert ist. Wenn die Angesprochenen nun also ihrerseits wütend werden, folgt eine Auseinandersetzung, die günstigenfalls damit aufgelöst wird, dass der Affekt als jeweils eigener anerkannt werden kann. ◄

Häufig sind diese Patient*innen in ihrer Selbstwahrnehmung zurückhaltend und passiv, werden aber von den Anderen als dominant und kontrollierend empfunden. Es kann sehr lehrreich sein, wenn jemand der Zugang zu diesen, zuvor nur von den Anderen in der Gruppe wahrgenommenen Anteilen und Affekten möglich wird. Man kann sich so gut erklären, wie es im Leben der Betreffenden auch außerhalb der Gruppe immer wieder zu Situationen der Zurückweisung kommt bzw. dass diese unbewusst aktiv hergestellt werden, was wiederum zu kumulativen Frustrationen führt. Dies unter anderen Bedingungen in der Gruppe nachzuerleben und zu einem anderen Resultat und Kontakt zu den Anderen zu gelangen, kann sehr erhellend und erleichternd sein. Wenngleich es auch zunächst schwer aushaltbare Gefühle sind, die bewusst werden, ausgehalten werden und einen Ausdruck finden müssen.

### Die Komplextheorie und Veränderungsprozesse in Gruppen

Stuck (2020) hat für die analytische Gruppentherapie anschaulich gemacht, wie die Veränderungsprozesse bei der Komplexbearbeitung in der Gruppe genauer ausschauen. Er zeigt, dass sich im Gruppenprozess eine Wandlung des komplexhaft aufgeladenen Verhaltens der Teilnehmer*innen weg von eher rigiden, eingeschränkten Verhaltensweisen, weg vom „Elementarcharakter" des archetypisch geprägten Komplexes und hin zu seinem „Wandlungscharakter" (vgl. Neumann 1994) vollzieht. Veränderung kann geschehen, wenn die ängstigenden Aspekte z. B. eines negativen Mutter- oder Vaterkomplexes durch die persönlichen Begegnungen in der Gruppe allmählich weniger ängstigend wahrgenommen werden können. Dadurch, dass das komplexhafte Geschehen in einer Gruppe auch andere Teilnehmer*innen affiziert, kommt es zu einem unbewussten und dann zunehmend bewussten Austausch über dieses Themenfeld. Dieser wirkt verändernd, da er die Thematik konkret werden lässt und in ihren vielen Facetten aufscheinen lässt. Auch die Erfahrung der Ubiquität der Komplexe kann auf einer tiefen Ebene berührend und verändernd wirksam sein (vgl. Stuck 2020). Stuck spricht ebenso davon, dass sich in Gruppen in der Regel der Wunsch nach dem Wandlungscharakter des Mutterkomplexes entwickelt. Es geht also um die Erfahrung positiv und entwicklungsfördernd erlebter Eigenschaften der als Mutterfigur erlebbaren Psychotherapiegruppe. Die Mobilisierung der inneren Kräfte, die die Veränderung von Gruppenteilnehmer*innen befördern können, gehört zur Funktionsweise von Gruppen. Diese Kräfte aber sind archetypisch verfasst und müssen daher von der Gruppe in ihrem Prozess in innerlich verstehbare und nachzufühlende Erfahrungen transformiert werden. Dabei steht das Verbleiben im Elementarcharakter aufgrund traumatischer, ängstigender Erfahrungen im Wege und kann den Prozess der Entfaltung und Emanzipation der Persönlichkeit behindern. Stuck (2020) kommt damit zu der Schlussfolgerung, dass es vor allem die heilende Wirkung von (echten) Beziehungen ist, welche in Gruppen wirksam sind.

## 14.4 Theoretische Aspekte der Transformation

Zur Wirkungsweise von analytischer Psychotherapie und speziell der Wirkungsweise von analytischer Gruppenpsychotherapie gibt es vielerlei Überlegungen. Gerade im Zusammenhang mit dem letzten Beispiel des langatmigen, nervigen Erzählens, das aversive Gefühle weckt, gilt: Wichtig ist das Erleben, dass die Gruppe und die Leitenden die (phantasierte) und geäußerte Aggression „überleben" (vgl. Winnicott 1960, 1974). Die Gruppe „überlebt": sie geht weiter und dies stärkt die Zuversicht der Teilnehmer*innen, dass auch sie mitsamt ihren Affekten dem Leben standhalten können. Mit anderen Worten: Die Gruppe kann so die Erfahrung machen, dass sie destruktive Impulse enthält und aushalten kann bzw. „überlebt", und dadurch werden die konstruktiven psychischen Anteile auch der Einzelnen gestärkt. Die Gruppe verstoffwechselt gewissermaßen die schwierigen Affekte. Daraus können sich Trauerprozesse und echte Sorge um Andere entwickeln.

Gruppen können auch als Übergangsobjekt im Winnicottschen Sinn gesehen werden, da die Leitenden als Spender von Sicherheit nach und nach durch die Gruppe selbst ersetzt werden. Nitsun kommt zu dem Schluss, dass die Foulkes' Theorie die Bedeutung von dem, was zwischen Menschen steht, überschätze: Unterschiede, Trennung, soziale Kluft, Nichtwissen, andere Barrieren. Prinzipiell sei es, so Nitsun, gut, mit Foulkes „act of faith", also mit einem Vertrauensvorschuss an die Gruppenarbeit heranzugehen, aber man solle nicht naiv sein.

**The Social Animal**
Aktuellere, populärwissenschaftliche Arbeiten wie die von Brooks (2011) haben für ein größeres Publikum herausgearbeitet, dass wir auf tieferen Ebenen durchaus vieles gemeinsam haben, was die Wirkungsweise von Gruppen zu erklären in der Lage ist. Brooks geht von unterschiedlichen Schichten von Information aus, unter deren Einfluss unser Verhalten stehe. Je länger der Einfluss unserer evolutionären Vergangenheit andauere, desto nachhaltiger sei die Prägung durch deren Form

und Inhalt. Diese Einflussfaktoren seien alle zwischen Genetik und Erziehung angesiedelt (vgl. Brooks 2011). Er geht also von einem Schichtmodell der Instanzen der menschlichen Psyche aus, die auch unser Gruppenverhalten steuerten.

Hintergrund des gegenwärtigen Gruppenerlebens bildet jeweils die frühe defizitäre Erfahrung bezüglich einer haltenden Umwelt der Teilnehmer*innen. Ein Angriff auf die Gruppe hat immer Abwehrcharakter. Er soll verhindern, dass die Teilnehmer*innen persönlich Verantwortung übernehmen für ihre Schwierigkeiten und den Schmerz des Lernens und des psychologischen Wachstums akzeptieren. Dies geschieht in vielerlei Abstufungen. Aufgabe der Leitenden ist, darüber aufzuklären, diesen Vorgang der Abwehr, aber auch die dahinterstehende emotionale Situation verstehbar und annehmbar werden zu lassen.

## 14.5 Der gelungene Gruppenprozess

Mit dem Zusammenwachsen einer Gruppe und vielen gemeinsamen Erfahrungen zeigt sich meist eine gestiegene Ambiguitätstoleranz, jedoch können Ängste vor dem Abschied Einzelner wieder regressive Prozesse auslösen. Jede Gruppe entwickelt eine je eigene Geschichte, auf die die Teilnehmenden durchaus stolz sind. Sie begreifen sich als Teil der Narration, die durch ihre eigene Teilhabe an der Gruppe erst entsteht. Die einzelnen Gruppenmitglieder erleben die Gruppe sozusagen als immer gegebenen „Mehrwert". Die Gruppe ist die Gruppe und nicht die Summe ihrer Teilnehmenden. Sie entwickelt ihre je eigene Identität. Gruppentherapeut*innen, die mehrere Gruppen leiten, können dies gut beschreiben. Die unterschiedlichen Gruppen geben sich zuweilen auch symbolhaft zu verstehende „Namen" und eine je eigene Narration (vgl. Braun 2016).

Gerade Slow-Open-Gruppen mit ihren immer wieder stattfindenden Abschieden können auch frühe Verlassenheitsängste triggern. Nach meiner Erfahrung jedoch erwirbt sich eine Gruppe parallel eine immer stabilere Fähigkeit, damit umzugehen, egal ob es sich um geplante Weggänge oder auch plötzliche Abbrüche handelt, die natürlich die Gruppe mehr erschüttern. Die Slow-Open-Charakteristik der Gruppe wird selbst zum Symbol für Veränderung und wirkt auf die Teilnehmenden zurück. Sie fordert heraus, sich Veränderungen in der Gruppe, damit aber auch analog im Lebenslauf konstruktiv zu stellen. Der Effekt, dass die Teilnehmer*innen mit den Abschieden mehr auf sich selbst und ihre (auch gemeinsamen) Ressourcen zurückgeworfen sind, hat eine doppelte Konsequenz: er kann zu Regressionswünschen, aber auch zur Progression führen. Hier wird deutlich, dass „Anti-Group" therapeutische Effekte haben kann und sich letztlich als hilfreich erweisen kann. Nitsun (2014) erinnert auch an die Dynamik von depressiver und paranoid-schizoider Position und das von Klein konzipierte Oszillieren zwischen diesen Positionen als hilfreich.

### Die Gruppe „träumt"
Der Gruppenprozess als sich entfaltender unbewusster Prozess kann auch verglichen werden mit der Erfahrung des Unbewussten, wie es sich durch die

Vergegenwärtigung von Träumen darzustellen pflegt. Nimmt man den manifesten Gruppenprozess aus dieser Perspektive als Entfaltung latenter unbewusster Gedanken wahr, so ähnelt der Ablauf von Gruppensitzungen dem Ablauf von Träumen Einzelner. Dies zeigt sich besonders oft in der Situation, wenn jemand Neues in die Gruppe aufgenommen wird. Die anderen Gruppenteilnehmer*innen erfassen recht schnell die Möglichkeiten und die Abwehrformationen der Neuen und reagieren oft außerordentlich einfühlsam und klarsichtig. Wie man sich diesen Prozess im Einzelnen vorstellen kann und welche Vorteile eine solche Perspektive für die Gruppenleitenden und die Gruppe selbst haben kann, hat der Autor in seinem Beitrag in dem Buch *Traumarbeit in Gruppen* (Münch 2022) versucht zu beschreiben. Der grundlegende Gedanke dabei ist wiederum, dass das Unbewusste der Gruppe als selbstregulierendes System den Verlauf und die Themen des Zusammenseins bestimmt und dass man sich diesem Prozess vertrauensvoll überlassen kann, während man ihn als Leitung gleichzeitig aufmerksam zu beobachten versucht.

### 14.5.1 Die Überwindung der Angst vor Fremdem

Entscheidend für den gelingenden Gruppenprozess ist, dass die Angst vor dem und den Fremden schrittweise abgebaut wird. Aus Fremden werden Vertraute und es entstehen manchmal fast freundschaftliche Beziehungen, auch wenn diese im Rahmen der Gruppenpsychotherapie einen anderen Ausdruck finden als im Leben „draußen". Da Gruppenpsychotherapie in viel größerem Maß als Einzelpsychotherapie mit vielerlei real Fremden und Fremdem konfrontiert, macht sie verständlicherweise auch zunächst mehr Angst. Dies gilt für Patient*innen, aber auch für die Behandler*innen selbst. Analytische Gruppen mit ihrer Unstrukturiertheit und Offenheit frustrieren Abhängigkeitsbedürfnisse von Beginn an, es kommt zu Angst und Verwirrung. Daher stammt der oft große Widerstand, das Einzelsetting aufzugeben. Gruppen spannen die in der therapeutischen Situation allgemein gültige Polarität zwischen der früheren kindlichen wie der heute erwachsenen Position auf. Und dies auf eine überaus komplexe Weise. Die Vielschichtigkeit der kommunikativen Ebenen in einer Gruppe ist jedoch gleichzeitig ein Vorteil, da so Arretierungen, Einseitigkeiten und vorschnelle Projektionen schneller aufgelöst werden können. Zudem fordert eine Gruppe die Fähigkeit heraus, sich wirklich mit der Andersheit der Anderen auseinanderzusetzen. Jenseits der von mir projizierten Vorstellung ist da ein realer Anderer mit seiner individuellen Geschichte und seiner eigenen Abwehr. Unterschiedlichkeit und Teilhabe stehen in einem wechselseitigen Verhältnis. Phantasien sind unter einem viel größeren Druck, sich an der Realität messen zu lassen. Eine Gruppe bietet eine komplexe Erfahrung. Die Vielschichtigkeit der Prozesse, die kaum je zu überblicken sind, ist anstrengend zu verfolgen, aber immer spannend. Es gibt die Realebene, die Übertragungsebene, die Ebene der Projektionen, die primordiale Ebene des kollektiven Unbewussten.

Gruppen reaktualisieren damit intrapsychische *und* interpersonale Spannungen. Dabei geht um die schwierigen Themen und Affekte von Konkurrenz, Rivalität, Neid, Dominanz, Unterwerfung, Kritik, Zurückweisung, Gruppendruck, um Sündenböcke und Feindseligkeit. Und es lässt sich festhalten, dass Gruppen meist oszillieren zwischen Fortentwicklung, Stillstand und Regression. Ohne die positiven Kräfte, die Gruppen ebenfalls freisetzen, wäre deren Wirkungsweise aber kaum zu erklären. Dazu gehören nach Nitsun (2014) Freude, Kreativität, Teilhabe, Einsicht, Weisheit, aber auch Schönheit und Ästhetik.

## 14.5.2  Die archetypische Ebene

Durch die tiefe innere Verbindung, die das Individuum mit dem umgebenden Kollektiv hat, und dadurch, das diese Verbindung durch das Zusammenkommen einer Gruppe stark getriggert wird, kann man das individuelle Leiden als Leiden des Kollektivs interpretieren. Gruppentherapeut\*innen, die die Gruppe als psychologische Einheit ansehen, fragen somit, was das Leiden eines Teils der Gruppe über die ganze Gruppe aussagt. Demnach werden Gruppenkonflikte immer erst in Konflikten Einzelner sichtbar. Die Psychologie Erich Neumanns, die sich stark mit der Ebene der kollektiven Entwicklung der Einzelnen befasst hat, kann hier vieles beitragen (vgl. Neumann 2004). Zu untersuchen, wie sich Gruppenanalyse und kollektive, archetypische Entwicklung theoretisch in Verbindung bringen lassen, ist ein vielversprechendes zukünftiges Forschungsfeld. Das Gruppenforum innerhalb der Fachgesellschaft DGAP (Deutsche Gesellschaft für Analytische Psychologie) hat sich zuletzt mit dieser Fragestellung befasst.

Die Entwicklung der Einzelnen in und mit einer Gruppe ist möglich, da alle mit demselben gruppenbetreffenden Archetyp in Verbindung stehen. Die Verbindung zur kollektiven Dimension des eigenen Unbewussten verweist auf dieses immer schon geistig-seelisch zu Anderen in Bezogenheit stehen. Insofern ermöglicht ein gelingender Gruppenprozess auch immer eine Annäherung an diese dem Menschsein innewohnenden Erfahrungsdimensionen, wie sie sich in je einzelnen Schicksalen darstellen. Von hier ist es nicht weit zu der Annahme der archetypischen Psychologie von James Hillman (vgl. Hillman 2004), der davon sprach, dass es in Therapien vor allem darum gehe, Erfahrungen zuzulassen und gemeinsam zu bezeugen. Dies bewirke häufig tiefgreifenden seelischen Wandel.

**Die Negativität seelischen Geschehens**
Für Giegerich (2020, 2021) ist das, was therapeutisch wirksam ist, als seelisches Ereignis anzusehen, das nicht in einer individualpsychologischen Begrifflichkeit gefasst werden kann. Mit Negativität beschreibt Giegerich das Ereignishafte und Unvorhersehbare in therapeutischen Wandlungsprozessen, die Prozesse sind nicht allein positivistisch beweisbar. Was, die Einzelnen in einer Gruppe zu verändern in der Lage ist, ist in dieser Perspektive nicht allein im persönlichen Unbewussten, den Interaktionen, den Übertragungs- und Gegenübertragungsreaktionen, auch nicht der in der Gruppe vorherrschenden Kultur und den Sprachregelungen oder

der in ihr vorherrschenden Atmosphäre geschuldet. Seelische Veränderung geschieht quasi en passant, ohne zunächst feststellbare Ursache, mit überraschenden Wendungen und letztendlich unergründbar. Der Respekt vor diesen Vorgänge jedoch ist paradoxerweise die Voraussetzung für dessen Wirkmacht. Jedwede vorschnelle Einordnung oder der Versuch, Prozesse zu kontrollieren und zu standardisieren, würden von Seelischem konterkariert, so Giegerich. Seine Denkweise kann sehr dabei helfen, dass es zu keiner Anhaftung an Konkretismen, etwa an einem rigiden Subjekt-Objekt- oder Ursache-Wirkungs-Denken, an eine falsche Pathologisierung kommt. Das Archetypische, das Seelische im engeren Sinn, wie es Giegerich betrachtet, ist immer als unbekanntes Drittes von Anfang an im Raum, sei es in einer dyadischen oder auch in einer Gruppensituation.

---

**Beispiel**

Jede Gruppe wird in ihrem Verlauf Zeuge der sich konstellierenden unbewussten Themen und der Überschneidung von persönlichen und Gruppenthemen. Meiner Erfahrung nach bildet sich dadurch eine größere Distanz zu den bis dahin virulenten, neurotischen Mechanismen. Inszenierungen, in denen zwar ein Kontaktwunsch, aber auch dessen Abwehr wirksam zu sein scheint, reduzieren sich. Dies lässt auf eine geringere Angst und insgesamt mehr Vertrautheit und Gelassenheit schließen. Angst und auch Negativität, Hass und Destruktion wirken weniger auf den Gruppenprozess, wenn sie zunehmend anerkannt werden können. Durch die einzelnen Interaktionssequenzen werden an der Oberfläche manifeste Themen besprochen, unterschwellig geht es jedoch um allgemeinere, die ganze Gruppe betreffende Aspekte des menschlichen Zusammenlebens. In leicht veränderter Form wird dies bereits sichtbar, wenn die Gruppe sich an einem Thema eines Gruppenmitglieds abarbeitet und dabei fragt, welche Dynamik wohl „dahintersteckt". Die Einordnung des Alltäglichen in transpersonale, alle Teilnehmer*innen betreffende psychische Dynamiken ist wichtig zur Komplexitätsreduktion und hilft bei der Entwicklung einer besseren Affekt- und Selbstregulation. So entwickeln sich die Einzelnen und die Gruppe gleichzeitig. ◄

## 14.5.2.1 Die Dissoziabilität der Psyche

Bezieht man sich auf das Modell der jungianischen „Dissoziabilität der Psyche", wie sie nicht nur im pathologischen Zustand vorliegen kann, öffnet das Gruppensetting eine Reihe interessanter Anknüpfungspunkte. Jung (1973) hatte trotz seiner gruppenkritischen Haltung erkannt: „Das Selbst, eigentliches Zentrum des Individuums, ist seinem Wesen nach eine Vielheit. Es ist sozusagen eine Gruppe. Es stellt eine Kollektivität dar und schafft Gruppen, wenn es im positiven Sinn wirkt." (vgl. Jung 1973, S. 130 f.). Wenn es als das Therapieziel in der Analytischen Psychologie gilt, bislang unzureichend verbundene, zu weit dissoziierte Teilpsychen oder Komplexe miteinander in Beziehung zu bringen, dann könnte eine Gruppe der Psyche die Möglichkeit offerieren, bislang unverbundene innerpsychische Anteile auf je unterschiedliche Teilnehmende zu projizieren. Damit

würde zunächst eine größere Sichtbarkeit der Komplexe innerhalb der Gesamt-
dynamik der Gruppe verknüpft sein. Der Psyche der Einzelnen würde so auch
die Gelegenheit gegeben, die projizierten eigenen Anteile identifikatorisch wieder zurück zu introjizieren. Oder es könnten Vorgänge im Sinne des Container-
Contained von Bion angenommen werden. Wenn die Gruppe, das Gruppenselbst
symbolisch und damit projektiv-identifikatorisch für das Ganze der jeweiligen
Einzelpsyche steht, dann kann diese die in der Gruppe erlebbare Vielfalt auch
als Hinweis auf eigene Vielfalt innerhalb ihrer Ganzheit interpretieren. Die Aus-
einanderlegung von vorher disparat Erlebtem und Empfundenem kann innere Einsicht und eine Weitung der Perspektive auf sich selbst mit sich bringen. Damit
aber entsteht Selbst-Distanz, Reflektion und zunehmende Bewusstheit. Inneres
wird sozusagen im interaktiven Feld der Gruppe widergespiegelt und könnte dann
wieder reintrojiziert und integriert und zu psychischem Wachstum genutzt werden
können.

### 14.5.2.2 Die Wirkung des Gruppenselbst in der analytischen Psychologie

Braun (2016) fasst zusammen, was nach seiner Einschätzung in analytischen
Gruppen wirkt. Die Einzelnen in einer therapeutischen Gruppe werden in ver-
schiedenem Ausmaß Teil der Gruppenmatrix und auch des transpersonal gedachten Gruppenselbst. Es wird im günstigen Fall ein Teil der eigenen Identität
zugunsten der Anderen und der Gruppe aufgegeben, was auch die Projektionen und Übertragungen aushaltbarer macht. Diesen Prozessen hat sich auch der/
die Analytiker*in zu öffnen. Das bei positivem Verlauf in Gruppen entstehende
Wir-Gefühl hilft, schwieriges Verhalten einzelner Patient*innen zu tolerieren.
Sogar die „Selbst-Werdung" der Gruppe, wenn sich diese einmal gegenüber der
Gruppenleitung abgrenzt, ist prinzipiell ein emanzipatives Signal! Der Begriff
„Gruppenselbst" geht nach meinem Wissen auf Erich Neumann (2004) zurück, der
die Wirkung von Gruppen als „Außenselbst" beschreibt. Hier erleben Mitglieder
eine Gruppe so, als hätte diese ein eigenes Bewusstsein, Unbewusstheit und
eigene Handlungsmöglichkeiten. Damit sind Gruppen „sich selbst regulierende
Behandlungssysteme" (vgl. Braun 2016, S. 89–90). Wesentlich für deren Kultur
im therapeutischen Bereich, wo es um Respekt, Ehrlichkeit, Toleranz, Flexibilität
geht, ist der Einfluss der Leitenden. Diese Werte werden meist implizit in der therapeutischen Haltung (vgl. Münch 2021) repräsentiert.

### Zusammenfassung

Mit Braun (2016) möchte ich die derzeitige Sicht der Analytischen Psychologie auf
Gruppen vorwegnehmend (vgl. Kap. 15) zusammenfassen: Es gebe einen „doppelten und archetypisch zu nennenden Strukturierungs- und Entwicklungsvorgang,
der in jeder Gruppe stattfinde, sofern ihr die Entfaltung als selbstregulierendes Be-
handlungssystem gestattet wird. Es wird eine dynamische Matrix als Übergangsraum hergestellt, in dem sich ein emergentes und final orientiertes transpersonales
Subjekt, das Gruppenselbst, zum Ausdruck bringen kann." (Braun 2016, S. 90).
Diese Sicht kontrastiert dezidiert mit der psychoanalytischen Sichtweise auf

Gruppen. Man könnte auch sagen, dass der Effekt von Gruppen aus dieser Perspektive der Entstehung einer „Schwarmintelligenz" geschuldet ist, die versucht, Widerstands- und Abwehrphänomene zu überwinden. Möglich ist das und hier zeigt sich die Konvergenz von jungianischem Denken und in Gruppen beobachtbaren Phänomenen, wenn man mit Jung das Unbewusste als eine Ressource und als einen „Schatz" ansieht, in dem auch Lösungswege verborgen sind, die durch und in Gruppen sichtbar und wirksam gemacht werden können.

## Literatur

Bair, D (2005) C. G. Jung – eine Biografie. Knaus, München
Bion, W R (1997) Transformationen. Suhrkamp, Frankfurt/M
Bollas, C (2011) The Christopher Bollas Reader. Routledge, London
Braun, C (2016) Gruppenselbst und Gruppenmatrix. In: Schimkus M, Stuck U (Hrsg) Selbst, Ich und Wir. Brandes & Apsel Verlag, Frankfurt/M
Braun, C (2022) (Hrsg.) Traumarbeit in Gruppen. Brandes & Apsel Verlag, Frankfurt/M
Britten, U, Quindeau, I, Wolfgang Schmidbauer, W (2017) Der Wunsch nach Nähe – Liebe und Begehren in der Psychotherapie. Verlag Vandenhoeck und Ruprecht, Göttingen
Brooks, D (2011) The Social Animal. Short Books, London
Freud, S, Jung, C G (1974) Briefwechsel. Hrsg.: McGuire, W, Sauerländer, W. Fischer, Frankfurt/M
Giegerich, W (2020) What is Soul? Routledge, London
Giegerich, W (2021) Coniunctio. Dusk Owl Books, London
Hillman, J (2004) Archetypal Psychology. Spring Publications, Thompson
Hirblinger, A (2023) Über Tabus im psychoanalytischen Dialog und das Gebot des Einbezugs gesellschaftlicher Realitäten als Quelle psychischen Leidens. In: Ztschr Forum für Psychoanalyse, Heft 3/2023, Springer, Heidelberg
Jaenicke, C (2021) Das Risiko der Verbundenheit. Psychosozial-Verlag, Gießen
Jung, C G (1973) Briefe in drei Bänden. Walter, Olten
Kernberg, O (2009) Borderline-Störungen und pathologischer Narzissmus. Suhrkamp, Frankfurt/M
Knoblauch, S H (2014) The Musical Edge of Therapeutical Dialogue. Routledge, London
Kohut, H (1976) Narzissmus. Suhrkamp, Frankfurt/M
Krause-Girth, C (Hrsg) (2007) Die Gruppe, das Paar und die Liebe: Zum Wirken von Michael Lukas Moeller. Psychosozial-Verlag, Gießen
Lesmeister, R (2005) Technik und Beziehung. In: Otscheret L, Braun C (Hrsg) Im Dialog mit dem Anderen. Brandes & Apsel Verlag, Frankfurt/M
Münch, V (2021) Die therapeutische Haltung. Kohlhammer, Stuttgart
Münch, V (2022) Das Gruppenselbst träumt. In: Braun, C (Hrsg) Traumarbeit in Gruppen. Brandes & Apsel Verlag, Frankfurt/M
Neumann, E (2004) Ursprungsgeschichte des Bewusstseins. Patmos, Ostfildern
Neumann, E (1994) Die große Mutter. Walter, Düsseldorf
Nitsun, M (2014) The Anti-Group. Routledge, London
Orange, D et al. (2015) Intersubjektivität in der Psychoanalyse. Brandes & Apsel Verlag, Frankfurt/M
Otscheret L, Braun C (2005) Im Dialog mit dem Anderen. Brandes & Apsel Verlag, Frankfurt/M
Schleu, A (2021) Umgang mit Grenzverletzungen. Professionelle Standards und ethische Fragen in der Psychotherapie. Springer, Heidelberg
Schmidbauer, W (2023) https://wolfgang-schmidbauer.de/3753/das-verhaeltnis-von-deutung-und-amplifikation. Stand: 22.09.2023

Stein, M B (2000) C. G. Jungs Landkarte der Seele. Walter, Düsseldorf

Stuck, U (2016) Plädoyer für den Gruppengedanken in der Analytischen Psychologie. In: Schimkus M, Stuck U (Hrsg) Selbst, Ich und Wir. Brandes & Apsel Verlag, Frankfurt/M

Stuck, U (2020) Analytische Gruppentherapie: Komplexbearbeitung in der Gruppe.- Die heilende Wirkung von Beziehung in Gruppen. In: Pröstler M, Mattke, D (Hrsg) Formen ambulanter Gruppentherapie. Springer, Heidelberg

Will, H (2016) Ungesättigte und gesättigte Deutungen. Psyche, 1/2016, S 2–23. Klett-Cotta, Stuttgart

Winnicott, D W (1960) The theory of the parent-infant relationship. International Journal of Psychoanalysis, 41: 585–595

Winnicott, D W (1974) Ichverzerrung in Form des wahren und des falschen Selbst. In: Reifungsprozesse und fördernde Umwelt. S. Fischer, Frankfurt/M, 182–199

# Die Gruppe in der Analytischen Psychologie

**15**

**Zusammenfassung**

Erst in den letzten Jahren haben sich die Deutsche Fachgesellschaft für Analytische Psychologie und in ihr tätige Gruppenanalytiker*innen vertieft mit der Frage befasst, wie die Jungsche Psychoanalyse und ihre zum Teil langjährige Gruppenpraxis konzeptuell zusammen zu denken sind. Aus der Initiative sind bislang mehrere Symposien, ein Kongress, viele Artikel und mehrere gemeinsame Bücher entstanden. Es wurde deutlich, dass die bekannten Konzepte der Gruppenanalyse wie jenes von Foulkes, aber auch die Psychologie von Erich Neumann durchaus vereinbar mit modernen gruppenanalytischen Konzepten sind. Weitere Aktivitäten sind in Planung.

## 15.1 Abschied von der rein introvertierten Individuation

C. G. Jung (1995) verfolgte die Vorstellung, dass die Selbstwerdung, der Vorgang der Individuation, allgemein gesprochen die Entwicklung und Reifung der Persönlichkeit, vor allem über die Beschreibung der inneren Prozesse bei der damit verbundenen Wandlung möglich sei. Dazu bediente er sich für die psychotherapeutische Praxis der 1946 ausgearbeiteten Systematik des Symbolsystems der Alchimie, das in seiner Sicht unbewusst bereits versucht hat, diese inneren Prozesse in Sprachbilder zu fassen. In dem Bild des gemeinsamen Bades, in den die beiden an einer Begegnung Beteiligten steigen (ein Bild auch für die therapeutische Begegnung), um verändert daraus hervorzugehen, ist jedoch bereits die Vorstellung enthalten, dass es zur persönlichen Weiterentwicklung neben dem Kontakt mit dem vermittelnden Dritten (dem Bad) der Begegnung mit einem realen Anderen bedarf. Innere Veränderungsprozesse werden durch diese Begegnungen ausgelöst, also etwa durch das Kennenlernen eines wichtigen Menschen, oder auch durch die Aufnahme einer Therapie.

Mit der Intersubjektivitätstheorie ist in der Psychoanalyse der vergangenen 30 Jahre ein Paradigmenwechsel eingetreten. In weit größerem Maß, als das früher der Fall war, wird dem Anderen, auch dem realen Anderen, der Subjektivität von Analytiker*innen beispielsweise, ein Platz eingeräumt. Entwicklung wird als Geschehen betrachtet, das in Beziehungen und durch Bindungen entsteht. Dies ist wichtig und richtig. Und doch verkennt die Konzentration auf die dyadische Zweierbeziehung, dass wir alle in komplexe Beziehungsgeflechte, also Gruppen, eingewoben sind und von daher unsere Stabilität und Identität beziehen. Im Gruppenkontext gewinnen der unbewusste Austausch und die Kommunikation eine schier unüberschaubare Komplexität. Alles, was wir fühlen und denken, steht im Zusammenhang mit der Welt, in der wir aufwachsen und leben. Dies gilt für die Zeit, in der wir geprägt werden und unsere seelische Landschaft am Entstehen ist und auch für die Jetztzeit, in der wir möglicherweise korrigierende Erfahrungen in einer Psychotherapie machen können.

**Beispiel**

Ich habe immer wieder Patient*innen erlebt, die zwar von einer analytischen Einzeltherapie profitieren konnten, die aber weiterhin über das Gefühl des Abgeschnittenseins, der inneren Isolation klagten. Als ich sie dann in eine Gruppe aufnahm, begann ich besser zu verstehen, warum das so sein könnte. Ihr Verhalten war im Vergleich zu dem vieler Anderer bemerkenswert. Sie versuchten, die Gruppe eher zu kontrollieren, konnten sich nicht wirklich in den Fluss des Geschehens einlassen. Alles in allem wirkten sie angespannter, verkrampfter, die Gruppe schien in ihnen große Angst auszulösen. Viele versuchten das, was vorging, vor allem verstandesmäßig und intellektuell zu verstehen. Manchmal wirkte das skurril und unverständlich, da vieles Naheliegende von ihnen nicht wahrgenommen, ausgesprochen und vermutlich auch nicht gedacht werden konnte. Ihre Äußerungen zu den Problemen der Anderen wirkten manchmal unpassend und gewollt, irgendwie „um die Ecke gedacht" und affektiv eher verarmt. Diese Menschen zeigen ganz anschaulich und schmerzhaft ihre Not, da man erlebt, wie sehr die erlebte innere Nichtzugehörigkeit zu Gruppen das Leben schwer und perspektivlos macht. Die verändernde Kraft einer Gruppe hingegen kann Menschen zu sich bringen. Sie kann dazu führen, sich selbst angesichts der Anderen realistischer, angemessener, vielleicht auch freundlicher sehen zu lernen. Jedoch gibt es eben auch jene archetypisch wirkende Angst vor Vereinnahmung in Gruppen, die ein unbefangenes, offenes Sosein in Gruppen für diese Menschen sehr schwer machen. Dies liegt an den schwierigen Objekterfahrungen, die diese Patient*innen internalisiert haben. ◀

Da wir Menschen immer in soziale Zusammenhänge und Herkünfte gestellt sind und diese auch repräsentieren, sind therapeutische Kleingruppen auch immer eine verkleinerte Version dessen, was in der Gesellschaft vor sich geht (vgl. Dalal 1998). Sicher treffen hier Individuen aufeinander, aber wenn man berücksichtigt, dass es vielerlei Überschneidungen durch die ähnlichen Sozialisationsrituale gibt, durch schichtspezifische Kodizes und Gewohnheiten, die sich auch sprachlich ausdrücken, dann hat man bereits einen Anhalt dafür, was in solchen Gruppen verbindend wirksam werden könnte. Diese tatsächliche oder vermutete Ähnlichkeit der Individuen wird auch bei der Zusammenstellung nach dem Arche-Noah-Prinzip (Yalom 2016) berücksichtigt: Entlastung verschafft man, wenn man zumindest zwei Teilnehmer*innen mit ähnlichen Persönlichkeitsstrukturen, auch Krankheitshintergründen, aufnimmt, sodass gerade am Anfang entängstigende Identifikationsmöglichkeiten bestehen. Die Kleingruppe als Mikrolabor der Gesellschaft lässt Menschen ihre Gemeinsamkeit, auch ihre kulturell bestimmte Gemeinsamkeit spürbar werden. Yalom (2016) spricht auch von der Universalität des Leidens, die erkannt und anerkannt werden kann. Immerhin kommt zu den bisherigen Erfahrungen dann auch die Kultur der Psychotherapie hinzu mit ihren Perspektiven, Konzepten und zuweilen von Laien stark vereinfachten Vorstellungen. Eva Illouz (2009) hat zur Prägung der westlichen Gesellschaften durch diese viele Subkulturen durchdringende, psychologische Sichtweise ausführlich und kritisch Stellung bezogen.

**Der Einfluss der Gruppenkultur**
Wenn wir uns Menschen nicht vor allem in dyadischen Beziehungen lebend vorstellen, sondern als immer eingebettet in Gruppen, die vielfältige Schnittmengen haben, zuweilen auf verschiedenen Ebenen sich gegenseitig überlagernd, dann kommt auch der Therapiegruppe dieser Einfluss zu: Die in einer Gruppe maßgebende Kultur wird zu dem, was die Menschen in ihr am nachhaltigsten prägt. Der Teil des Unausgesprochenen einer Gruppe, der durch die Werte und das Verhalten der Leitenden repräsentiert wird und die damit implementierte Art und Weise des Nachdenkens über sich, die Anderen und die Welt, prägt auf indirekte Weise den Gruppenprozess. Immer wieder folgt in Gruppen dann die zyklische Auseinandersetzung mit Abwertungstendenzen, mit Enttäuschung und Aggression. Es rächt sich oft bitter, wenn destruktive Tendenzen nicht erkannt, benannt und eine Art Umgang damit gefunden werden kann.

Aus dem hier bislang Gesagten könnte man erklären, wieso es in Gruppen zuweilen einfacher gelingt, Menschen von der destruktiven Prägung durch ihre Primärgruppen abzubringen, zumindest in einem Maß, dass ein Entwicklungsprozess wieder aufgenommen werden kann. Wenn es nämlich darum geht, erweist sich die Bindung an die Person der Psychoanalytiker*innen als manchmal scheinbar zu wenig wirkmächtig. Die destruktiven, zuweilen ja auch sadomasochistisch verfassten, sozialen Beziehungen der Patient*innen außerhalb der Praxis haben eine solche Beharrungskraft und einen solchen Sog, dass es Patient*innen lange nicht gelingt, den inneren Loslösungsprozess, der ja angesichts der Übertragung auch immer gleichzeitig noch den Loslösungsprozess von den Therapierenden meint, allein zu schaffen. Die ganze Herkunftsgruppe, also die Familie, die Peers, das krankmachende Umfeld, häufig mit Menschen, die deutliche strukturelle Ähnlichkeit mit der Pathologie der Eltern aufweisen, eine ganze Gruppe von realen und verinnerlichten Anderen hält die Patient*innen fest in den Wiederholungszwängen, Grübeleien und Selbstzweifeln. Eine ganze Gruppe mit den Therapierenden gemeinsam stellt dagegen schon eine gewisse Gegenkraft dar.

## 15.2 Noch einmal: die Ebene der Archetypen

Brigitte Dorst (2016) hat die Bedeutung der archetypischen Ebene des psychischen Lebens in der Arbeit mit Gruppen hervorgehoben. In ihrer Arbeit *Der Archetyp der Gruppe* spricht Dorst von den Elementen, die der Arbeit und damit auch Wirkungsweise in der Gruppe auf einer tieferen Ebene als der interpersonal-kommunikativen zugrunde liegen könnten. Entsprechend der jungianischen Terminologie benutzt sie andere Begrifflichkeiten als psychoanalytische Gruppen-psychotherapeut*innen. Vor allem die Erfahrung der Gruppe als Selbstsymbol steht in dieser Sichtweise im Vordergrund (vgl. Abschn. 14.5.2). Über die Arbeit an archetypischen Beziehungsmustern, Rollen und Gruppensituationen, die Bearbeitung von Komplexkonstellationen, den Umgang mit Schattenprojektionen, über die Persona hinaus, könne, so Dorst, die Gruppenerfahrung zu einer größeren Sinnerfahrung, einer Erfahrung des größeren Ganzen beitragen, die an sich heilsam sei. Ein Gruppenprozess sei damit sowohl Differenzierungs- und Integrationsprozess zugleich. Anderssein und Gleichsein werde gleichzeitig erlebbar.

Aus meiner Sicht gilt dies für die Beschreibung derjenigen Prozesse, die weder aus der biografisch-persönlichen, noch aus der interpersonalen Konfliktdynamik in der Gruppe allein erklärbar sind. Archetyp und Archetypisches als grundlegende, formgebende Strukturmerkmale unserer Psyche zeigen sich etwa in der „energetischen Ladung" der Gruppendynamik, in der Gegensatzspannung zwischen den immer positiven *und* negativen Aspekten des Archetyps, in Symbolen und Bildern aus dem gemeinsamen Unbewussten, im schöpferischen Prozess der Gruppe sowie dem Transformations- und Heilungspotenzial der Numinosität des Gruppenphänomens selbst (vgl. Dorst 2016).

---

**Beispiel**

Es ist faszinierend, den sich wandelnden Umgang mit aggressiven Regungen in Gruppen zu beobachten. Während am Anfang vor allem aggressive Gefühle aus den Außenbeziehungen berichtet werden, folgt meist eine Phase der aggressiven Phantasien über die Gruppenleitenden. Ironischerweise kann diesen auch vorgeworfen werden, das Thema „Aggression" zu wenig zu behandeln. Erst nach dem Aufbau größeren Vertrauens in die Stabilität der Beziehungen innerhalb der Gruppe wagen es Teilnehmende, sich gegenseitig zu kritisieren und ihrem Unmut Ausdruck zu verleihen. Dies wiederum sorgt für Erleichterung, da die befürchteten Zerfallsprozesse nicht eintreten. Im Gegenteil: meist wächst die Gruppe auf diese Weise mehr zusammen. ◄

## Die Konvergenz der Themen

Im Laufe jedes Gruppenprozesses lässt sich bemerken, dass die Themen der Teilnehmer*innen immer mehr konvergieren. Alle merken, dass es typische Konfliktsituationen seelischen Lebens sind, die jeweils mehrere, wenn nicht alle Teilnehmer*innen betreffen. Die Wechselseitigkeit der Beiträge steigt in der Regel auch deutlich an, je länger eine Gruppe existiert. Eine kürzlich begonnene Gruppe stellte am Ende etwa der zehnten gemeinsamen Sitzung fest, dass man sich über das Thema „Beziehung zu den Müttern" das erste Mal ausführlich ausgetauscht habe. Dabei ging es bei mehreren Patient*innen um Schwierigkeiten, sich gegen vereinnahmende und klagsame Mütter abzugrenzen. Dies wurde als gemeinsames Thema festgehalten und verschaffte der Gruppe spürbar einen Zuwachs an Identität und Kohärenz. Die typischen Konfliktkonstellationen oder grundlegenden Themen wie die archetypischen Mutter-, Vater- und Triangulierungsthemen lassen sich je einem komplexhaften Geschehen zuordnen, was bedeutet, dass es um die Aktivierung psychischer Bereiche geht, die in jeweils charakteristischer Weise affektiv aufgeladen sind (beispielsweise Mutterkomplex, Autoritätskomplex, Minderwertigkeitskomplex).

Häufiges Thema sind zunächst die Vorwürfe gegen die Eltern, ihre Kinder, also die Patient*innen, nicht hinreichend gut behandelt zu haben. Gerade am Beginn von Gruppenprozessen sind diese Abgrenzungsbewegungen sehr verbreitet und auch sehr wichtig. Dies dient letztlich der Herstellung einer Gruppenkohärenz. Bald schon merkt eine Gruppe, und dies umso mehr, als sie, wenn sie länger andauert, auch schon Teilnehmer*innen hat, die bereits länger dabei sind, dass die Affekte keinen Selbstzweck darstellen und dass es auch darum geht, die Aggression sinnvoll und konstruktiv zur eigenen Entwicklung zu nutzen, statt sich immer wieder an der vorhergehenden Generation abzuarbeiten.

## Welchen Charakter haben die Beziehungen in Gruppen?

Um diese Prozesse in Gang zu bringen, betont Dorst, dass es der Bereitschaft der Gruppentherapeut*innen zu wirklichen Begegnungen bedarf (Bubersches Ich-Du). Damit entspricht ihre Forderung der Praxis der intersubjektiven Psychoanalyse, wie sie für die Analytische Psychologie etwa von Otscheret (2005) oder Lesmeister (2009) anschaulich gemacht wurden. Diese Perspektive beinhaltet, dass die Therapeut*innen sich zwar einerseits in einer Rolle bewegen, sich aber andererseits auch als Mensch zu erkennen geben (vgl. Münch 2021). Auch Yalom (2005, 2016) präsentiert sich sowohl in seinen Fachbüchern wie in seinen Romanen als Geschichtenerzähler. Dies umfasst punktuell auch die gezielte Selbstenthüllung. Wenn Patient*innen nach entsprechender Dauer der Behandlung in der Lage sind, ihre Übertragungsneigung zu reduzieren, können die Therapierenden auch in ihrer Begrenzung, in ihrer Erfahrungswelt als Mensch spürbarer und sichtbarer werden. Dies kann heilsame Effekte haben. Wenn die Person der Therapierenden nicht mehr idealisiert werden muss, sondern wenn man ihr eher mit Dankbarkeit und Respekt begegnet, ist dies ein Zeichen, dass sich auf Patient*innenseite das Selbst-Ideal vom narzisstischen Pol wegbewegt hat.

Nachdem ich mit einer Patientin einer Gruppe im Einzelgespräch einen Disput gehabt hatte, beschwerte diese sich beim nächsten Gruppentreffen bei den Anderen über mich. Daraufhin reagierten einige aus der Gruppe bemerkenswert: Sie versuchten, die Mitpatientin zu beruhigen und ihr zu vermitteln, dass sie sich freuen, dass sie Teil der Gruppe ist, und dass sie dadurch nicht so sehr auf mich angewiesen ist (was natürlich neben den realen Aspekten auch sowohl eine Hybris wie eine Aggression darstellte). Aber es war auch eine Aussage der Gruppe über ihr eigenes Selbstverständnis, die damit bekundete und zeigte, dass sie sich als eigene Kraft verstand und sich eine gewisse Unabhängigkeit zugestand. ◄

Für Dorst (2016) ist es die numinose, faszinierende und schwer benennbare Qualität der Gruppe, der Wirksamkeit im Sinn der Heilung zukommt: Gruppe wird als Ort der Veränderung, der Wandlung, des Wiederfindens unbewusster Teile, des Loslassens von einengenden Personamasken, der Belebung von Ich-Kräften und der Zentrierung auf das Selbst erfahren (vgl. Dorst 2016). Inhaltlich wird der Prozess von bewussten und unbewussten persönlichen und kollektiven Anteilen beeinflusst. Der Archetyp der Gruppe tritt in Erscheinung, wenn Menschen in einem gemeinsamen sozialen Raum miteinander kommunizieren. Dieser Prozess basiert bewusst-unbewusst auf wesentlichen existenziellen Grundannahmen in Gruppen. Analog der Einzelpsyche manifestiert sich in Gruppen die kollektive Erfahrungsebene der in ihr enthaltenen Individuen mit Gruppen. Dies hebt die Gruppe auf die Ebene eines Symbols, in dem sich psychische Kräfte zur Darstellung bringen. So kann Gruppe symbolhaft als guter Ort, Chaos, verschlingende oder auch gute Mutter und vieles mehr wahrgenommen werden. Auch können sich Gruppenmythen entwickeln. Jung meinte, dass Therapie bedeutet, seinen eigenen Mythos zu finden, sich die Frage zu stellen: „Wie bin ich gemeint?" Diese Frage kann sich auch eine Gruppe stellen.

### Der Einfluss der Gruppenleitung

Die Interventionsstile von Gruppentherapeut*innen korrespondieren natürlich mit diesen unbewussten, archetypischen Bildern der Gruppe. Von Gruppenanalytiker*innen wird immer wieder der Einfluss der Persönlichkeit der Therapeut*innen herausgearbeitet. Das, was für Einzelbehandlung gilt, gilt noch viel mehr für die Gruppe. Dies ergibt sich auch aus der viel größeren Transparenz der Therapeut*innen. Diese sind durch die Abgleiche und Perspektiven seitens der Gruppenmitglieder viel stärker „unter Beobachtung". In der Übertragung können abgelehnte Verhaltensweisen ebenso identifiziert werden wie Eigenschaften, die zu einem Modelllernen einladen. Identifiziert wird sich dabei meist mit einem veränderten, offeneren und annehmenderen Umgang mit dem eigenen Selbst und den eigenen Problemen. Diese werden als allgemein menschliche erkannt und können besser akzeptiert werden, da man sich nicht mehr so allein damit fühlt. Dadurch aber verlieren sie ihre Wirkmächtigkeit, da sich das Individuum nicht mehr damit beschäftigen muss, problematische Aspekte seiner selbst ablehnen oder loswerden zu wollen. Gerade dieses „Loswerdenwollen" bestimmt viele in ihrer Therapiemotivation, bis sie erkennen, dass es um unvermeidliche menschliche Gefühle und Konflikte geht, die erst unerträglich werden, wenn man versucht, sie aus seinem Leben zu verbannen, weil es niemand gibt, der einen entlasten könnte. Dahinter steht zudem oft die Wunschvorstellung eines problem- und konfliktfreien Lebens, die kulturell häufig als Ideal vermittelt wird.

**Die Multiplizität der Perspektiven und Prozesse**
Fasst man die Betrachtungen der originären Beiträge der Analytischen Psychologie zur Gruppentheorie und -therapie zusammen, dann ist die Gruppe für diese der Ort, an dem die Einzelnen gleichzeitig Individualität und Verbundenheit mit anderen lebendig erfahren können. Die Gruppe hilft dabei, indem sie über die Aktivierung und Erfahrung des Gruppenselbst an das Vorhandensein eines persönlichen, auch die kollektive Dimension umfassenden „Selbst" erinnert. Dies hat zentrierende, beruhigende und strukturierende Wirkung auf die einzelnen Gruppenteilnehmer*innen, damit aber wiederum umgekehrt auf die Gruppe als Ganzes. Das aber ist erst möglich, wenn in der Gruppe die anfängliche „Gruppenillusion", die überhöhte Erwartungen an die Leitenden wie auch einen „Gruppennarzissmus", also eine Überbesetzung der eigenen Gruppe, umfasst, größerenteils überwunden werden konnte. Stuck spricht von einer „Durchgangsphase" (Stuck 2016, S. 74), nach der man sich eine psychotherapeutische Gruppe nicht als eine vor allem durch regressive Prozesse auszeichnende Kraft vorzustellen hat. Damit aber steht ein gelingender Gruppenprozess auch nicht im Widerspruch zur Individuation des Einzelnen, wie dies auch von Jung selbst kritisch vorgebracht worden ist. Stuck zitiert Claus Braun (2003), der über die Entwicklung des (jungianisch verstandenen) Selbst sagt, dass dieses „aber nicht dyadisch (bleibt), es muss triadisch, vielleicht auf einer reifen Ebene sogar multipel werden" (zit. n. Stuck, 2016, S. 74). Dies entspricht auch der soziologischen Perspektive, wie sie Vogelsang (2020) entwickelt. Er meint: „Identität wird dann zu einem Ausbalancieren unterschiedlicher Identitätsanteile in unterschiedlichen Netzwerken." (Vogelsang 2020, S. 200).

## 15.3 Die Zusammenstellung von Gruppen: die Anwendung der Typologie der Analytischen Psychologie

Die nach wie vor große Beliebtheit des MBTI (Myers-Briggs-Type Indicator) (vgl. Myers 1985) bei der Personalauslese in der Wirtschaft lässt einen schmunzeln: Wie kann es sein, dass eine auf die Typologie C. G. Jungs zurückgehende Persönlichkeitspsychologie in der so nüchternen Welt der Wirtschaft zum Tragen kommt? Sowohl Jung wie auch Freud standen dem Gruppengedanken vorwiegend ablehnend gegenüber, mutmaßten vor allem ein Überhandnehmen regressiver Prozesse. Trigant Burrow, Analysand von Jung, ist Namensgeber der Gruppenanalyse (vgl. Alder 2016). Er beeinflusste das Denken von Bion und Foulkes. Ihn interessierte die „eigene sozial konditionierte Identität" als Hindernis und Chance. Thema bei Jung und Freud war auch die Angst vor der Macht der Gruppenleitung: Für die Anfangsphase von Gruppen gilt es, damit umzugehen. Auf die Bedrohung des individuellen Narzissmus wird häufig mit einem Gruppennarzissmus geantwortet („Wir sind eine besondere, einzigartige Gruppe"). Auch die Leitenden sollten sich vor einer solchen Hypertrophie hüten.

**Lebendigkeit in Gruppen durch die richtige Zusammenstellung**
Die Typologie innerhalb der Analytischen Psychologie Jungs hat ein Kategoriensystem mit den Polen Introversion und Extraversion sowie die Dimensionen Denken, Fühlen, Empfinden und Intuieren als maßgebliche Größen der menschlichen Funktionsstile ausgemacht. Hierbei gibt es mannigfaltige Mischformen. Stellt man eine Gruppe zusammen, ist es sinnvoll, möglichst jede Ausprägung dieser Dimensionen vertreten zu haben. Da sich die Gruppenteilnehmer*innen gegenseitig ergänzen (auch unbewusst), ist es förderlich für Identifikationsprozesse, wenn sowohl Gleichheit wie Verschiedenheit repräsentiert ist. Der Sehnsucht nach Verbindung wird Genüge getan, wenn man das auch generell bekannte „Arche-Noah-Prinzip" bei der Zusammenstellung einer Gruppe anwendet: Immer zwei Teilnehmer*innen einer „Art" sollten sich gegenseitig verbinden und verbünden können, dies reduziert den Angstpegel. Dabei kann es sich um die klassischen Ausprägungen der alten Charakter- und Persönlichkeitspsychologie wie ängstliche, zwanghafte, depressive oder hysterische (heute histrionische) oder auch narzisstische Persönlichkeitsstrukturen handeln – oder eben um die genannten typologischen Merkmale. Folgt man der Jungschen Terminologie und Empfehlung, dann würde man in einer typischen therapeutischen Gruppe von acht Teilnehmer*innen je mindestens zwei ausgeprägte Denktypen, zwei Menschen mit dominanter Fühlfunktion, zwei Empfindungsmenschen und zwei primär intuitiv funktionierende Teilnehmer*innen versammeln, davon je eine/n mit extravertierter und eine/n mit introvertierter Betonung. Diese idealtypische und nie ganz zu verwirklichende Zusammenstellung macht einen Gruppenprozess oft leichter, flüssiger und lebhafter, da die Unterschiede von sich aus Grenzen markieren und zur Diskussion unterschiedlicher Blickwinkel geradezu auffordern.

## Literatur

Alder, S (2016) Die Geschichte der Gruppenanalyse in der Analytischen Psychologie von 1957 bis zur Gegenwart. In: Schimkus, M; Stuck, U (2016) Selbst, Ich und Wir. Brandes & Apsel Verlag, Frankfurt/M

Braun, C (2003) Individuation und Gruppenpsychotherapie – ein Widerspruch in sich? Jahrbuch f. Gruppenanalyse 9: 138–160

Dalal, F (1998) Taking the Group Seriously. Jessica Kingsley Publishers, London

Dorst, B (2016) Der Archetyp der Gruppe. In: Schimkus, M; Stuck, U (2016) Selbst, Ich und Wir. Brandes & Apsel Verlag, Frankfurt/M

Illouz E (2009) Die Errettung der modernen Seele. Suhrkamp, Frankfurt/M

Jung, C G (1995) Praxis der Psychotherapie. In: GW 8. Patmos, Düsseldorf

Lesmeister, R (2009) Selbst und Individuation. Brandes & Apsel Verlag, Frankfurt/M

Münch, V (2021) Die therapeutische Haltung. Kohlhammer, Stuttgart

Myers, I B; McCauley, M H (1985) Manual: A guide to the development and use of the Myers-Briggs-Type-Indicator. Consulting Psychologists Press, Palo Alto

Otscheret, L (2005) Dialektik ohne Dialog. In: Otscheret, L, Braun, C (2005) Im Dialog mit dem Anderen. Brandes & Apsel Verlag, Frankfurt/M

Stuck, U (2016) Plädoyer für den Gruppengedanken in der Analytischen Psychologie. In: Schimkus, M; Stuck, U (2016) Selbst, Ich und Wir. Brandes & Apsel Verlag, Frankfurt/M

Vogelsang, F (2020) Soziale Verbundenheit. Verlag Karl Alber, Freiburg/München

Yalom, I D (2016) Theorie und Praxis der Gruppenpsychotherapie. Klett-Cotta, Stuttgart

Yalom, I D (2005) Die Schopenhauer-Kur. btb, München

# Großgruppen

**16**

**Zusammenfassung**

Die Dynamik in Kleingruppen ist besser verstehbar, wenn man sie mit der Dynamik von Großgruppen vergleicht. Hier finden sich Ähnlichkeiten, aber auch Unterschiede. Vor allem das unterschiedliche Angstlevel ist entscheidend. Die Zugehörigkeit von Einzelnen zu unterschiedlichen gesellschaftlichen und persönlichen Groß- wie Kleingruppen erzeugt ein komplexes Zusammenspiel und auch Spannungsfeld, das ansatzweise verstanden werden muss, wenn man die Reaktionen von Einzelnen auf ihre Mitmenschen verstehen will. Dies gilt auch für (analytische) Psychotherapie in Gruppen.

Großgruppen sind je nach Interpretation Gruppen von über 15 Teilnehmer\*innen und noch keine Massenbewegungen. Sie sind in der Regel durch einen Rahmen wie einen Verein oder eine Institution, etwa eine Firma, und durch gemeinsame zugrunde liegende Ziele und Aufgaben definiert. Dennoch sind gerade Großgruppen besonders empfänglich für Spannungen, die sich meist aus den in ihnen schneller als in Kleingruppen aufbauenden Ängsten ergeben. Dass in Großgruppen mehr Ängste kursieren, ergibt sich einfach aus der Tatsache, dass es in ihnen unmöglich wird, alle, zumindest alle in etwa gleich gut, zu kennen. Der Andere als der Unbekannte mobilisiert in uns Ängste vor Angriffen auf unsere Identität, unsere Weltanschauung, unser Empfinden. Da ein direkter persönlicher Kontakt in der Großgruppe schwerer wird, können Konflikte potenziell weniger gut verhandelt werden und es besteht eine latent hohe Vulnerabilität des einzelnen Gruppenmitglieds.

**Institutionalisierte Großgruppen**

Die typische Großgruppe im Erfahrungshorizont von Psychotherapeut*innen ist die geplante, geleitete Großgruppe im Rahmen von Tagungen oder Zusammenkünften von Fachgesellschaften, Ausbildungsinstituten oder anderen Zusammenschlüssen der Berufsgruppe. Das Instrument der geleiteten Großgruppe wird seit Jahrzehnten erfolgreich für die „Psychohygiene" und Organisationsentwicklung an psychotherapeutischen Ausbildungsinstituten, in Fach- und Berufsverbänden und in überregionalen, auch internationalen Formaten eingesetzt. Beispiele wären etwa die Nazareth-Konferenzen in Israel und verschiedene Nachfolgeformate mit britischen, israelischen, palästinensischen und deutschen Teilnehmer*innen oder die im Rahmen der ukrainisch-russisch-deutschen Trialog-Tagungen ins Leben gerufenen Großgruppen, die auch in Kriegszeiten im Online-Format weitergehen. Diese Veranstaltung wurde von Stephan Alder, einem verdienten jungianischen Kollegen, ins Leben gerufen. In diesem Rahmen kommen Konflikte, Ängste und bislang Unverarbeitetes, also oft auch zeitgeschichtlich Relevantes und alle Anwesenden Betreffendes zur Sprache und kann so besser von allen wahrgenommen und integriert werden.

Die typische Großgruppe umfasst in den oben genannten Kontexten dann etwa 35–150 Teilnehmer*innen. Man sitzt in einem ausreichend großen Raum entweder in konzentrischen Kreisen oder in einer zur Spirale angeordneten Bestuhlung. Daher kann zuweilen die Akustik zu einem Problem werden, was dann einzelne „Leisesprecher" dazu zwingt, ihr Anliegen lauter und deutlicher vorbringen zu müssen. In klinischen Kontexten gibt es die unterschiedlichsten Gruppen und Gruppengrößen, was manchmal zu Konfusion führt, da die unterschiedlichen Vorgänge in Klein- und Großgruppen und die sich daraus ergebenden Konflikte zu wenig Beachtung finden. Gruppen über 15 Teilnehmer*innen unterliegen einer anderen Dynamik: aufgrund der Überforderung der Einzelnen, einen wie auch immer gearteten Kontakt zu den anderen aufbauen zu können. Dadurch werden primitivere Abwehrmechanismen aktiviert, um die eigene Verunsicherung auffangen zu können. Die Arbeit in und mit Großgruppen ist nach Wilke (2017) trotz aller Hindernisse eine lohnende Aufgabe: Die dort sichtbaren unterschwelligen Konflikte, Ressentiments und neurotischen Fixierungen und Identifikationen behindern das Fortkommen und die effektive Arbeit von Institutionen aller Art. Unverarbeitete Inhalte führen dazu, dass die verschiedenen Subgruppen Spaltungs- und Projektionsphänomene hervorbringen, die letztlich auch bis zum Zusammenbrechen der Institution selbst führen können. Nitsun (2014) hat gezeigt, dass gerade die Integration der destruktiven Strebungen im Gruppenkontext höchst bedeutsam ist, um zu einem dauerhaften produktiven Austausch miteinander zu finden. Dies mag paradox erscheinen, entspricht aber der Gegensatzspannung im Seelischen, wie sie Jung beschrieben hat (vgl. Jung 1995).

**Wandel durch den regressiven Zustand**

Durch den in Großgruppen erheblichen höheren Angstpegel entsteht eine stärkere Regressionsneigung, es werden primitivere Abwehrmechanismen aktiviert. Dadurch aber kann das Gruppengeschehen Einfluss auf wesentlich tiefere, elementarere Ebenen der psychischen Struktur ausüben. Hier zeigt sich am Beispiel der Großgruppendynamik die auch in Kleingruppen abgeschwächt wirksame Dynamik und Wirkungsweise. Regrediert auf ein früheres Funktionsniveau sind die Interventionen der Leitenden und der Gruppe umso wirkungsvoller, als sie auf ein offeneres, vulnerables Individuum treffen, hier eingebettet in eine regredierte, vulnerable Gruppe. Gerade wie sehr die Entwicklung von Gruppen und in Gruppen von dieser gegenseitigen tiefen Verwobenheit abhängig ist, wird so deutlich. Die Angst der Gruppe ist die Angst des Einzelnen und beide Entitäten, sieht man sie probeweise einmal getrennt, haben Einfluss auf die Befindlichkeit der jeweiligen anderen Seite. Es verhält sich in Großgruppen dann analog wie in den Kleingruppen: Das gemeinsame Aushalten, Bezeugen und Artikulieren von schwierigen affektiven Inhalten führt zu einer Ich-Stärkung, einer größeren Frustrationstoleranz und zu abnehmender innerer Spannung, da weniger ängstigende Inhalte des eigenen wie auch gemeinsamen Unbewussten verdrängt werden müssen. Unter Umständen wird aber von den Leitenden ein aktiveres Vorgehen verlangt.

In Großgruppen kommen außerdem Konflikte zur Sprache, die eine großgruppenspezifische, ja massenpsychologische Eigenart aufweisen. So wirken sich zeitgeschichtliche und historische Entwicklungen gesellschaftlicher, wirtschaftlicher und politischer Natur auch auf die angesprochenen Themen aus. Hinter aktuellen Konflikten einzelner Mitglieder, die identifikatorisch als Protagonisten den inneren Konflikt der Gruppe „zur Aufführung bringen", verbergen sich in der Regel auch schwierige geschichtliche Ereignisse, Kriegserfahrungen, Verluste, die Schattenaspekte der eigenen Organisation.

**Verschiedene Settings der Anwendung von Gruppen**
In gruppenanalytischen Ausbildungen sowie in manchen intensiven therapeutischen Formaten finden an einem Tag mehrere Kleingruppen und eine Großgruppe mit den Mitgliedern aller anderen Kleingruppen statt. Die unterschiedlichen Dynamiken in Klein- und Großgruppen sind dabei sehr aufschlussreich und verraten etwas über die Art und Weise, wie unterschiedlich dieselben Menschen in unterschiedlichen Gruppenkontexten reagieren und welche Abwehr dabei eingesetzt wird. Dies hat einen integrativen Aspekt, da sowohl den anderen Teilnehmer*innen wie auch den Betreffenden selbst bewusster wird, welche Einflüsse Gruppen und ihre Zusammensetzungen auf ihr Erleben und Verhalten haben können. Können Konflikte in einer Kleingruppe nicht gut gehalten werden, so „schwappen" sie gewissermaßen in die Großgruppe, was sowohl Chancen wie Risiken enthält. Das Risiko besteht in einer stärkeren Polarisierung aufgrund des genannten größeren Angstpegels, die Chance liegt in der Möglichkeit der Koalitionsbildung, der gegenseitigen Austarierung durch sich ergänzende Aspekte, die, von den Teilnehmenden verbalisiert, einen Sachverhalt genauer auszuleuchten in der Lage sind.

---

**Beispiel**

Ein gutes Beispiel für die Sinnhaftigkeit externer Supervision in Klinikkontexten sind die unterschiedlichen Interessen und Erfahrungshintergründe von Pflege-

personal und Psycholog*innen und Ärzt*innen. Während in den Sitzungen von
Teams und innerhalb von einzelnen Berufsgruppen meist ein eher homogenes
Meinungsbild herrscht, gibt es hinsichtlich der Meinung über die jeweils Anderen ein oft gemischtes Stimmungsbild. In gemeinsamen Großgruppen können
diese Konflikte, die oft auch auf (projizierten) Ängsten und Vorurteilen, Nichtwissen und mangelndem Austausch basieren, gemildert werden. ◄

In institutionell verankerten Großgruppen, also beispielsweise der Gesamtheit
einer in einer Klinik Beschäftigten, ist die Situation sowohl durch die faktischen
strukturellen Gegebenheiten wie auch die persönlichen Psychodynamiken bestimmt. Oft gibt es machtpolitische oder finanzielle Abhängigkeiten, die Ursache
sind für Unzufriedenheit, Ärger und Überforderung. Narzisstische Pathologien von
Leitungsfiguren werden oft hinter vorgehaltener Hand vermutet, daher sind kreative Lösungen und Kompromisse, oft im Sinne einer inneren Einstellungsänderung
oder Perspektivänderung der Betroffenen, gefragt. Dabei zeichnen sich narzisstische Leitungspersönlichkeiten neben ihrem oft ausgeprägten Ehrgeiz durch ihre
weitgehende Unfähigkeit, sozial angemessen mit Gruppenphänomenen umzugehen, aus (vgl. Externbrinck und Keil 2017).

**Organisationsentwicklung im Spannungsfeld**
Werden in diesen Kontexten Großgruppen, die alle Betroffenen umfassen, ins-
talliert, regt sich oft mehr Widerstand als erwartet, da vermutet wird, dass diese
Gruppenerfahrung in kontrollierend-manipulativer Absicht angeboten wird, um
das Konzernziel zu erreichen oder die Finanzen zu sanieren. Gerade in Berufs-
feldern wie Kliniken, für die viele klinische Fachleute eher das Prinzip „Daseins-
fürsorge" vorschlagen, denn eine monetäre, gewinnorientierte Ausrichtung, ist es
besonders schwer, ergebnisoffene Gruppen einzurichten. Sitzt der Chef dabei, stehen die Karten zunächst einmal schlecht, dass es zu nachhaltigen Veränderungen
kommt, da die inneren Ängste so am stärksten aktiviert werden. Die Geschäfts-
führungen können dann aber als Alibi vorbringen, dass man Formate angeboten
hat, um „miteinander ins Gespräch zu kommen".

**Gewinnmaximierung im Gesundheitswesen**
In psychotherapeutisch-psychosomatischen Klinikkontexten, in denen es system-
gemäß ebenfalls um Gewinnmaximierung geht, fühlen sich Mitarbeiter*innen zuweilen als Erfüllungsgehilfen von Zielen, die mit ihren eigenen, oft humanistisch
orientieren Werten nicht konvergieren. Ihre Expertise wird häufig zu wenig wertgeschätzt, die Leistung der Psychotherapeut*innen nicht angemessen gesehen und
vergütet. Diesbezüglich besteht also ein oft nicht angesprochener Widerspruch
zwischen den Zielen der therapeutischen Interventionen und den Zielen der Institution. Die Unsicherheit, unter der die Mitarbeitenden leiden, macht sich letztlich in deren Arbeit bemerkbar: Patient*innen bemerken diese und können mit
ihren Abwehrmechanismen erhebliche Verwirrung stiften und zu noch mehr Des-
illusionierung beitragen. Man könnte es auch so interpretieren: Mit ihrer „Nicht-
gesundung" geben die Patient*innen einen passenden Kommentar zu einem dys-

funktionalen System ab. Nämlich, in dem sie die Behandelnden in einer Gruppe erleben, in der diese sich nicht wirklich als selbstmächtig erleben und damit auch wenig als Vorbild dienen können. Es gibt zahlreiche Beispiele dafür, wie beschwerend sich institutionelle Spannungen in Einrichtungen und Kliniken auf die Befindlichkeit und die Dynamiken unter Patient*innen und zwischen Behandelnden und Patient*innen auswirken können.

> **Beispiel**
>
> In einer Einrichtung der ambulanten Suchttherapie erschien den Therapeut*innen das Gewinnstreben der Geschäftsleitung immer als maßgebend. Es wurden Patient*innen einbestellt und aufgenommen, auch wenn die Kapazitäten dafür eigentlich nicht mehr vorhanden waren. Dies machte die Betreffenden hilflos und wütend. Die externe Supervision konnte helfen, einiges zur Sprache zu bringen und damit besser aushaltbar werden zu lassen. In einer anderen ambulanten Einrichtung wurden von der Leitung zu Beginn keine klaren Regeln für Verletzungen der Behandlungsverträge eingeführt, was zu zahlreichen Übertretungen und vielerlei Unstimmigkeiten über die richtigen Sanktionen führte. Hintergrund war ebenfalls ein an Gewinnstreben ausgerichtetes, zu schnelles Wachstum einer noch jungen Einrichtung. Dies führte zu einer hohen Personalfluktuation, was die Stabilität des Teams lange ernsthaft bedrohte. Die externe Supervision führte allmählich zu einer Beruhigung, indem das Team und dessen Leiter sich stärken und sich zunehmend gegenüber der Geschäftsführung bemerkbar machen konnten. ◄

## 16.1 Gruppen und Ideologie

> **Beispiel**
>
> In der Zeit der Covid-19-Pandemie zeigten auch einige Mitglieder meiner analytischen Gruppen heftige Stresssymptome angesichts der vielen Einschränkungen des täglichen Lebens, wie sie von den Behörden verordnet worden waren. Im Weiteren fanden sich auch Menschen, die sich der allgemeinen Impfaufforderung nicht anschließen wollten. Die Reaktionen reichten bei meinen Patient*innen von heftiger Abwehr und Identifikation mit Verschwörungsideologien wie Q-Anon bis zur argumentativ gut unterfütterten Ablehnung der Impfung als solche. Viele Andere wirkten eher ängstlich und angepasst. Sorge wurde vor allem angesichts der immer wieder als stark angefacht erlebten Ängste in der Gesellschaft geäußert. Es entstand der große Wunsch nach Beruhigung und Zuversicht. ◄

Die Pandemie zeigte anschaulich, wie gesellschaftliche Großgruppenprozesse in die therapeutische Kleingruppe hineinwirken. Dies geschieht jedoch *immer* en passant, ohne dass es groß bemerkt oder thematisiert wird. Hier aber kam diese

Verbindung wie unter einem Brennglas zum Vorschein. Ideologien im Sinne des Soziologen Norbert Elias (1997) dienen einer Gesellschaft als „sinnstiftender Kitt". Der Glaube an die eine oder andere „Wahrheit" hilft, Ängste zu reduzieren. Ängste vor Chaos, Überwältigung und Unstrukturiertheit, mit denen sich jede Gruppe auseinanderzusetzen hat, werden so reguliert (vgl. Dalal 1998). Chaos droht aus psychodynamischer Sicht allerdings mehr aus der Richtung des (je eigenen) Unbewussten. Aber Unbewusstes wird, sofern es ausreichend unangenehm erscheint, gern projiziert und als von außen kommend wahrgenommen, etwa als die Befürchtung, die Gesellschaft könnte in Anarchie versinken.

**Psychologische und antipsychologische Ideologeme**
Wichtig erscheint, dass alle annehmen sollten, dass wir Identifikationen mit Ideologien haben. Psychoanalytiker*innen sollten eine solche zumindest mit den Grundannahmen der Psychoanalyse haben. Dies bedeutet aber, dass auch die Gespräche und die Diskussion in therapeutischen Gruppen einer Ideologie folgen, die natürlich als „therapeutische Ideologie" auch hier und da hinterfragenswert ist. Illouz (2009) hat sich aus soziologischer Perspektive mit diesem Thema ausführlich befasst und die Nachteile einer Psychologisierung der Gesellschaft beschrieben. Was sie damit meint und was meiner Meinung nach reflektiert werden sollte, ist die Tatsache, dass sich auch in einer therapeutischen Gruppe zu viel therapeutisches Denken und psychologisches Vokabular einschleichen kann. Dies geschieht dann häufig im Dienst einer intellektualisierenden Abwehr. Die oft vielfältigen therapeutischen Erfahrungen der Patient*innen wie die Lektüre von psychologischen Ratgebern bewirken, dass Wahrnehmung, Erleben und Sprache davon beeinflusst werden. Das kann dazu führen, dass Teilnehmer*innen in Gruppen anfänglich auf der Basis von solchen schlagwortartigen und schematischen Denkweisen argumentieren. Beliebt sind auch Ratschläge an andere Gruppenteilnehmer*innen. Erst allmählich wird in Gruppenprozessen deutlich, dass Empathie und Zuhören mehr leisten kann als mancher vorschnelle Rat. Denn was für einen selbst gilt, muss noch lange keine Gültigkeit für Andere haben. Hier wird der Respekt für die Unterschiedlichkeit bei aller Ähnlichkeit der Konfliktthemen im Gruppenverlauf immer größer. Dass man als Therapeut*in zuweilen auch Konkurrenz in Sachen psychologischer Expertise bekommt, steht auf einem anderen Blatt. Es kann die Arbeit in der Gruppe zwar auch erleichtern, wenn Denken und Umgang miteinander schon eine gewisse therapeutische Richtung nehmen, ohne dass man dies als Leitung beständig in Erinnerung bringen muss. Dennoch gibt es immer wieder Differenzierungsbedarf. Auf einem anderen Blatt steht die im Allgemeinen oft antipsychologische Haltung der Leistungsgesellschaft, die nicht an der Aufdeckung von Verdrängtem interessiert ist. Diesen Tendenzen kann in therapeutischen Gruppen entgegengewirkt werden, indem Bewusstsein und Reziprozität der Kontakte hergestellt werden.

**Der Abschied aus der Gruppe**
Der Abschied Einzelner aus einer Therapiegruppe konfrontiert alle in der Gruppe mit ihrem Ich-Ideal. Man muss sich der Begrenztheit des Erreichten und der

Endlichkeit aller Beziehungen stellen. Damit aber wird auch das therapeutische Ideal unter Druck gesetzt, das von einer Vollständigkeit der Zielerreichung von Behandlungen ausgeht. Dadurch werden erreichte Fortschritte ein Stück weit relativiert und in Beziehung zu anderen Bereichen des Lebens gesetzt, die vielleicht schwerer veränderbar sind. Im Grunde geht es am Ende immer darum, sich mit einem Gleichgewicht des Zugewinns an Gestaltungskraft und der Akzeptanz des Unvermeidlichen zu arrangieren. Dagegen haben Interventionen von nicht sehr therapieerfahrenen Gruppenmitgliedern zuweilen einen etwas apodiktischen Charakter. Erst im Laufe einer Gruppe entwickelt sich, auch entlang den erlebten Abschieden ohne Auflösung aller Konflikte der Betreffenden, eine größere Ambiguitätstoleranz gegenüber den „facts of life" (vgl. Money-Kyrle 1971), vor allem gegenüber der Endlichkeit.

---

**Beispiel**

In einer meiner langjährigen Gruppen entstand nach einer ferienbedingten Abwesenheit und Pause die Diskussion darüber, was die Gruppe „bringe". Es wurde deutlich, dass jenseits aller Fortschritte Einzelner Grenzen sichtbar werden. Nicht zuletzt wurde thematisiert, dass sich jede/r einbringen muss, um etwas zu erhalten. Ohne eine Überwindung von Scham und Ängsten davor, sich selbst zu zeigen und verwundbar zu machen, können sich die anderen auch nicht einfühlsam zeigen. Denn diese können nicht wissen, was *genau* die Situationen und Befindlichkeiten eigentlich sind, die die anderen Teilnehmer*innen belasten oder triggern. Zunächst einzuräumen, dass es Themen gibt, die noch nicht zur Sprache kommen konnten, stellte einen ersten Schritt dar auf dem Weg zu größerer Offenheit. ◄

---

## 16.2 Therapeut*innen lernen in Gruppen

Zunächst ist es erfreulich, dass sich in der neuen Psychotherapeut*innenweiterbildung die Gruppenselbsterfahrung als obligatorischer Bestandteil wiederfindet. Es ist schade, dass dies teilweise zu Lasten der Einzelselbsterfahrung oder Lehrtherapie bzw. Lehranalyse geht, aber es ist ein Signal. Daneben haben die Antragsfreiheit und bessere Bezahlung von Gruppentherapien binnen kurzer Zeit zu einer erheblichen Steigerung der durchgeführten Gruppentherapien in der gesetzlichen Versorgung geführt. Auch spielen in der Aus- und Weiterbildung Supervisionen in Gruppen und kasuistische Seminare eine größere Rolle. Hier lernen Therapeut*innen in Ausbildung am Modell, können sich über charakteristische Probleme in der Anfangszeit der therapeutischen Laufbahn austauschen und sich so entlasten. Dies soll auch dazu führen, dass sich die niedergelassenen Therapeut*innen in ihrem späteren Berufsalltag vernetzen und regelmäßig Intervision mit und Supervision bei Kolleg*innen, also in Gruppen, in Anspruch nehmen. Dies ist in aller Regel der Fall. Damit eine solche Intervisionsgruppe aber ihr hilfreiches Potenzial entfalten kann, ist eine positive Gruppenvorerfahrung notwendig.

Die Offenheit und Transparenz, die notwendig sind, um von den Schwierigkeiten in der Behandlung bestimmter Patient*innen zu berichten – die unweigerliche persönliche Verwicklung und die Bewusstwerdung eigener Verletzbarkeit und Fehler –, dies alles benötigt einen vertrauensvollen Rahmen und eine große Sicherheit in emotionaler Hinsicht. Es sollte keine Angst vor Bewertung und Kritik vorhanden sein, vielmehr sollte man auf Wohlwollen und Verständnis der Kolleg*innen bauen können.

## 16.3 Gesellschaftliche Spaltungen und ein Gegenmittel

Im SRF-Podcast „Sternstunde Philosophie" nimmt der Soziologe Oliver Nachtwey (2023) Bezug auf das Phänomen der „Querdenker" und attestiert ihnen eine unverarbeitete Kränkung infolge eines missverstandenen individuellen Freiheitsbegriffs. Wer gute familiäre Erfahrungen gemacht habe, dem sei bewusst, dass die eigene Freiheit an der Grenze der Freiheit anderer ende. Dies habe man im Zuge der Coronavirus-Pandemie gut beobachten können. Seine paradox anmutende These „Frei kann man vor allem zusammen sein" (Nachtwey, 2023), findet seine Begründung in der Aussage: „Individuelle Freiheit findet immer im Zusammenhang mit der Freiheit der anderen Menschen statt." In dem Buch *Gekränkte Freiheit* arbeitet Nachtwey zusammen mit seiner Kollegin und Partnerin Carolin Amlinger heraus, dass wir immer schon Gruppenwesen sind, noch bevor wir uns dessen bewusst sind. Gruppen ermöglichten dabei erst individuelle Freiheiten, indem sie Spielräume für Begegnungen und kreative Schöpfungen eröffnen. Die Freiheit des Einzelnen und die Funktionsweise der Gesellschaft sind dabei zwar in gewisser Weise Antagonisten, doch nur auf den ersten Blick.

**Neue Gruppenformate für die gespaltene Gesellschaft**
In diesem Sinn argumentiert auch Stuck (2016), wenn er schreibt: „Das gruppentherapeutische Feld [ist] ein Erfahrungsraum, der dem einzelnen Gruppenmitglied die Gelegenheit gibt, die angebotenen Denkvorstellungen und Denkräume auf ihre Glaubhaftigkeit, Konsistenz und Reliabilität hin zu untersuchen. ... Der gruppentherapeutische Umgang ... steht ... doch für einen demokratischen, den Anderen als anders respektierenden Impetus." (ebd., S. 76). Mit der Gruppentherapie besteht ein Laboratorium, wo man en detail studieren kann, wie Individualität (das nie abgeschlossene „Endprodukt" einer Entwicklung), Individuation (der Prozess dieser Entwicklung) und Gruppenidentität miteinander verschränkt sind. Schaut man genauer hin, dann sind es immer andere Menschen, die mir mein Freiheitserleben ermöglichen. Auch der Autor dieses Buches, der hier allein mit seinem Laptop vor sich hinschreibt, ist nicht alleine. Er schreibt für ein (hoffentlich vorhandenes) imaginäres Publikum, er schreibt, weil ein Verlag hinter ihm steht, der sich bereit erklärt hat, seine Ideen zu veröffentlichen. Und er schreibt aus der Ressource seiner eigenen positiven und auch negativen Gruppenerfahrungen heraus.

Adrienne Weiß und Mandy Koplin und andere Kolleg*innen haben in München etwas auf die Beine gestellt, was gerade in vielen Städten der Welt geschieht:

Sie stellen als Psychoanalytiker*innen offene Gruppen (bspw. „Stadtgruppe"
in München) zur Verfügung, in denen sich Bürgerinnen und Bürger unterschiedlichster Herkunft und mit unterschiedlichsten Ansichten in einen Austausch begeben können. Hier sollen Foren geschaffen werden, die der gesellschaftlichen
Spaltungstendenz entgegenwirken können. Gleichzeitig werden so die analytische
Denkweise und Kompetenz bekannt gemacht und in einer popularisierten Form
eingesetzt. Die Idee dahinter: Gerade analytische Kompetenz mit ihrer Ambiguitätstoleranz, mit ihrer Fähigkeit, zuzuhören, nicht zu werten, eine Entwicklung zu
befördern, ist das, was die Gesellschaft gerade zu benötigen scheint.

## Literatur

Dalal, F (1998) Taking the Group Seriously. Jessica Kingsley Publishers, London
Elias, N (1997) Über den Prozess der Zivilisation. Suhrkamp, Frankfurt/M
Externbrink, K, Keil, M (2017) Narzissmus, Machiavellismus und Psychopathie in Organisatio-
    nen. Theorien, Methoden und Befunde zur dunklen Triade. Springer, Heidelberg
Illouz E (2009) Die Errettung der modernen Seele. Suhrkamp, Frankfurt/M
Jung, C G (1995) Gesammelte Werke, VIII. Patmos, Düsseldorf
Money-Kyrle, R (1971) The aim of psychoanalysis. International Journal of Psychoanalysis 52:
    103–106
Nachtwey, O (2022) Selbstbestimmung vs. staatliche Bevormundung.| Sternstunde Philosophie. SRF
    Kultur: https://www.youtube.com/watch?app=desktop&v=Ye3Y2Mzi7Lo Stand: 26.09.2023
Nitsun, M (2014) The Anti-Group. Routledge, London
Stuck, U (2016) Plädoyer für den Gruppengedanken in der Analytischen Psychologie. In Schim-
    kus, M Stuck U (2016) Selbst, Ich und Wir. Brandes & Apsel, Frankfurt
Wilke, G (2017) Ordnung und Chaos in Gruppen. Lit-Verlag, Wien, Zürich

# Die Gesellschaft in der Gruppe

**Zusammenfassung**

Genetische, biografische und gesellschaftliche Einflüsse fließen im Individuum zusammen und finden einen je einzigartigen psychologischen Ausdruck. Historische Prozesse, Migrationsbewegungen und ideologische Massenbewegungen haben einen großen Einfluss auf die Strukturierung und Befindlichkeit der Einzelnen. Analytische Gruppenpsychotherapie sollte diese Faktoren berücksichtigen, wenn sie zu einer realistischen Einschätzung der Situation von Patient*innen kommen will und wenn sie nach Möglichkeiten sucht, den Einfluss der Einzelnen auf deren inneres Erleben und äußeres Verhalten zu stärken.

Die vergangenen Jahre haben für Gruppentherapeut*innen und deren Patient*innen große Veränderungen und neue Einblicke gebracht. Das viel größere Ausmaß, indem gesellschaftliche Phänomene ins Bewusstsein der Einzelnen eingedrungen sind, ist schon fast als traumatisch zu bezeichnen. Mindestens verschiebt sich die Aufmerksamkeit der Menschen. Immer geht es darum, dass das bisherige Leben in unseren westlichen Gesellschaften auf empfindliche Weise gestört erscheint (im doppelten Sinn) bzw. an ein Ende zu kommen scheint. Am deutlichsten waren die Folgen der Covid-19-Pandemie in der Gruppenarbeit zu spüren. Gruppen durften sich über Monate hinweg nicht treffen, wenn die Mindestabstände zwischen den Teilnehmer*innen nicht einzuhalten waren. Das Maskentragen erschwerte die Kommunikation, sowohl bezüglich der mimischen Wahrnehmung wie auch in der Artikulation und im akustischen Verständnis dessen, was gesprochen wurde. Gegen Ende der Pandemie wurden in vielen Gruppen auch andere gesellschaftliche Diskurse präsenter. So warfen Gruppenteilnehmer*innen immer wieder die Klimafrage auf. Optimismus und Zuversicht in Hinsicht auf die Zukunft schienen sich zumindest eingetrübt zu haben, Ratlosigkeit und Depression griffen um sich. Dies stellt einerseits den Sinn der Unternehmung Gruppentherapie infrage, denn welchen Sinn sollte es haben, zu gesunden, um in einer „kranken" und unsolidarischen Gesellschaft weitermachen zu sollen, die keine Zukunft hat? Andererseits konnte man die in der Gesellschaft mangelnde Solidarität kompensatorisch durchaus in den Gruppen wahrnehmen. Viele Teilnehmer*innen waren sehr dankbar für die Gruppe, da sie in der Pandemiezeit nur wenig andere Gruppenerlebnisse hatten.

**Die Normalität von gesellschaftlichen Themen in Gruppen**
Gegen Ende der Pandemie wurde nicht nur die Klimakrise als belastende apokalyptische Vision häufiger direkt oder indirekt thematisiert, sondern auch der Krieg in der Ukraine. Die vielfältigen Bilder von Zerstörung, realer, jetzt stattfindender und möglicher zukünftiger Destruktion können in Gruppen geteilt werden und etwas erträglicher gemacht werden. Es stellt sich jedoch die Frage, inwieweit die Neutralität der analytischen Situation und die Fokussierung auf die Dynamiken der Einzelnen und vor allem der Gruppe mit einer solchen Perspektivenerweiterung nicht aufgegeben wird. Es wird nicht verwundern, wenn ich an dieser Stelle dafür plädiere, diese Einflüsse sinnvollerweise einzubeziehen, ihnen Raum zu geben und deren Einfluss auf das psychische Leben gemeinsam zu untersuchen (vgl. Hirblinger 2023). Gerade in Gruppen wäre es zuweilen grotesk, wenn die Welt auf diese Weise ausgesperrt würde, wenn Konflikte und Narrationen, die in der Gruppe sich entfalten, so abermals verdrängt würden. Systemisch betrachtet, sind auch diese oft genug Ausdruck von Szenarien, die, vermittelt durch reale Erfahrungen in und mit der Gesellschaft und den großen Einfluss der sozialen Medien unser tägliches Bewusstsein mitbestimmen.

---

**Beispiel**

Ein Patient, der sich bereits längere Zeit in der Gruppe befand, hielt lange seine eigenen Nöte und Themen für nicht so relevant wie die der Anderen und rechtfertigte so seine Zurückhaltung. Erst allmählich wurde seine Unzufriedenheit mit seiner Situation deutlich. Zum einen widerspiegelte seine Abstinenz sein übliches Verhalten in sozialen Situationen, zum anderen brachte er auch die Thematik der ihn beschäftigenden Zukunftsängste angesichts der „Welt", auch vor dem Hintergrund seiner Situation als Vater zweier Kinder, ein. Hier zeigte sich, wie sich allgemeine Ängste und Ratlosigkeit mit einer Sinnkrise zur Lebensmitte überschnitten. Dem Patienten fehlte auf der biografischen Ebene die Erfahrung eines ihn unterstützenden und krisenresilienten Vaters. Die allgemeine Krise und der dadurch ausgelöste innere Druck waren für ihn Anlass, seine eigene Krise wichtiger zu nehmen und zu verbalisieren. ◀

---

Hinzu kommt eine andere wichtige Beobachtung hinsichtlich der Welt vor der Tür der Gruppenpsychotherapie: Viele der Teilnehmer*innen von (Gruppen-)Therapien sind bis kurz vor den Gruppensitzungen mit Nachrichten und Berichten aus dem Internet konfrontiert, die sie interessieren, beschäftigen und faszinieren, damit aber auch fesseln, ängstigen, verunsichern oder verärgern. Wie aber soll im Gruppenrahmen nun Zuversicht entstehen, wenn sich Nachrichten schier überschlagen in ihrer pessimistischen Weltsicht, die glauben lässt, dass nichts auf der Welt Bestand hat oder zu Hoffnung Anlaß gibt? Schließlich werden innere, biografisch mitverursachte Unruhe und Ängste durch diese ständigen Trigger im Außen auch immer wieder reaktiviert.

Im Podcast „Lanz und Precht" (2023) mit dem Journalisten Markus Lanz und dem Philosophen Richard David Precht vom 27.01.2023 sprechen die beiden darüber, ob der medial (auch meine Patient*innen beschäftigende) um sich greifende Alarmismus und Pessimismus nicht zu einseitig sei. Lanz zitiert den schwedischen Arzt Hans Rosling (2023), der aufzeigen kann, dass sich viele Parameter, etwa die Armut und der Hunger in der Welt, faktisch im Rückzug befinden. Blickt man neutraler auf den sich damit darstellenden Konflikt fragt man sich, ob nicht beide Entwicklungen parallel verlaufen. Dann wäre es perfiderweise sogar so, dass uns manche objektiv aufzuzeigende Verbesserung nur so erscheint. Denn die Folgen von zunehmendem Wohlstand haben zwar Einfluss auf Besitztümer, Lebensqualität und sogar Lebenszeit im „globalen Norden". Gleichzeitig befördert der dadurch zunehmende Konsum aber eine negative Klimabilanz und diese wiederum eine vermehrte Naturzerstörung. Unter dem Strich sind wir mit zunehmendem Wissen über die komplexe Wechselwirkung der Ökosysteme immer mehr in einem Bewusstsein der Fragilität, der Schuld, mindestens der Verantwortung für eine Lebensweise, deren Schattenaspekte wir lange vor uns verborgen gehalten haben. Dies belastet Menschen ganz individuell, gerade auch dann, wenn sie zu Schuldgefühlen und schneller Verantwortungsübernahme für die Fehler Anderer neigen.

### Intergenerationalität

Die umgebende Gesellschaft findet damit auf verschiedenen Ebenen Einzug in das Gruppengeschehen. Da sind zum einen die gesellschaftlichen Umbrüche und Krisen, die über die Medien die Einzelnen erreichen. Sie stellen so Lebensweisen und -entwürfe infrage und auch Phantasien über die eigene Position in der Gesellschaft, das im Leben Erreichbare oder Wünschenswerte. All diese Aspekte werden in Gruppen auf die Probe gestellt und hinterfragt. Daher betreffen sie ganz praktisch die emotionale und psychische Positionierung auch innerhalb von therapeutischen Prozessen. Zur Akzeptanz des eigenen psychischen und physischen Lebens gehört auch, die eigene Position und Rolle im intergenerationalen und damit gesellschaftlichen Austausch zu finden.

### Beispiel

Als einmal die Älteren in der Gruppe fehlten, fanden die mittelalten Teilnehmer*innen einer meiner Gruppen zu einem Austausch über unterschiedliche individuelle, aber auch generationelle Unterschiede in der Wahrnehmung der beschleunigten technischen und gesellschaftlichen Entwicklung. Es zeigte sich viel Verständnis für das Fremdeln der Älteren, was auch darlegte, dass die relative „Einsamkeit" der eigenen Position in der Generationenfolge und die dezidierte andere Erfahrung und Meinung ertragen werden konnten. Die bei manchen fortgeschrittenere, bei anderen noch stockende Ablösung von den Elternimagines spiegelte sich in den Äußerungen anschaulich wider. Bei den Therapieerfahreneren zeigte sich mehr Gelassenheit, Humor und Selbstakzeptanz, aber auch die Fähigkeit verbliebene Konflikte und Ängste zu benennen. ◄

## 17.1   Soziale Herkunft und Gruppe

Ein wichtiger Gedanke, den auch Dalal (1998) immer wieder anspricht, betrifft die Widerspiegelung der gesellschaftlichen Verhältnisse in der psychischen Struktur der Individuen. Er will diese Individuen nicht getrennt von diesen Einflüssen denken. In seiner Sicht werden im sozialen Unbewussten Erwartungen, Wünsche, Bedürfnisse und deren Befriedigungsmöglichkeiten kodiert und tradiert. An dieser Stelle entäußern sich dann aber auch schichtspezifische Erfahrungswelten, die auf Unterschiede der mentalen Verarbeitungsmöglichkeiten in verschiedenen gesellschaftlichen Milieus verweisen. Psychische Erkrankung, die generell im analytischen Milieu sehr auf den elterlichen Einfluss zurückgeführt wird, spielt sich per definitionem aber in einer familiären Grundsituation ab, die eingebettet ist etwa in die Bildung und die Arbeitsbedingungen, denen die Eltern ausgesetzt waren und sind. Diese wiederum sind eingebettet in die gesellschaftlichen Rahmenbedingungen, die die Bildungsgerechtigkeit, den Arbeitsschutz und die Diskurse über den Einfluss des Arbeitsumfeldes (Gruppen!) auf die Menschen betreffen. Die Not der Eltern geht oft auf die Not der Großeltern zurück, die Kriegskinder oder -teilnehmer gewesen sind und ihre Traumata meist gar nicht oder nur sehr rudimentär verarbeiten konnten. Das Erbe der Geschichte und damit der gesellschaftlichen Großgruppenrealität durchzieht somit die Psyche des Einzelnen und sollte nicht davon getrennt gedacht werden. Dafür in Gruppen ein Bewusstsein zu entwickeln, fördert das Gefühl für den eigenen Ort in der Geschichte, die eigene Verantwortung, aber auch ein Bewusstsein über die Ursache der eigenen Begrenzungen. Indem die Gruppenteilnehmer*innen im Laufe der Zeit die Geschichten der Anderen besser kennenlernen und auch ihre eigene Geschichte und die Reaktionen der Anderen auf sie, bemerken sie diese Unterschiede. Gleichzeitig wird so paradoxerweise auch bemerkt, was jenseits der Unterschiede alle verbindet. Gerade der Akt der Gegenseitigkeit im Zuhören und Sprechen stellt diese Homogenisierung und Angleichung her. Es entsteht ein neues Gruppengefühl jenseits der mitgebrachten, oft unbewussten Identifizierungen mit sozialen Schichten, Gruppen und Herkünften.

**Beispiel**

Gerade wenn neue Gruppenteilnehmer*innen Angehörige sozialer Berufe wie Ärzt*innen oder auch Therapeut*innen sind, kann es vorübergehend dazu kommen, dass die anderen Gruppenteilnehmer*innen diese in ihrer Expertise ansprechen. Diese Situation kann besonders dann auftreten, wenn Ausbildungsteilnehmer*innen im Bereich Psychotherapie ihre Gruppensitzungen in einer gemischten, bestehenden Gruppe mit „normalen" Patient*innen absolvieren. Meist ist es jedoch so, dass eine gewachsene Gruppe ein gutes Gespür dafür hat, dass die Anderen als Mensch und nicht in ihrer Funktion gesehen werden wollen. Wenn sich Gruppenneulinge von sich aus hinter dem Beruf verstecken und aus der Fachlichkeit heraus Ratschläge erteilen, wird natürlich auch die Leitung diese rivalisierende und abwehrende Bewegung in irgendeiner Weise aufgreifen, sollte dies nicht bereits die Gruppe getan haben. ◄

Die oft subtilen, nichtsdestoweniger aber deutlichen Unterschiede im Umgang mit Konflikten, Gefühlen und allgemeinen menschlichen Anliegen, wie sie zwischen den Angehörigen unterschiedlicher sozialer Milieus vorhanden sind, sind subliminal auch in einer therapeutischen Gruppe präsent. Die in der Mittelschicht häufiger anzutreffende „Verbalisierung emotionaler Erlebnisinhalte", um ein Therapeut*innenmerkmal der humanistischen Gesprächstherapie aufzugreifen, ist manchen aus weniger gut gestellten sozialen Hintergründen nicht vertraut. Hier besteht vielleicht umgekehrt die Regel, dass man „nicht aus dem Nähkästchen plaudert", dass man sich unverbindlich und als hart im Nehmen gibt. Umgekehrt können diejenigen, die sich vielleicht bereits im Übermaß mit Selbsterforschung und Selbstausdruck befasst haben, sodass es zuweilen bereits selbst wieder Abwehrcharakter annimmt, von der direkten, vielleicht zunächst grober wirkenden Affektkommunikation „einfacherer" Teilnehmer*innen profitieren. Da es einmal darum gehen kann, mehr Zugang zu Affekten und mehr Kommunikation derselben zu erreichen, ein anderes Mal darum, die eigenen Affekte zwar besser wahrzunehmen, aber auch angemessener zu kontrollieren, kann eine Gruppe dazu dienen, diese unterschiedlichen Umgangsweisen mit Affekten und deren Kommunikation gegenseitig identifikatorisch zu ergänzen.

## 17.2 Kulturelle Komplexe

Eine Möglichkeit, das zu formulieren, was Großgruppenprozesse und Gesellschaften formt und bestimmt, ist das Konzept der „Kulturellen Komplexe". Jörg Rasche (2016) hat dieses Konzept des US-Amerikaners Tom Singer im deutschsprachigen Raum bekannt gemacht und darüber gearbeitet. Bereits seit den 1980er-Jahren haben sich auch Psychotherapeut*innen aus dem Jungschen „Lager" Gedanken um die ökologischen Folgen unseres Wirtschaftens, um die Gefährdungen durch Technik für Natur und Tierwelt gemacht. Springer schreibt, dass angesichts der damals grassierenden Angst vor der Auslöschung durch einen Atomkrieg (die vor kurzem wieder aktualisiert wurde) „eine Gruppe aber nicht einfach nur praktische und sinnvolle Unterstützung des eigenen Tuns [ist], sondern sie ist *grundsätzlich* notwendig" (vgl. Springer 1988, S. 31). In einer Gruppe sei durch die Übernahme verschiedener Positionen die eigene „Begegnung mit der Destruktivität" möglich. Insofern konstatiert Springer auch, dass Gruppenselbsterfahrung einen angemessenen Zugang für den Teil der Bevölkerung sei, der unter schweren Störungen der Persönlichkeit leidet. Dies gelte umso mehr, wenn man der Gesellschaft selbst diese Diagnosen zuteilwerden lassen will. In diesen Gedanken wird deutlich, welche hohe Potenz Gruppen innerhalb von Gesellschaften zugesprochen werden kann und wie gefährlich es sein kann, diesen Einfluss zu unterschätzen. Da es im psychoanalytischen Denken immer darum geht, zu verstehen, wie die dem Menschen eigene existenzielle Angst (letztlich vor der eigenen Endlichkeit) minimiert und zuweilen auch besser abgewehrt werden kann, erscheint einem beispielsweise die Scheinsicherheit von Ideologien, wie sie Gruppenidentitäten etwa im derzeitigen Identitätsdiskurs befestigen helfen, untersuchenswert.

**Glaube und Religion**

Auf tiefste und nachhaltigste Art bewegen uns religiöse und spirituelle Glaubenssysteme. Diese werden von sehr vielen Menschen auf ihre je eigene Art geteilt. Die Rituale einer Religion geben einer sehr großen Anzahl Menschen Sicherheit und einen Rahmen, um unserer Existenz auf dieser Erde einen Sinn, eine Deutung zu geben. Auch der Atheist gibt sich eine solche Regel, indem er an die Nichtexistenz eines Gottes „glaubt". Hoffnung und den Glauben an die Zukunft zu erhalten und auch Visionen für eine bessere Zukunft zu formulieren, erscheint dringlicher denn je. Die Sorge meines Kollegen Jörg Rasche, die dieser in seinem jüngsten Buch *Menetekel* (2022) äußert, ist berechtigt, doch fällt es wohl gerade den Älteren unter uns immer schwerer, an die Kraft der Veränderung zu glauben, die sich aus dem Glauben an die Zukunft speist. Die Jüngeren unter uns, die diese Zukunft vor sich haben, entwickeln erstaunlich positive Perspektiven, die auch ihr tägliches Leben beeinflussen. Vernetzung auf eine ganz neue Art, nämlich in viel größerer Dimension, ist der Alltag des Nachwuchses. Hier bietet die Digitalisierung ein Potenzial für Synergien, die womöglich alle bislang erreichten Fortschritte in den Schatten stellen werden. Gruppen, in denen sich die an gemeinsamen Zielen interessierten jungen Menschen treffen, bergen Gefahren der Einseitigkeit und der Abspaltung, aber auch das Potenzial der Entfaltung neuer Ideen für das Zusammenleben und die nachhaltige Entwicklung von Mensch und Natur. Wie sich Gruppen als soziale Größe und Kontinuität, als Kraft gegen die Überwältigung durch den gesellschaftlichen Wandel begreifen lassen, beschreibt Geyer (2023). Er spricht der „therapeutischen Gruppe nicht nur den Charakter einer normativen Institution … [zu], sondern sie könnte auch politisch genannt werden" (Geyer 2023, S. 11). Für ihn bewegt sich die Arbeit einer Gruppe zwischen dem neurotisierenden sozialen Kontext der Patient*innen und den Konflikten in demokratischen Gesellschaften. Es gehe darum, nicht Partei zu ergreifen und sich nicht vorschnell zu identifizieren mit Spaltungsphänomenen wie einseitigen Weltbildern. Dazu könnten allerdings auch die die Therapeut*innen zuweilen selbst betriebsblind machenden, theoretischen, psychologischen Annahmen (wie eine zu eng gefasste Vorstellung des „Individuums") gehören. Auch die damit einhergehenden, ethischen Fragestellungen könnten dann intensiver in Gruppen von Fachleuten diskutiert werden.

# Literatur

Dalal, F (1998) Taking the Group Seriously. Jessica Kingsley Publishers, London

Geyer, M (2023) Die Gruppe als normative Instanz im Wandel der Zeiten. Gruppenpsychother. Gruppendynamik 59: 1, 2–16

Hirblinger, A (2023) Über Tabus im psychoanalytischen Dialog und das Gebot des Einbezugs gesellschaftlicher Realitäten als Quelle psychischen Leidens. In: Ztsch Forum für Psychoanalyse, Heft 3/2023, Springer, Heidelberg

Lanz und Precht (Ausgabe 73) https://open.spotify.com/episode/2CbCnVVhcLJlMs4B0y73Rv) Stand: 27.01.2023

Rasche, J, Singer, T (2016) Europe's Many Souls: Exploring Cultural Complexes and Identities. Spring Journal Books, New Orleans

Rasche, J (2022) Menetekel. Königshausen und Neumann, Würzburg

Rosling, H (2023) Factfulness – wie wir lernen, die Welt so zu sehen, wie sie wirklich ist. Ullstein, Berlin

Springer, A (1988) In: Dieckmann, H, Springer A (Hrsg) Weltzerstörung – Selbstzerstörung. Walter, Düsseldorf

# Grenzen der Wirksamkeit von Gruppentherapien

# 18

**Zusammenfassung**

Auch Gruppentherapien können selbstredend nicht jede Dynamik außer Kraft setzen oder auch nur verständlich machen. Es gibt Personen und Situationen, in denen man die Teilnahme an einer Gruppe oder die Gruppe selbst abbrechen sollte, damit kein weiterer Schaden entsteht. Die Demut vor der eigenen Fehlbarkeit und dem eigenen „Nichtwissen" der gruppentherapeutisch Tätigen (im Sinne Bions) ist essenziell. Es kann hilfreich sein, sich in Belastungs- und Konfliktsituationen in Gruppen auch daran immer wieder zu erinnern, um Abstand gewinnen zu können. Die Akzeptanz von Grenzen weist auch immer auf das hin, was diesseits der Grenze dennoch möglich ist oder sich nicht zum noch Schlechteren gewendet hat.

Gruppen haben ihre Nachteile, gerade wenn sie unzureichend gehalten und moderiert werden. Der Rahmen einer Gruppe ist ganz entscheidend für deren Gelingen. Das grundlegende Misstrauen, das Gruppen von der narzisstischen Seite aus entgegengebracht wird, muss immer wieder adressiert und verständnisvoll aufgegriffen werden. Sonst bleiben zu große Anteile der Persönlichkeit in ihrer Abgeschnittenheit und ihrem Groll erhalten und der/die Betreffende bleibt unter den Möglichkeiten der Lebensgestaltung. Gerade die Kombinationstherapie (s. Abschn. 10.5) bietet diesbezüglich viele Möglichkeiten, da hier erfahrbar wird, wie unterschiedlich Situationen in der Dyade einerseits und den triadischen Konstellationen der Gruppe andererseits erlebt werden. Mir persönlich sind einige Menschen bekannt, sowohl als Patient*innen wie auch im Freundeskreis, die m. E. von einer zu einseitig betriebenen Therapie nicht sehr profitiert haben. Dies trifft sowohl für die Idealisierung der Einzelbehandlung wie auch der Gruppenbehandlung zu. Oft hätte ich den Betreffenden beide Erfahrungen gewünscht. Der innere Abgleich zwischen der dyadischen Erfahrung des Einzelsettings und der triadischen, multiplen des Gruppenkontextes ist ähnlich anregend und entwicklungsfördernd wie das von den Nachfolgern Melanie Kleins beschriebene Oszillieren zwischen den psychischen Positionen „paranoid-schizoid" und „depressiv".

Kein Setting kann m. E. davon ausgehen, die alleinige Deutungsmacht oder Integrationswirkung entfalten zu können. Immer gibt es Konstellationen, die eine Zusammenführung beider Settings erforderlich machen können. Dies sollte auch Thema weiterer Forschung sein, die sich der Wirksamkeit der Kombinationstherapie verschreibt. Zudem gilt: Gruppenpsychotherapien wirken bei jedem Patienten, jeder Patientin anders. Jede/r geht von einem anderen Startpunkt seiner psychischen Position aus. Es ist, wie wir gesehen haben, nicht nur essenziell, sich klar zu machen, dass in allen Gruppenprozessen auch immer destruktive Kräfte am Werke sind. Diese müssen erkannt, ertragen und auf ihre Art überwunden werden, um weitere konstruktive Arbeit in Gruppen durchführen zu können. Zuweilen ist es aber auch notwendig, überkommene Gruppenstrukturen oder eine problematische Einbindung von Gruppen in bestimmte Organisationen und Institutionen zu hinterfragen und dann aufzulösen, um zu neuen, funktionsfähigeren Gruppenformen finden zu können. Ein weit verbreitetes, viel Leid verursachendes Beispiel sind die institutionellen Dysfunktionen der Großgruppe Kirche, die Machtmissbrauch und daraus resultierende Fehlentwicklungen begünstigt haben.

### Die Gruppe und die Gesellschaft als Triangulierungshilfe

Auch für Akteure der Wirtschaft gilt dasselbe: Der nicht nachlassende Druck einer kritischen Öffentlichkeit in Richtung fossiler Energieunternehmen ist offenkundig notwendig, um nur kleine Veränderungen bewirken zu können. Die mit Milliardengeldern ausgestatteten Kampagnen der Ölmultis haben es dagegen immerhin geschafft, dem Individuum die Denkfigur des „persönlichen $CO_2$-Fußabdrucks" zu vermitteln, auch damit die kollektive und strukturelle Machtausübung kaschiert bleibt. Neben der Herausforderung durch destruktive Gruppenkräfte, sei es im Rahmen einer Gruppenpsychotherapie oder im Zusammenhang mit den globalen institutionellen Playern der Energiewirtschaft, gibt es im Individuum verborgene, meist in der Lebensgeschichte verstärkte Dynamiken, die uns wissen lassen, dass sie nicht so einfach durch Interventionen, aber auch nicht durch Zuwarten verschwinden. Das Gegenteil ist der Fall. Auch im günstigen Fall einer erfolgreichen psychotherapeutischen Behandlung, die im inneren und äußeren Leben der Behandelten so manches an Veränderung in Gang gesetzt haben mag: oft bleiben Restbereiche von krisenhaften Zuspitzungen, von „Triggersituationen", die manchmal schwer von den Betreffenden gemeistert werden können. Wie in oben aufgeführten Beispielen gezeigt, setzen sich masochistisch und narzisstisch gefärbte Verarbeitungen in Konfliktsituationen oder in schwer zu ertragenden Beschämungs- und Enttäuschungssituationen immer wieder durch. Die Gruppe bleibt besonders für diese Menschen eine lebenslange Herausforderung. Trotz großer Sehnsucht nach Dazugehörigkeit und Teilhabe bleibt die Angst vor dem Verlust der Objekte und gleichzeitig der nie wirklich erreichten Individualität in diesen Kontexten erhalten und will ausgehalten und betrauert werden.

## Umgang mit Gruppen als lebenslanges Thema

Für diese Menschen stellen die Schwierigkeiten bei der inneren Triangulierung eine immerwährende Herausforderung dar. Der Rückzug auf narzisstische Erlebnisweisen wird jedes Mal, wenn eine Gruppensituation auftaucht, auf die Probe gestellt. Mit anderen Worten: Das, was über lange Zeitstrecken des Lebens dem narzisstisch defizitären Menschen als Kompensation von Kränkung, Beschämung und Versagung gedient hat, nämlich Vorstellungen eigener Unverletzlichkeit, Grandiosität und Einzigartigkeit, wird angesichts der Begegnungen und Konfrontationen in einer Gruppe relativiert und hinterfragt. Das, was anderen Menschen Freude macht, nämlich diese Freude mit anderen Menschen zu teilen, genau dies stellt eine Gefahr für den narzisstisch verfassten Menschen dar. Dass es so viel einfacher sein sollte, Befriedigung aus dem Kontakt mit anderen Menschen, aber auch aus sich selbst heraus zu empfinden, kränkt diese Menschen genau in dem Moment, in dem sie die neue Erfahrung an sich herankommen lassen könnten. Die ganze Kompliziertheit der eigenen Gedanken- und Erlebniswelt entpuppt sich als überflüssig, wenn es um die einfachen Dinge des menschlichen Lebens geht. Sinnigerweise ziehen sich narzisstische Menschen eher in menschenferne Berufe, in Interessen, in denen sie abstrakte Gedankenwelten erschaffen, zurück. Früher waren dies vielleicht vermehrt die philosophischen Fakultäten, heute vielleicht vermehrt der Sektor der Programmierung, des Coding, der KI (vgl. Ullman, 1997, 2018).

## Der Gegensatz von Narzissmus und Gruppenerleben

Man könnte auch davon sprechen, dass es so schwer ist, wirklich zu fühlen, dass man getragen ist von einer Gemeinschaft, dass auf Andere Verlass ist, dass man nicht alles selbst organisieren und kontrollieren muss, um ein zufriedenes und durchschnittliches Leben führen zu können. Wie schon im Abschnitt über die narzisstischen Patient*innen in Gruppen (vgl. Abschn. 11.1.) erwähnt, erleben Narzissten Gruppen eher als Bedrohung denn als Bereicherung ihrer Identität. Sie können nicht fühlen, dass sie gleichzeitig sowohl Teil einer Gruppe wie auch Individuum sind. Immer gleitet ihr Bewusstsein allzu schnell von dem einen Pol zu anderen. Sie befürchten, in einer Gruppe zu verschwinden, was entsetzliche und elementare psychische Vernichtungsängste mobilisieren kann (die meist aus der frühesten Kindheit stammen). Daher vermeiden und verneinen sie jedwede Abhängigkeit oder Bedürftigkeit in Bezug auf Andere. Sie ziehen sich dann oft von sozialen Kontakten zurück und gehen ihren Gedankengrübbeleien und Planungen nach. Kommen sie in Kontakt mit anderen Menschen, wenn es unvermeidlich ist, dann neigen sie dazu, diese kontrollieren zu wollen.

Somit kann man auch feststellen, dass ein psychisch funktionierender Mensch immer die Akzeptanz der ihn umgebenden Gruppe bewerkstelligt bekommt. Gerade das, was uns selbstverständlich erscheint, nämlich die Einbindung in die soziale Umwelt, muss narzisstischen Patient*innen generell, aber erst recht im herausfordernden Kontext einer Gruppenpsychotherapie, als ein Ding der Unmöglichkeit erscheinen. Dies zeigt sich am ehesten am Anfang von Behandlungen, wenn die Aussicht auf eine Gruppenteilnahme psychisch gefürchtet wird, da man sich nicht vorstellen kann, vom Kontakt mit Anderen zu profitieren. Im Gegensatz dazu dominieren Vorstellungen und Bilder von psychischem Missbrauch, Langeweile, der Unterlegenheit Anderer, von deren „Gewäsch". Ein bekanntes Abwehrmanöver, um diesen Ängsten Herr zu werden, ist die Projektion eigener verworfener, beschämender, aggressiver Anteile auf die Anderen in einer Gruppe. Vielleicht ist uns diese hier übertriebene Abwehr auch aus alltäglichen Umständen bekannt: Wenn man in eine neue, unbekannte Gruppe von Menschen kommt, ist das Gefühl der Unsicherheit die Regel. Für kurze Zeit, solange kein wirklicher Kontakt zustande kommt, kann man in solchen Kontexten zuweilen die Menschen lästern hören über die unmöglichen Anderen, deren Kleidung, deren Verhalten, deren Anwesenheit. Oft verschwinden diese negativen Projektionen sehr schnell, sobald ein erster Kontakt stattgefunden hat und man findet, für sich selbst auch überraschend, dass diese eben noch zur eigenen Selbststabilisierung abgewerteten „Anderen" doch eigentlich ganz nett sind.

## 18.1 Gruppe ist nicht gleich Gruppe

**Beispiel**

Wie unterschiedlich Gruppen wahrgenommen werden und wie sehr dies auch vom Verhalten ihrer Leitungspersönlichkeiten abzuhängen scheint, verdeutlichte mir einmal eine Patientin, die in einer die kontinuierliche Gruppentherapie unterbrechenden Klinikbehandlung eine Stationsgruppe und eine themenzentrierte Gruppe besuchte. Das Kliniksetting gab diese Gruppenteilnahme obligatorisch vor. Die Patientin erlebte die Interventionen der jüngeren Therapeut*innen als bedrängend und unsensibel. Sie sei wiederholt aufgefordert worden, aus ihrer traumatischen Kindheit zu berichten, obwohl sie dies begründet abgelehnt habe. Der aus ihrer Geschichte verständliche Widerstand der Patientin hinsichtlich der Selbstöffnung in einem relativ unvertrauten Umfeld wurde offensichtlich nicht besonders ernst genommen, sondern frontal angegangen. ◄

So geht es für therapeutisch Tätige, die Gruppen anbieten und durchführen, um die Überbrückung folgenden Dilemmas: Einerseits wissen sie, dass Gruppen ängstigend wahrgenommen werden können, und sie wissen auch um die destruktiven Kräfte die Gruppen zu eigen sein können. Dies haben viele Patient*innen in ihrer Kindheit zur Genüge erfahren. Von dysfunktionalen Familien über Mobbing-Erfahrungen bis hin zu überfordernden Kontexten im Lernbereich reichen deren Erfahrungen. Andererseits weiß ich als erfahrener Gruppentherapeut auch von der verbindenden, sozialen und menschlichen Kraft, wie sie in jeder Gruppe freigesetzt werden kann. Der Glaube an diese heilsamen Kräfte, die erst im Austausch zwischen den Menschen lebendig werden, ist m. E. essenziell dafür, dass Gruppenprozesse gelingen und Menschen positive Erfahrungen in Gruppen mitnehmen können. Auch die therapeutisch Tätigen dürfen sich an der Entfaltung dieser Kräfte freuen und haben damit Teil an diesen Entwicklungen. Damit schaffen die Leiter*innen mit ihrer Identifikation in die Ressourcen der Gruppe die Grundlage für den wieder zu erweckenden Glauben des Individuums an die Gruppe.

## 18.2    Ein gewissermaßen gruppenloses Menschenbild

Die Anfänge der Dominanz eines Menschenbilds vom leistungsorientierten, an seinem persönlichen Fortkommen interessierten Menschen liegen im Protestantismus. Verbunden mit den Namen Calvins und Max Webers entwickelte sich mit der aufkommenden Industrialisierung und der Entstehung des Bürgertums der Gedanke, dass man sich Gottes Gunst und somit sein Lebensglück durch eigene Leistung und Anstrengung zu verdienen habe. Die Einzelnen mussten also etwas vor den Augen der Gesellschaft Sinnvolles machen, um vor Gott zu bestehen, vulgo „etwas leisten". Im Laufe der Zeit und unter dem Fortschreiten des Kapitalismus sind die Mechanismen der Disziplinierung innerhalb des Systems und mittlerweile die Selbstdisziplinierung immer subtiler geworden (vgl. Sloterdijk, 2009). Darunter leiden mittlerweile viele Menschen, denn der Mensch ist als Einzelner vielfach überfordert.

**Der zusätzliche Benefit der Gruppenpsychotherapie**
Einzeltherapie kann viel Gutes bewirken, aber es fehlt ihr von der Anlage her das Gruppenbezogene, zuweilen das Triangulierende. Hier ist die Gruppe auch ein Schutz vor dem Missbrauch in der Dyade (vgl. Abschn. 1.3.). Der Einzelne kann auch die Probleme nicht lösen, die die Gruppe betreffen. Der Einzelne ist auch zuweilen gar nur der Indexpatient oder der delegierte Patient, der Symptomträger in einer Gruppe (vgl. Richter, 1975). So können auch die Äußerungen Einzelner in der Gruppe gedeutet werden, als würden sie dem Gruppengeschehen oder einem wichtigen Teil davon Ausdruck verleihen. Damit bekommen diese Deutungen aber auch etwas kollektivierendes, deindividualisierendes, was durchaus seinen Stellenwert haben sollte. Dies widerspiegelt eine tiefe Wahrheit: dass wir sämtlich als Einzelne mit anderen unbewusst verbunden sind, im Guten wie im Schlechten. Was nach sich zieht, dass auf diese Weise in und mit Gruppen Abwehrbedürfnisse befriedigt werden, aber auch seelische Ressourcen zum Ausdruck kommen können.
    Alles psychische Erleben ist letztlich auch ein Gruppenphänomen. Diese Zuspitzung des englischen Autors Dalal (1998) weist uns daraufhin, dass wir unsere Kategoriensysteme auch und gerade als Therapeut*innen hinterfragen sollten. Zentral im psychologischen und psychotherapeutischen Denken der vergangenen über hundert Jahre ist das Individuum, der Einzelmensch, gewesen. Wir haben gelernt, Gruppen als Ansammlung von Individuen zu begreifen. Dabei sind wir immer noch an die Vorstellung der Individuen gebunden und können nicht sehen, dass es die Gruppe ist, die die Identität des Individuums prägt, diesem vorangeht

und diesem überhaupt erst seine spezielle Rolle in der Gesellschaft ermöglicht. Auch Richter (2002) hat dies 40 Jahre nach seinem bahnbrechenden familienanalytischen Werk selbstkritisch reflektiert.

### Ein vorläufiges Fazit

Der erste Teil dieses Buch sollte die tiefe Verankerung unserer gruppalen Identität anhand der Sozialisationsgeschichte von Menschen in den westlich geprägten Gesellschaften illustrieren. Es fällt uns, auch vielen hochdekorierten Fachleuten, übrigens auch einem der Begründer der Gruppenanalyse, Foulkes, offenbar schwer, konsequent beides im Blick zu haben: die Gruppe und das Individuum. Beide erschaffen sich gegenseitig in kokonstruktivistischer Weise, so wie das in der intersubjektivistisch geprägten Psychoanalyse über die Übertragungs-Gegenübertragungs-Dynamik gesagt wurde (vgl. Jaenicke, 2006). Es geht nicht um das Bild der gegenseitigen Beeinflussung, denn dieses setzt ja die Existenz beider Größen, des Individuums und der Gruppe, bereits voraus. Damit zeigt sich, dass wir zu wenig weitgehende Annahmen über die Funktionsweise unserer sozialen Systeme gehabt hatten und diese nun zu revidieren im Begriff sind.

Dalal bestreitet nicht, dass die Persönlichkeit des Einzelnen durchaus in der Lage ist, eine Gruppe zu beeinflussen (vgl. Dalal, 1998, S. 158). Er möchte vielmehr der verbreiteten Vorstellung des Einzelnen als Teils einer Gruppe das Konzept der Gruppe im Individuum hinzufügen, um das komplexe Zusammenwirken mehrerer Perspektiven auf das menschliche psychische Leben realistischer abbilden und konzeptualisieren zu können. Er bleibt aber auch dort nicht stehen, denn so würde wieder eine Hierarchie etabliert, diesmal eine, die die Bedeutung der Gruppe überbetonen würde. Nach Dalal (1998) geht es um die gleichzeitige Beachtung und Verfolgung beider Linien bei der Bildung psychischer Strukturen. Ein großer Denkfehler ist ihm zufolge zudem die Verwechslung von externen Einflussfaktoren und dem sozialen Umfeld. Die Trennung von äußeren und inneren Faktoren sei dabei nicht hilfreich, da sie eine künstliche Trennung von zusammenwirkenden Aspekten darstelle. Insofern sei bereits das Konzept der Trennung eines „Außen" und eines „Innen" irreführend. Ich stimme dem zu. So wie die Wahrnehmung des scheinbar objektiven Äußeren immer von der Innenwelt des Individuums abhängt, entwickelt sich eben dessen Innenwelt in Abhängigkeit von den Gegebenheiten der Umwelt, in der ein Individuum aufwächst. Insofern erübrigt sich die Frage nach der Henne und dem Ei.

### Individuum, Gruppe und natürliche Umwelt

Charim (2023) attestiert der narzisstischen Gesellschaft auch deshalb, dass sie in eine Sackgasse führe, da die beständige Nabelschau und Selbstoptimierung einen immer weiter weg führe vom Erleben des Eingebundenseins in Größeres, Höheres, die Natur. Wir begegnen dieser Sorge auch in den Gedanken, die sich Psycholog*innen über die Wechselwirkung zwischen menschlichem Verhalten und den durch die Klimaerwärmung ausgelösten Ereignissen in der Natur machen (vgl. Bronswijk und Hausmann, 2022). Aufgerufen wird zu einer relativierenden Selbst-Betrachtung und dem Blick auf die Schattenaspekte von Wachstum und Machtagglomeration. Gruppen sind im günstigen Fall von Psychotherapie-gruppen oder anderen die Selbstreflexion anregenden Zusammenkünften keine „Echokammern", wie die sich im Internet gegenseitig pushenden Communities. Sie fördern Entwicklungen weg von Selbstbezüglichkeit, Egoismus und Narzissmus. Das Erleben in Gruppen ermöglicht das Wahrnehmen der eigenen Möglichkeiten, Chancen, Ressourcen und Grenzen. Solche Gruppen ermöglichen damit eine Selbst-Erfahrung als Teil-Nehmer*in, als Teil-Haber*in, ohne allein im Mittelpunkt stehen zu müssen. Sie zeigen, was alles erreicht werden kann, mit und auch für andere, ohne alles, was Einzelne wollen, erreichen zu können. Eine Gruppenteilnahme kann gerade deshalb zu mehr Zufriedenheit führen. Insofern stehen Gruppen damit auch in der Tradition des Humanismus, wie er aktuell z. B. von Sarah Bakewell (2023) vertreten wird. Sie sagt: „Man ist also kein getrenntes Etwas, das als Individuum im Raum umher schwebt. Ungeachtet unserer Herkunft wachsen wir alle in einem Netzwerk von anderen Menschen um uns herum auf, das uns befähigt, eine menschlichere Person zu werden, gerade weil wir als Menschen bis in die Wurzeln unseres Seins verbunden sind." (2023, min 8.20 ff.). Gruppenpsychotherapie und -analyse macht diese Tatsache sichtbar und spürbar und kann die Ressourcen des psychischen Common Ground für uns alle nutzbar machen.

## Literatur

Bakewell, Sarah (2023) Podcast Sternstunde Philosophie. https://www.srf.ch/play/tv/stern-stunde-philosophie/video/sarah-bakewell---humanisten-leben-erfuellter?urn=urn:srf:vi-deo:123ff5e4-191a-46c6-b05d-d6b29e11d543. Abgerufen am 2.12.2023.
Bronswijk, K v, Hausmann, C M (2022) (Hrsg) Climate Emotions – Klimakrise und psychische Gesundheit. Psychosozial-Verlag, Gießen
Charim, I (2023) Wie narzisstisch ist unsere Gesellschaft? Podcast Sternstunde der Philosophie vom 14.1.2023, https://open.spotify.com/episode/3RdAZOJYIqOA0DVy7UZIJR?si=B9B F8C9B-B08B-4433-908D-F71B2FF58399&utm_source=system-ua-share&nd=1 (Stand: 17.09.2023)
Dalal, F (1998) Taking the group seriously. Jessica Kingsley Publishers, London
Jaenicke, C (2006) Das Risiko der Verbundenheit. Klett-Cotta, Stuttgart
Richter, H E (1975) Eltern, Kind und Neurose. Rowohlt, Hamburg
Richter, H E (2002) „Eltern, Kind und Neurose" 40 Jahre danach. In: Psychoanalytische Familientherapie – Zeitschrift für Paar-, Familien- und Sozialtherapie: Migration und Familie. Nr. 4, 3. Jg., 2002, Heft I
Sloterdijk, P (2009) Du musst dein Leben ändern. Suhrkamp, Frankfurt
Ullman, E (1997) Close to the machine. City Light Books, San Francisco
Ullman, E (2018) Life in a code. Picador, London

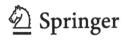
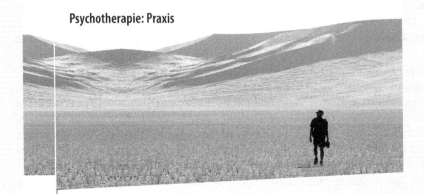

Psychotherapie: Praxis

Volker Münch

# Krise in der Lebensmitte

Perspektiven der analytischen
Psychologie für Psychotherapie und
Beratung

Springer

**Jetzt bestellen:**

link.springer.com/978-3-662-47984-1

Printed in the United States
by Baker & Taylor Publisher Services